Inhalt

Vorwort

Das Hebammenwissen

Schon immer sind Frauen mit einem speziellen Wissen die Begleiterinnen von Frauen gewesen, die ein Kind bekamen. Und auf sehr unterschiedliche Weise haben jene ihr Wissen erlangt: zum einen durch andere Frauen, die ihre Erfahrung durch die Begleitung von vielen, vielen Geburten gesammelt haben, zum anderen durch Frauen, die wussten, welche Wirkungen Kräuter und Tees haben und dann nach langer Zeit im Zuge einer Ausbildung an Krankenhäusern durch Ärzte, die das medizinische Wissen über die Zeit der Schwangerschaft, der Geburt und des Wochenbettes hatten und es an die Hebammen weitergaben.

Es hat lange gedauert, bis sich Frauen offiziell für den Beruf »Hebamme« ausbilden lassen konnten. Mitverantwortlich dafür war sicherlich, dass das Geheimnis um Zeugung und Geburt ein Tabuthema war – es war meist ein Thema für Gespräche nur unter Frauen. Ein Arzt wurde damals lediglich bei komplizierten Geburten gerufen, um Hand anzulegen.

Dann kam eine Zeit, in der sich die Frauen daran gewöhnen mussten, für die Schwangerenvorsorgeuntersuchungen zum Arzt zu gehen, der Facharzt für Gynäkologie und Geburtshilfe wurde »geboren« und die Geburten fanden fast ausschließlich im Krankenhaus statt.

Spannend ist die Frage, warum die traditionelle Rolle der Hebamme als unterstützende und wissende Begleiterin bei aller Aufklärung, Modernisierung und den vielen technischen Veränderungen bis heute erhalten blieb.

Es ist eben immer noch so, dass Schwangerschaft, Geburt und Wochenbett Lebensphasen darstellen, die bei einer Frau ganz normal dazugehören und etwas sehr Gesundes und Vitales präsentieren. In dieser Zeit braucht die Frau ganz praktisch eine Ansprechpartnerin, die ihr die vielen Fragen beantwortet, die ihr begegnen, und die sie ermutigt, darauf zu vertrauen, dass sie trotz aller körperlichen und seelischen Veränderungen in dieser Zeit die Kraft und das Können besitzt, ein Kind auszutragen, die Geburt zu bewältigen, das Neugeborene zu ernähren, zu wärmen und zu behüten und dass sie es schaffen wird, es in Liebe aufwachsen zu lassen.

Mit der Emanzipation der Frau und der Forderung von immer mehr Schwangeren, von Frauen betreut zu werden, ihr Kind nicht abzugeben, sondern es zu stillen, den Partner bei der Geburt zur Unterstützung dabeizuhaben und im eigenen Zuhause das Kind in Empfang zu nehmen, bekam die Rolle der Hebamme wieder mehr Bedeutung und Vertrauen zugesprochen. Viele Frauen entscheiden sich heute für eine Hebammenbetreuung bereits ab der Phase ihrer Schwangerschaft.

Das Hebammengesetz in Deutschland sieht vor, dass bei jeder Geburt eine Hebamme anwesend sein muss (also auch bei einem Kaiserschnitt) und hat als vorbehaltene Tätigkeit die Betreuung durch eine Hebamme im Wochenbett bis zum Ende der Stillzeit vorgesehen. Also muss die Hebamme für diese gesamte Zeit wissen, was einen normalen Verlauf kennzeichnet und auch, was Auffälligkeiten bis hin zu krankhaften Entwicklungen sind. Sie ist verpflichtet, diese zu erkennen und die Frauen gegebenenfalls zur weiteren Behandlung an einen Arzt zu überweisen. Ihre gute Praxisausbildung und eine umfangreiche theoretische Ausbildung befähigen sie dazu. Damals wie heute haben Hebammen eine besondere Stellung in der Gesellschaft.

Wir wünschen Ihnen von Herzen eine problemlose Schwangerschaft, eine gute Geburt, ein gesundes Baby und eine wundervolle Zeit mit Ihrem »neuen« Kind! Dieses Buch will Ihnen mit vielen wertvollen Tipps hilfreich zur Seite stehen!

Helga Albrecht
Präsidentin des Deutschen Hebammenverbandes

Schwangerschaft –
Der Weg zum großen Ereignis

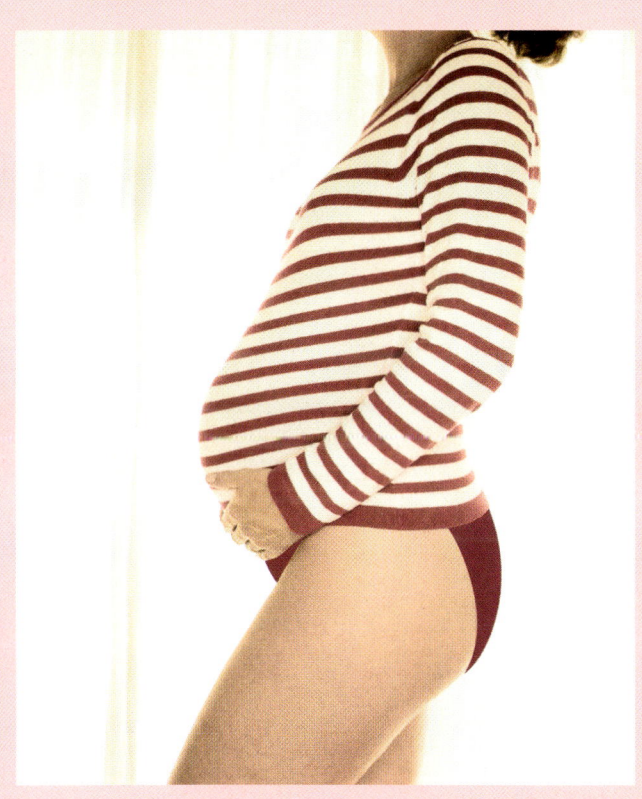

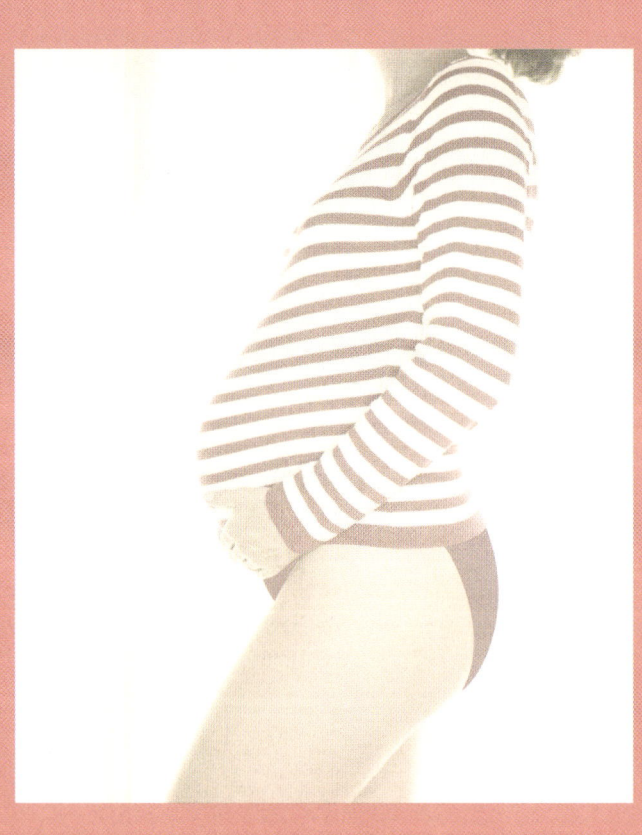

Allgemeines zur Schwangerschaft

Die drei Drittel der Schwangerschaft

Erstes Drittel: 1.– 4. Monat – Das Stadium der Anpassung

In dieser Zeit müssen sich die Organe erst einmal der Mehrarbeit, die sie leisten müssen, anpassen. Dabei kommt es oft zu vorübergehenden Schwangerschaftsbeschwerden wie Schwindel, niedrigem Blutdruck und morgendlicher Übelkeit. In dieser Zeit kann es sein, dass Sie sich noch nicht richtig wohlfühlen, dass sich Körper und Geist erst einmal auf die große Umstellung und das Akzeptieren des genetischen »Fremdkörpers« Kind einstellen müssen. Manchmal war die Schwangerschaft ungeplant und Sie müssen sich erst an die Vorstellung gewöhnen, bald Mutter oder Eltern zu werden. Aber auch wenn Sie bereits sehnlichst auf Ihr Baby gewartet haben, braucht es einige Zeit, um sich an den Gedanken zu gewöhnen, dass sich nun viele Dinge in Ihrem Leben ändern werden!

Zweites Drittel: 5.–7. Monat – Das Stadium des Wohlbefindens

Dies sind die schönsten Monate Ihrer Schwangerschaft. Bei einer normalen Schwangerschaft ohne größere Komplikationen fühlen Sie sich nun wohl und ausgesprochen fit und leistungsfähig. Nun haben Sie Lust und Freude, Ihre Zukunft mit Ihrem Kind zu planen! Es ist auch die beste Zeit, um in den Urlaub zu fahren.

Um die 20. Schwangerschaftswoche verspüren Sie die ersten Kindsbewegungen ganz leise und zaghaft. Ihre Schwangerschaft wird sichtbar, denn Ihr Bauch beginnt zu wachsen. Da Ihr Baby ab dem 4./5. Schwangerschaftsmonat Geräusche wahrnimmt, können Sie bereits mit Singen und Streicheln Kontakt zu Ihrem Baby aufnehmen. Es wird Melodien und die Stimmen von Mutter und Vater oder anderen vertrauten Personen nach der Geburt wiedererkennen!

Letztes Drittel: 8.–12. Monat – Das Stadium der Belastung

Ihr Baby ist in den letzten Monaten ordentlich gewachsen, ebenso Ihr Bauch! Durch die vermehrte Gewichtszunahme, die Auflockerung des Gewebes und die Verdrängung von Organen kommt es in dieser Zeit zu verschiedenen Befindlichkeitsstörungen wie häufiges, nächtliches Wasserlassen, Schwitzen, Kreuzschmerzen, Sodbrennen und schlechtes Schlafen. Sie verspüren das Strampeln des Babys jetzt mit aller Heftigkeit, da das Kind aufgrund der begrenzten Verhältnisse in sehr engem Kontakt mit der Gebärmutter ist! Hinzu kommt, dass sich nun die ersten Vor- und Senkwehen bemerkbar machen können. Aber ein

Trost: Die Natur hat die letzten Wochen vor der Geburt absichtlich beschwerlich gestaltet! So können Sie das Baby loslassen. Je näher der Geburtstermin rückt, umso mehr sind Sie erpicht darauf, den Zustand der Schwangerschaft möglichst schnell zu beenden. Alle Ängste vor der Geburt treten in den Hintergrund. Sie wünschen sich nichts sehnlicher als den Beginn der Geburt und das Einsetzen der ersten Wehen! Es ist wie beim Marathonlauf, wenn Sie die letzten Meter in das Stadion laufen und das Ziel vor Augen haben: Sie werden es schaffen!

Die Gewichtszunahme in der Schwangerschaft

Die Frage, wie viel die werdende Mutter in der Schwangerschaft zunehmen darf, ist eine der häufigsten Fragen während der Schwangerschaft und sie kann und sollte auch nicht pauschal beantwortet werden. Wichtig ist in erster Linie Ihr Ausgangsgewicht (das Gewicht vor der Schwangerschaft). Sollten Sie ein ganz normales Ausgangsgewicht haben, machen Sie bitte kein Problem aus einem Kilo zu viel während der Schwangerschaft. Frauen, die übergewichtig sind, sollten allerdings auf ihr Gewicht achten und eventuell sogar deutlich weniger als die 10–12 Kilogramm, die mit dem Wachstum von Kind, Gebärmutter, Brust und Flüssigkeiten gerechnet werden, zunehmen. Wenn Sie sich wohlfühlen und keine Hinweise auf bestehende oder beginnende Störungen bei Ihnen oder Ihrem Kind vorliegen, sollten Sie sich normal ernähren und Ihre Schwangerschaft genießen. Abnehmen ist in der Schwangerschaft absolut verboten! Statt Kalorien zu zählen, verzichten Sie lieber auf Ihre kleinen und größeren Sünden oder genießen Sie diese in Maßen. Sie werden sehen, spätestens beim vollen Stillen purzeln die Pfunde wieder, da Ihr Kalorienbedarf dann stark erhöht ist.

Normale Gewichtszunahme in der Schwangerschaft:	
Kind	3000–3500 Gramm
Fruchtwasser	500–1000 Gramm
Plazenta	500–700 Gramm
Brust	500 Gramm
Blutvolumen	1000 Gramm
Gebärmutter	1000 Gramm
Wassereinlagerungen	2000–4000 Gramm
Fetteinlagerungen	1000–2000 Gramm
Gesamtmenge:	9,5–13,7 Kilogramm

Die Gewichtszunahme ist von Schwangerschaftswoche zu Schwangerschaftswoche unterschiedlich. Hier als Anhaltspunkt folgende Angaben:

Schwangerschaftswoche	Gewichtszunahme pro Woche	Gesamtzunahme in diesem Zeitraum
1.–12. Woche	keine Zunahme	0
13.–15. Woche	250g	500g
16.–22. Woche	350g	2450g
23.–24. Woche	400g	800g
25.–26. Woche	450g	900g
27.–35. Woche	500g (maximal)	4500g
36.–38. Woche	400g	1200g
39.–40. Woche	300g	600g

Die gesunde Ernährung

Während der Schwangerschaft und der Stillzeit ist es natürlich wichtig, dass Sie sich mit Ihrer Ernährung auf die Bedürfnisse Ihres Körpers und Ihres Kindes einstellen.

Meine Empfehlung ist »die gemischte Hausmannskost«, zubereitet am besten aus hochwertigen, biologischen, wohlschmeckenden Nahrungsmitteln. Viele Frauen und Männer entdecken während der Schwangerschaft die Lust am Kochen wieder und stellen fest, dass es sehr wohl einen geschmacklichen, qualitativen Unterschied zwischen den Nahrungsmitteln gibt. Natürlich wird es nicht immer möglich sein, mit viel Aufwand Essen zu bereiten, manchmal muss der Griff in die Tiefkühltruhe einfach sein. Doch auch hier gibt es mittlerweile Produkte mit guter Qualität. Mir ist klar, dass gutes Essen auch immer einen finanziellen Aspekt hat. Doch bieten sogar die meisten Discounter seit einiger Zeit auch Obst und Gemüse aus kontrolliertem oder biologischem Anbau an. Kaufen Sie darum lieber davon nur 5 Äpfel aus vernünftigem Anbau und essen Sie einen Apfel täglich, als 10 Äpfel aus der Massenproduktion. Es ist erwiesen, dass in konventionellem Anbau gezogenes Obst und Gemüse kaum noch ausreichend Vitamine und Nährstoffe enthält.

Das Entstehen von neuem Leben macht uns vielleicht bewusst, wie wichtig auch ein sinnlicher Umgang mit Produkten unseres Speiseplanes sein kann! Ihre Sinne sind in der Zeit der Schwangerschaft sehr viel ausgeprägter; alleine schon das Tasten und Riechen von Lebensmitteln kann viel Spaß bereiten.

Sie sollten in der Zeit der Schwangerschaft mindestens drei Mahlzeiten, mit fortschreitender Schwangerschaft idealerweise fünf kleinere Mahlzeiten pro Tag zu sich nehmen. Meiden Sie Nahrungsmittel, die Ihnen auch vor der Schwangerschaft nicht bekommen sind.

Achten Sie zudem auf:

Mineralstoffe und Vitamine

Einer der ältesten Ernährungstipps: Nehmen Sie Obst und Gemüse in ausreichender Menge zu sich und achten Sie auf den Eiweißgehalt. Leider enthalten Obst und Gemüse heutzutage immer weniger Vitamine, Mineralien und Spurenelemente aufgrund der extensiven Landwirtschaft. Untersuchungen haben ergeben, dass Stoffe wie Calcium, Eisen, Jod, Vitamin B 1, Vitamin B 6, Vitamin B 2 und Folsäure nur noch wenig oder gar nicht mehr im massenproduzierten Obst und Gemüse vorhanden sind. Kaufen Sie deshalb in der Schwangerschaft bewusst »vernünftige« Produkte. Ideal wären regionale, biologisch produzierte Produkte, bei denen Sie nachvollziehen können, wie diese gewachsen sind.

Eiweiße und Fette

Essen Sie mindestens zweimal wöchentlich Fisch oder Fleisch, da diese wichtig sind für die Aufnahme von Eisen. Und Eisen ist notwendig für die Bildung von rotem Blutfarbstoff, der für den Sauerstofftransport benötigt wird, den Ihr Kind nun braucht! Fisch liefert Ihnen zusätzlich den wichtigen Stoff Jod; dieser ist unentbehrlich für eine ungestörte Funktion Ihrer Schilddrüse und die Entwicklung der kindlichen Schilddrüse.

Verzichten Sie in der Schwangerschaft nicht auf die tägliche Ration Butter, da viele Vitamine erst durch den Fettgehalt in der Nahrung aufgeschlossen werden können. Verwenden Sie kalt gepresste Pflanzenöle; diese sind reich an Vitaminen und enthalten lebenswichtige ungesättigte Fettsäuren. Eier enthalten viele Proteine und Vitamin D und sollten im richtigen Maß nicht im Speiseplan fehlen. Genauso verhält es sich mit der Milch; diese enthält viele Proteine, Calcium, Phosphor die Vitamine A, E, B6, B12, B2, C und D, Magnesium, Zink und Fett. Wenn Sie unter einer Kuhmilchunverträglichkeit leiden, sollten Sie den Bedarf an den oben genannten Vitaminen und Spurenelementen ausreichend mit entsprechenden anderen Nahrungsmitteln decken. Eventuell hilft eine Unterstützung mit für Schwangere geeigneten Nahrungsergänzungsmitteln (Brausetabletten, Säfte).

Empfehlungen für Veganerinnen
Sie müssen zusätzlich Calcium, Vitamin B 2, Vitamin D zu sich nehmen. Sie können diesen notwendigen Bedarf auch durch Nahrungsergänzungsmittel decken.

Kohlenhydrate

Kohlenhydrate sind die wichtigsten Energiespender für unseren Körper. Das Verzehren von Vollkornbroten, Vollkornnudeln, ungeschältem Reis, geschroteten Körnern ist wegen der Vitamine, Spurenelemente und Ballaststoffe dem Verzehr von Weißmehlprodukten vorzuziehen.

Für eine geregelte Verdauung sind ausreichend Ballaststoffe nötig. Darum ist der Genuss von Müsli und Haferflocken mit frischen Obst ein gelungener Start in den Tag.

Vermeiden Sie das Süßen von Speisen und Getränken mit industriell hergestelltem, weißem Zucker, verwenden Sie dafür lieber Honig, braunen Rohrzucker oder Palmzucker.

Rohkost

Rohkost ist ein wichtiger Träger von Vitaminen, Mineral- und Ballaststoffen. Je frischer und naturbelassener die Lebensmittel sind, desto gehaltvoller und wohlschmeckender sind sie. Die meisten Obst- und Gemüsesorten eignen sich zum Reiben und Raspeln, um sie roh zu genießen. Waschen Sie alles Obst und Gemüse besonders gründlich, wenn Sie es roh verzehren. Seien Sie erfinderisch – gesunde Rohkost schmeckt gut, versorgt Sie ausreichend mit Vitaminen und hilft bei wichtigen Verdauungsvorgängen.

Empfehlungen für Vegetarierinnen

Es ist mittlerweile erwiesen, dass der Verzicht auf tierische Produkte auch in der Schwangerschaft möglich ist. Auch pflanzliches Eiweiß kann Ihren Eiweißbedarf bei richtiger Zusammenstellung der Nahrungsmittel decken. Beachten sollten Sie aber, dass Kohlenhydrate beispielsweise mit fetthaltigen Nüssen, Sesamkörnern oder Pilzen kombiniert werden. Verzichten Sie nicht auf Eiweiß, es ist in der

Schwangerschaft besonders wichtig! Wichtige Eiweißlieferanten sind Hülsenfrüchte, Eier und Milch.

Wie viele Kalorien Sie täglich zu sich nehmen sollten:

1. bis 15.	Schwangerschaftswoche	2200 Kalorien
17. bis 28.	Schwangerschaftswoche	2600 Kalorien
29. bis 40.	Schwangerschaftswoche	2800 Kalorien

Sie wissen natürlich, dass der Satz »eine schwangere Frau muss für zwei essen« nicht richtig ist!

Flüssigkeitsbedarf

Der Flüssigkeitsbedarf ist durch die verstärkten Wassereinlagerungen im Körper und den gesteigerten Stoffumsatz in der Schwangerschaft erhöht. Die empfohlene Trinkmenge liegt bei mindestens zwei Litern täglich. Günstig sind natriumarmes Mineralwasser, Kräutertee (Schwangerschaftsmischung), frisch gepresste Säfte und verdünnte Saftschorle. Sollten Sie zu starken Wassereinlagerungen neigen, achten Sie darauf, nicht mehr als zwei bis drei Liter täglich zu trinken. Ein geringer Anteil von Brennnesselbättern in der Kräuterteemischung ist vertretbar, ein massives Ausschwemmen des Wassers mit pflanzlichen Substanzen ist jedoch in der Schwangerschaft nicht anzuraten!

Wenn Sie bisher regelmäßig Kaffee oder schwarzen Tee zu sich genommen haben, brauchen Sie auch in der Schwangerschaft nicht komplett darauf verzichten. Sie sollten davon allerdings nicht mehr als ein bis zwei Tassen täglich zu sich nehmen. Beachten Sie auch, dass bei einer Anämie (Blutarmut, siehe S. 21) die Aufnahme von Eisen ins Blut durch Kaffee und schwarzen Tee verringert wird.

Nikotin und Alkohol überwinden die Plazentaschranke und gelangen direkt zum Kind. Dieses raucht oder trinkt direkt mit! Nikotin bewirkt eine Engstellung der Gefäße, eine schlechtere Blutzirkulation und dadurch eine schlechtere Sauerstoffversorgung des Kindes. Die Folge davon sind untergewichtige Kinder, die einem deutlich höheren Risiko des plötzlichen Kindstodes ausgesetzt sind. Regelmäßiger Alkoholgenuss kann zu schweren Missbildungen beim Fötus führen!

Schwangerschaftsbeschwerden

Schwangerschaftsbeschwerden können unangenehm bis sehr beschwerlich sein, gelten in der Regel aber nicht als Erkrankungen. Allerdings können diese Beschwerden in Krankheiten übergehen, darum ist auch eine sorgsame und umsichtige Beratung und Betreuung von schwangeren Frauen durch die Hebamme oder den Arzt/die Ärztin überaus wichtig. Die Hebammenbetreuung bei Schwangerschaftsbeschwerden ist eine gesetzliche Leistung der Krankenkassen und stellt einen großen Anteil in der heutigen Arbeit der Hebammen dar. Sie kontrollieren den Zustand Ihrer Schwangerschaft und werden Ihnen mit Rat und wenn nötig mit dem Einsatz sanfter Medizin zur Verfügung stehen!

> Da das Einnehmen von Medikamenten in der Schwangerschaft nur nach sehr sorgfältiger Überprüfung und Abwägung zu empfehlen ist, sollten Schwangerschaftsbeschwerden mit »sanfter Medizin« behandelt werden.

Ich möchte Ihnen für die häufigsten Befindlichkeitsstörungen allgemeine Tipps und Hilfestellungen geben. Diese ersetzen niemals die Betreuung durch eine Fachperson! Bitte setzen Sie sich bei anhaltenden Beschwerden immer mit Ihrer Hebamme, Ihrem Arzt/Ihrer Ärztin oder Ihrem Heilpraktiker/Ihrer Heilpraktikerin in Verbindung.

In diesem Buch mache ich absichtlich keine Angaben zu Homöopathika mit Potenzangaben, da gerade bei der Homöopathie die persönliche Anamnese an erster Stelle steht und ein Gesamtbild zur Therapie wichtig ist. Ich empfehle in diesem Teil ausschließlich Globuli velati, da diese Kompositionen aus pflanzlichen, mineralischen oder tierischen Komponenten für jeden geeignet sind.

Die Beschwerdebilder
Blutarmut (Anämie)

Meist kann es zwischen der 16. und 20. Schwangerschaftswoche zu Blutarmut kommen. Häufig werden dann Eisentabletten verordnet, die aber nur schlecht von der Schwangeren vertragen werden, da sie zu Magenschmerzen und Verstopfung führen können.

Achten Sie bei Blutarmut auf alle Fälle zum einen auf Ihren Kaffee- oder Tee-Konsum (nur bei schwarzem Tee). Beides verhindert, dass der Körper Eisen aufnimmt! Und achten Sie auf Ihre Ernährung! Sie benötigen nun viel rotes und grünes Gemüse wie Rote Beete, Möhren, Hülsenfrüchte, Petersilie, Brennnessel,

Rucola, dunkle Beeren, aber auch Getreide wie Haferflocken und Hirse. Sie sollten auch 2–3-mal wöchentlich eine Fleischmahlzeit zu sich nehmen, da im Fleisch viel Eisen gespeichert ist.

Gleichzeitig empfiehlt sich zur besseren Aufnahme von Eisen die Einnahme von natürlichem Vitamin C (Hagebutte, Zitrusfrüchte, Paprika, Sanddorn).

Statt Eisentabletten könnten Sie Kräuterblutsaft mit Eisen (aus der Apotheke) zu sich nehmen, dieser wird vom Körper besser aufgenommen und bewirkt keine Beschwerden wie Völlegefühl und Verstopfung.

> Die Einnahme von 3-mal täglich 10 Ferrum silicium compositum Globuli velati kann die Aufnahme von Eisen ebenfalls unterstützen.

Bauchschmerzen und Verdauungsprobleme

Bauchbeschwerden können unterschiedlichste Ursachen haben. Die einfachste liegt in der Natur der Schwangerschaft begründet, nämlich dem rasanten Wachstum des Kindes und der Gebärmutter. Durch dieses rasante Wachstum kommt es zur Dehnung der sogenannten Mutterbänder, die an verschiedenen Stellen im Becken ansetzen. Ebenfalls kommt es zur Verdrängung der inneren Organe und damit zu Störungen des Wohlbefindens im Bauchraum.

Auch durch die hormonelle Einwirkung kann es zu Störungen der Verdauungsorgane kommen (Verstopfung, Blähungen, Völlegefühl ...).

Die meisten Bauchbeschwerden sind unbedenklich, sie lassen sich jedoch oft nur schwer zuordnen und aufgrund der oben beschriebenen Veränderungen können alle möglichen Dinge Ursache der Störungen sein. Seien Sie deshalb nicht unzufrieden, wenn Ihnen diesbezüglich Ihre Hebamme oder Ihr Arzt/Ihre Ärztin nur eine ungenügende Auskunft gibt.

Wichtig ist, bei unklaren Bauchschmerzen immer abzuklären, ob unter Umständen auch Wehentätigkeit für die Beschwerden verantwortlich gemacht werden kann. Gerade Durchfall kann ein Zeichen für eine einsetzende Geburt sein, sollten Sie zusätzlich Ziehen in den Leisten, Kreuzschmerzen und/oder ein Hartwerden des Bauches feststellen, dann kontaktieren Sie umgehend Ihre Hebamme oder Ihren Arzt/Ihre Ärztin oder suchen zur Abklärung ein Krankenhaus auf. Sollten Fieber und Schmerzen gemeinsam auftreten, handelt es sich meist um eine ernst zu nehmende Erkrankung. In diesem Fall müssen Sie sich unverzüglich in Behandlung begeben.

Blutungen

Blutungen in der Schwangerschaft können verschiedene Ursachen haben. In der Frühschwangerschaft kann es zu leichten Schmierblutungen aufgrund der Einnistung des befruchteten Eies in der gut durchbluteten Gebärmutterschleimhaut kommen, im zweiten und dritten Drittel der Schwangerschaft kann ein tiefer Sitz der Plazenta zu Blutungen führen. In allen Fällen sollten Sie zur Absicherung Ihren Frauenarzt/Ihre Frauenärztin aufsuchen.

Hämorriden

Durch die Weitstellung des Gefäßsystems und die Druckzunahme in den unteren Körperregionen kann es zur Aussackung der Venen (Krampfadern) in diesem Bereich kommen. Besonders schmerzhaft und unangenehm sind diese Krampfadern im Bereich des Anus (After). Hämorriden können sich sowohl innen als auch außen befinden und zu starkem Juckreiz, Druckgefühl und Schmerzen führen.

Besonders hilfreich zur Behandlung der Hämorriden ist eine Anwendung mit echtem Eichenrindenkonzentrat entweder als Salbe oder als Sitzbad. Zusätzlich ist es wichtig, auf die richtige Ernährung zu achten. Sie sollten ballaststoffreich essen, damit der Stuhlgang weich ist. Die richtige Gymnastik fördert zudem den venösen Rückfluss aus den unteren Regionen. (Anleitung zu leichten Gymnastikübungen finden sie ab S. 48.)

> Linderung bei Hämorriden kann Ihnen auch eine kühle Auflage bringen. Sollte Ihnen dies unangenehm sein, versuchen Sie es einfach mit Wärme. Setzen Sie sich dazu in die warme Badewanne oder legen Sie sich eine warme Kompresse mit Eichenrindenlösung auf. Sie werden selbst merken, was Ihnen guttut.

Harnwegsinfekte

Ebenfalls hormonell bedingt kommt es zu einer Erweiterung der Harnleiter und der Harnröhre. Da die Harnröhre bei der Frau nur wenige Zentimeter lang ist, haben es Keime und Bakterien nun noch leichter, in die Blase zu gelangen und von dort über die Harnleiter zu den Nieren aufzusteigen. Eine Nierenentzündung ist immer eine ernst zu nehmende Erkrankung und kann starke Nierenbeschwerden (Koliken) auslösen und in schweren Fällen das Nierengewebe schädigen. Darum sind bereits ein »Brennen beim Wasserlassen« und ein extrem häufiger Harndrang mit Schmerzen im Blasenbereich ein ernst zu nehmendes

Alarmzeichen. Sollten sich Ihre Beschwerden nicht innerhalb von 24 bis 48 Stunden bessern, suchen Sie bitte einen Arzt/eine Ärztin auf. Er stellt den Keimgehalt Ihres Urins fest und verordnet Ihnen gegebenenfalls ein Antibiotikum.

> **Was tun bei Harnwegsinfekten?**
>
> > Achten Sie auf warme Bekleidung und sitzen Sie nicht auf kalten Unterlagen.
> > Trinken Sie mindestens zwei bis drei Liter Flüssigkeit täglich, bei beginnenden Harnwegsbeschwerden ist ein Blasen- und Nierentee zur Spülung der Harnwege nützlich und sinnvoll.
> > Verzichten Sie auf zuckerhaltige Nahrung und bevorzugen Sie säurehaltige Nahrungsmittel, die viel Vitamin C enthalten.
> > Besonders hilfreich ist das Trinken von Preiselbeersaft: Sie sollten an ein oder zwei aufeinanderfolgenden Tagen jeweils einen Liter davon trinken.
> > Günstig für ein saures Blasenmilieu kann auch das Essen von getrockneten Preiselbeeren sein.
> > Zusätzlich können 3-mal täglich 10 Cantharis Blasen Globuli velati eingenommen werden.
> > Eine Wärmflasche oder ein warmes Kirschkernkissen beruhigen bei Blasenschmerzen.

Herz- und Kreislaufbeschwerden

Niedriger Blutdruck

Niedrigen Blutdruck (Hypotonie) haben viele Frauen auch außerhalb einer Schwangerschaft. Durch die schwangerschaftsbedingten Veränderungen (Erweiterung der Blutgefäße, hormonelle Umstellung u. v. m.) kommt es dann häufig gerade bei diesen Frauen im ersten Schwangerschaftsdrittel zu Müdigkeit, Antriebslosigkeit und Schwindel. Auch Frauen mit normalen Blutdruckwerten leiden in der Schwangerschaft manchmal unter dem Abfall der Blutdruckwerte. Normalerweise ist dies kein besorgniserregender Zustand, oft sind die Werte mit physikalischen Maßnahmen oder sanfter Medizin wieder in den Griff zu bekommen und meist stellt sich der Körper im Laufe des zweiten Schwangerschaftsdrittels auf die veränderte Gefäßsituation ein. Sollten die Blutdruckwerte jedoch permanent unter 80 mmHg (oberer Blutdruckwert) fallen, ist eine Behandlung mit blutdrucksteigernden Medikamenten notwendig, da eine Nichtbehandlung zur Minderversorgung der Plazenta führen kann und somit zu einer schlechteren Versorgung des Kindes.

Folgendes können Sie bei niedrigem Blutdruck tun:

- Trinken Sie mindestens zwei bis drei Liter Flüssigkeit täglich.
- Beginnen Sie den Tag mit einer schönen Tasse grünem Tee (wirkt anregend) oder sollten Sie regelmäßige Kaffeetrinkerin sein, mit einem leichten Kaffee im Bett. Ihr Partner wird gerne bereit sein, Sie in diesem Fall zu verwöhnen.
- Anschließend führen Sie eine Wechseldusche, zumindest an den Extremitäten durch. Reiben Sie Ihren ganzen Körper nach dem Duschen mit Rosmarin-Körperöl oder Schlehenblüten-Körperöl ein. Sie werden sehen, nun beginnt Ihr Tag schon ganz anders!
- Zusätzlich können Sie 3-mal täglich 10 Veratrum e radice D 6 Globuli velati einnehmen.

Frauen mit niedrigem Blutdruck und Übelkeit empfehle ich eine gute Hühnersuppe mit Gemüse und einem Stück Ingwer, das die letzte halbe Stunde mitgeköchelt wird. Diese Suppe sollte über den Tag verteilt in Schlucken getrunken werden, beginnend bereits mit oder statt dem Frühstück. Ebenso sind sogenannte Frauen- oder Yogiteemischungen aus Zimt, Ingwer, Nelken und Kardamom für die energetische Situation von schwangeren Frauen sehr positiv. Trinken Sie 2–3 Tassen täglich, aber nur, wenn Sie keinen Widerwillen dagegen verspüren.

Bluthochdruck

Diesem Krankheitsbild (Hypertonie) geht meistens ein bereits vor der Schwangerschaft bestehender Bluthochdruck voraus. Bluthochdruck stellt immer eine behandlungsbedürftige Erkrankung dar und bedarf einer Betreuung durch einen Facharzt/eine Fachärztin. Zusätzlich hilfreich können folgende Anregungen sein:

- Vermeiden Sie den Genuss von anregenden Getränken wie z. B. Kaffee, Tee, Cola ... und alkoholische Getränke (während der Schwangerschaft sowieso).
- Versuchen Sie Stress möglichst zu vermeiden. Den Großeinkauf im Einkaufscenter am Samstagvormittag kann auch ein anderer erledigen.
- Ein ausgiebiger Spaziergang täglich bringt Gelassenheit und die Versorgung mit viel Sauerstoff.
- Sie sollten heiße Bäder meiden, aber ein wohltemperiertes Wannenbad, beispielsweise mit Lavendel, beruhigt und entspannt.
- Auch Johanniskraut- und Melissentee beruhigen und harmonisieren den Organismus.
- Teilen Sie sich Ihren Tagesablauf ein. Sie werden sehen, dass Rhythmen Ruhe in Ihr Leben bringen!

Vorzeitige Wehentätigkeit und Kontraktionen

Es gibt verschiedene Arten von Kontraktionen (Zusammenziehen der Gebärmutter), bedenkliche und unbedenkliche Kontraktionen, welche, die schmerzlos oder auch schmerzhaft sein können.

Unbedenkliche Kontraktionen, wie ein leichtes Zusammenziehen der Gebärmutter, sind in der Schwangerschaft in einer bestimmten Frequenz normal, sollten aber nicht häufiger als circa 10-mal pro Tag verspürt werden. Ausgelöst werden können sie durch die heftigen Bewegungen des Babys im Mutterleib oder auch durch das schnelle Wachstum der Gebärmutter. – Zwischen der 28. und der 32. Schwangerschaftswoche wächst die Gebärmutter heftig.

Bedenkliche Kontraktionen vor der 36. Schwangerschaftswoche, die mehr als 10-mal täglich bewusst verspürt werden und zudem noch schmerzhaft sind, sind sofort behandlungsbedürftig, weil es sich um sogenannte »Frühgeburtsbestrebungen« handeln kann, die zur vorzeitigen Geburt des Kindes führen können. Bitte nehmen Sie, egal zu welcher Tages- oder Nachtzeit, Kontakt zu Ihrer Hebamme oder Ihrem Arzt/Ihrer Ärztin auf oder fahren Sie ins Krankenhaus. Besser begeben Sie sich einmal umsonst zur Kontrolle, als dass Sie Ihr Kind Wochen zu früh auf die Welt bringen. Lediglich in den letzten vier Wochen der Schwangerschaft dürfen sich mit auftretenden Vor- und Senkwehen die Anzahl der Kontraktionen vermehren. Es handelt sich dann um Trainingswehen für die bevorstehende Geburt.

Es gibt mehrere Gründe für das Einsetzen von bedenklichen Kontraktionen. In den meisten Fällen sind Arbeitsüberlastung und Stress der Grund für ein Zusammenziehen der Gebärmutter. Ihr Kind signalisiert Ihnen so, jetzt kürzerzutreten und für mehr Rhythmus und Ruhe zu sorgen. Aber keine Angst, nicht alle Kontraktionen führen zu einer Frühgeburt. Es ist möglich, dass Sie häufiger unangenehme Kontraktionen verspüren, sich dies aber glücklicherweise nicht auf eine Öffnung des Muttermundes auswirkt. Wichtig ist eine umgehende Kontrolle bei Ihrer Hebamme oder Ihrem Arzt/Ihrer Ärztin, um abzuklären, ob es sich um geburtswirksame Wehen handelt.

Geburtsauslösende Wehen können auch durch krankmachende Bakterien und Keime verursacht werden, die sich in der Scheide und am Muttermund befinden. (Bakterien und Keime werden meist durch Geschlechtsverkehr übertragen.) Wenn das der Fall ist, werden Sie möglicherweise ein Antibiotikum verordnet bekommen.

Was tun bei Kontraktionen?

> Machen Sie sich Ihre Stressfaktoren bewusst und ergreifen Sie entsprechende Maßnahmen dagegen!
> Ein entspannender Tee aus Hopfen, Baldrian und Melisse zu gleichen Teilen hilft Ihnen dabei, zur Ruhe zu kommen. Trinken Sie davon 2–3 Tassen täglich.
> Als medikamentöse Einnahme empfiehlt sich Bryophyllum-Pulver. Von diesem sollten Sie einige Messerspitzen täglich oder 5-mal täglich Bryophyllum comp. Globuli velati nehmen.
> Zusätzlich kann Magnesium auch in Form von Globuli eingenommen werden: 3–5-mal täglich 10 Magnesium phosphoricum comp. Globuli velati.

Zur Einnahme von homöopathischen Medikamenten fragen Sie bitte Ihre Hebamme oder Ihren Arzt/Ihre Ärztin!

Kreuzschmerzen

Durch die hormonelle Auflockerung des Gewebes, der Knorpel und auch der Gelenke kann es zu Verschiebungen im Bereich der Ilio-Sacral-Gelenke (knorpelige Verbindungen im Kreuzbeinbereich des Beckens) kommen, ebenso ändert sich aufgrund des schweren Bauches im Laufe der Schwangerschaft die Statik der Wirbelsäule. Bei sehr hartnäckigen Beschwerden ist die Behandlung durch einen Physiotherapeuten/eine Physiotherapeutin oder Arzt/Ärztin anzuraten. Da Kreuzschmerzen auch Wehentätigkeit anzeigen können, ist abzuklären, ob eine vorzeitige Wehentätigkeit vorliegt.

Folgende Maßnahmen können Sie bei Kreuzschmerzen ergreifen:

- Gymnastische Übung: Legen Sie sich in Rückenlage auf eine harte Unterlage und stellen Sie die Beine auf den Boden. Führen Sie kreisende Bewegungen mit dem Becken im Uhrzeigersinn durch. Das Kreuzbein darf nicht von der Unterlage abgehoben werden. Dieselbe Übung können Sie auch auf einem Gymnastikball durchführen. Wichtig ist hier, dass Ihre Füße plan auf dem Boden aufgesetzt sind.
- Eine angenehme Massage mit einem durchblutungsfördernden Öl (z. B. Rosmarin-, Schlehenblüten- oder Solumöl) im Kreuzbeinbereich ist sehr wohltuend. Bei besonders starken Schmerzen können Sie auch Aconit-Schmerzöl verwenden.

- Wärme ist bei Kreuzbeschwerden äußerst wohltuend und lindernd. Allerdings kann Wärme wehenfördernd wirken, klären Sie daher bei Ihrer Hebamme oder Ihrem Arzt/Ihrer Ärztin ab, ob Wehentätigkeit vorliegt.
- Fragen Sie Ihre Hebamme nach einer Behandlung mit Akupunktur. Diese ist in vielen Fällen sehr wirksam, meist verbessern sich die Beschwerden bereits nach einigen Akupunktursitzungen.

Schlechtes Scheidenmilieu

Außerhalb der Schwangerschaft ist das Scheidenmilieu von einer Vielzahl von Döderlein'schen Stäbchen (Säurebakterien) durchsetzt. Diese gesunden Bakterien bilden die Schutzpolizei der Frau vor Infektionen und Pilzerkrankungen. Durch die hormonellen Einflüsse verändert sich der Aufbau der Scheidenflora, es kommt zur Abnahme der Döderlein'schen Stäbchen. Dadurch leiden Frauen in der Schwangerschaft häufiger an Infektionen und Pilzerkrankungen der Scheide. Allerdings ist es auch möglich, Beschwerden zu verspüren, ohne dass ein Nachweis einer Erkrankung im Intimbereich vorliegt.

Bei beginnendem Juckreiz sollten Sie ein Bad mit Eichenrindensubstanz (Quercustinktur zum Verdünnen oder Tannolactpulver) machen, ebenso möglich ist ein Sitzbad aus einem Sud aus Ringelblumen, Frauenmantel und Schafgarbe. Aloe-Vera- oder Majorangele können sowohl äußerlich als auch innerlich angewandt werden. Jedoch Vorsicht: Sie lösen anfangs ein Brennen und Wärmegefühl aus, das nach einiger Zeit wieder verschwindet. Auch spezielle ph-Waschgels für den Intimbereich können helfen, den ph-Wert zu verbessern und Juckreiz zu minimieren. Tragen Sie zudem nur luftdurchlässige Unterwäsche, möglichst aus Naturfasern, und vermeiden Sie zu enge Kleidung im Intimbereich.

Auch hier lassen sich alternative Behandlungsmethoden erst nach Abklärung durch einen Arzt/eine Ärztin anwenden. Einige Krankenkassen bieten ihren Schwangeren Selbstuntersuchungssets an. Diese bestehen aus ph-Stäbchen und Einmalhandschuhen und zeigen auf einfache Weise den ph-Wert der Scheide an. Bei einem sehr niedrigen alkalischen Wert ist die Gefahr einer Entzündung höher. Da häufig vorzeitige Wehen durch eine Entzündung in der Scheide ausgelöst werden, ist diese einfache Untersuchung sehr sinnvoll und vorbeugend. Fragen Sie bei Ihrer Hebamme oder Ihrem Arzt/Ihrer Ärztin nach dieser Untersuchung.

Schlafstörungen

Am Anfang der Schwangerschaft ist es normal, dass Sie durch viele ungeklärte Fragen, Sorgen und Ängste schlechter schlafen. Dies ist ein wichtiger und normaler Prozess, Sie werden sich in den nächsten Wochen auf die veränderte Situation einstellen.

Auch körperliche Veränderungen können einen Unruhezustand hervorrufen. Im Laufe der Schwangerschaft kommt es durch das immense Wachstum und den ungewohnten Bauch zu Unbequemlichkeiten. Vielleicht haben Sie bisher gerne auf dem Bauch geschlafen oder eine andere lieb gewonnene Position ist nun nicht mehr möglich. Seien Sie hier gelassen und suchen Sie sich eine neue bequeme Position. Unter Umständen kann auch ein sogenanntes Lagerungskissen, gefüllt mit schadstoffgeprüften Polysterolkügelchen oder Getreide hilfreich sein.

Da die Gebärmutter am Ende der Schwangerschaft einen sehr großen Raum im Becken einnimmt, ist das Füllungsvolumen der Harnblase stark eingeschränkt. Dies führt zu einem häufigen Harndrang, der gerade nachts als sehr störend empfunden wird. Dagegen können Sie leider nichts tun.

TIPPS für einen erholsamen Schlaf:

> Ein abendlicher Spaziergang mit Ihrem Partner kann Ihnen helfen, Ihre Sorgen und Probleme noch einmal zu besprechen, Ihre Gedanken zu klären und Ihnen Wohlbefinden zu bereiten.

> Versuchen Sie, gegen Abend etwas weniger zu trinken. Ein warmer Tee aus Johanniskraut, Hopfen, Baldrian und Melisse zu gleichen Teilen kann Ihren Schlaf fördern.

> Machen Sie warme Wannen- oder Duschbäder mit Lavendel oder Melisse und benutzen Sie zum Einreiben Lavendelöl oder eine entsprechende Aromaölmischung aus Lavendel und Melisse.

> Die Einnahme von 10 Valeriana comp. Globuli velati eine halbe Stunde vor dem Schlafengehen ist bei großer nervöser Unruhe empfehlenswert.

Sodbrennen

In der Schwangerschaft ist die Muskelspannung in der Speiseröhre herabgesetzt, ebenso rückt der Magen mit zunehmender Schwangerschaft höher. Dadurch kommt es zum vermehrten Rückfluss von Magensäure in die Speiseröhre, die dort unangenehmes Brennen und Aufstoßen verursacht.

TIPPS **... bei Sodbrennen:**

> Achten Sie auf gesunde Speisen mit viel grünem Gemüse, Haferflocken, Vollkorn und ungeschältem Reis. Diese Speisen sollen nicht zu stark gewürzt sein, ebenso sollten Sie auf schwere und fette Speisen verzichten.

> Kaffee, Tee und Zucker verursachen eine erhöhte Produktion der Magensäure, was sich verstärkend auf das Sodbrennen auswirken kann.

> Ein altes Hausmittel ist das langsame Kauen von alten Semmeln. Lassen Sie sich dabei gut Zeit.

> Viele Frauen schwören auf das langsame Trinken von kalter Milch. Meine Erfahrungen haben gezeigt, dass sich die Einnahme einer warmen Gemüsebrühe (basisches Lebensmittel) positiver auf die Beschwerden auswirkt.

> Bei schlimmen Beschwerden kann Heilerdepulver in einer Tasse mit warmem Wasser verrührt und über mehrere Stunden verteilt in Schlucken getrunken werden.

> Zur Harmonisierung der Magensäure ist auch die Einnahme von Robinia comp. Globuli velati 5-mal täglich geeignet.

Übelkeit und Erbrechen

Übelkeit und Geschmacksveränderungen treten bei mindestens 50 % der schwangeren Frauen auf, von diesen ist wiederum die Hälfte von morgendlichem Erbrechen geplagt. Eigentlich ist dieser Zustand positiv, denn er sagt aus, dass der Körper der Frau ordentlich Schwangerschaftshormone bildet und sich die Eizelle gut in der Gebärmutter eingenistet hat. Frauen, die heftige Übelkeit verspüren, haben zudem selten frühe Fehlgeburten.

Nach 12–16 Wochen hat sich Ihr Immunsystem an den »Fremdkörper« Kind gewöhnt, die hormonelle Situation hat sich stabilisiert und Ihnen geht es wieder gut.

Sollte das Erbrechen den ganzen Tag anhalten und über mehrere Monate andauern, sprechen wir von einem ungestillten Schwangerschaftserbrechen. In diesem Fall ist es wichtig, auf den Flüssigkeitshaushalt zu achten. Hier ist fachliche Betreuung notwendig.

Was tun bei Übelkeit und Erbrechen?

> Essen Sie vor dem Aufstehen bereits einige trockene Kekse oder Zwieback; dazu können Sie einige Schlucke Kräutertee (aus Hopfen, Melisse, Ingwer oder Pfefferminzblättern) trinken

> Nehmen Sie über den Tag verteilt viele kleine Mahlzeiten zu sich.

> Angenehm ist das Essen oder Trinken von Gemüsebrühe oder Hühnersuppe mit einem Stück Ingwer. Ingwer gehört zu den energetischen Lebensmitteln und hilft Ihnen, wieder zu Kräften zu kommen.

> Hilfreich kann auch eine Akupunktur sein. Fragen Sie hierzu auch Ihre betreuende Hebamme.

> Geeignete Globuli sind: 3-mal täglich 10 Gentiana Magenglobuli velati und Robinia comp. Globuli velati oder 4-mal täglich 5 Globuli Nux Vomica.

Krampfadern

Bedingt durch die Hormonveränderung in der Schwangerschaft können sich die Venen erweitern und das Blut fließt langsamer zum Herzen zurück. Die Venenklappen können dann, bedingt durch die gestauten Gefäße, ein Zurückfließen des Blutes nur unzureichend verhindern. Die Folge dieses Staus wird als unliebsame Krampfader sichtbar.

Was tun bei Krampfadern?

> Da die Muskelaktivität der Beine hilft, das Blut weiterzutransportieren, ist tägliche, angemessene Bewegung wie z. B. ein flotter Spaziergang eine gute Möglichkeit, um der Venenträgheit entgegenzuwirken.

> Lagern Sie Ihre Beine sooft wie möglich für 10–20 Minuten hoch.

> Sie können auch durch Wechselbäder bzw. -duschen oder Kneipp'sches Wassertreten Ihre Durchblutung aktivieren.

> Bei starken Krampfadern ist das Tragen von Kompressionsstrümpfen empfehlenswert.

> Minimieren Sie langes Sitzen und Stehen, soweit dies möglich ist.

> Krampfadern können auch im Bereich der Schamlippen und des Afters (Hämorriden) vorkommen. Hier können kühle Auflagen und kühlende Gele oder eine cortisonfreie Hämorridensalbe helfen.

Wadenkrämpfe

Die Ursache von Wadenkrämpfen in der Schwangerschaft ist Magnesium- oder Kalziummangel. Oft treten auch heftiges Kribbeln oder heiße Füße auf. Dies liegt wiederum an der erweiterten Gefäßsituation und dem vermehrten Druck in den unteren Regionen des Körpers. Die genannten Symptome treten meistens nachts auf und stören die Nachtruhe.

Was tun bei Wadenkrämpfen?

> Machen Sie lauwarme Fußbäder und massieren Sie Ihre Füße und Beine mit Hauttonikum von Weleda oder Franzbranntwein. Dieses kühlt Füße und Beine angenehm.
> Dehnen und strecken Sie die Beine ausgiebig.
> Eine gymnastische Übung ist hilfreich: Legen Sie die Beine hoch und heben und senken Sie die Füße im Fußgelenk 10–20-mal.
> Zum Schlafen sollten Sie die Füße etwas höher lagern als sonst.
> Hilfreiche Globuli: 3-mal täglich 10 Magnesium phosphoricum comp. Globuli velati.

Vorsorgeuntersuchungen

Sinn der Schwangerenvorsorge ist, schwangere Frauen in diesem für sie so wichtigen normalen und gesunden Lebensprozess zu begleiten und zu beraten und frühzeitig Schaden von Mutter und Kind abzuwenden. Schwangerenvorsorge dürfen nur Ärzte und Hebammen durchführen. Hier können Sie selbst wählen, ob Sie die Vorsorgeuntersuchungen von Ihrer Hebamme oder Ihrem Arzt/Ihrer Ärztin durchführen lassen wollen. Im Folgenden möchte ich Ihnen einen kurzen Überblick geben, welche Untersuchungen es gibt und von wem sie vorgenommen werden:

Die zahnärztliche Vorsorge

Durch die schwangerschaftsbedingten hormonellen Veränderungen kommt es zu einer Auflockerung des Zahnfleisches, zu Zahnfleischbluten und eventuell zu lockeren Zähnen durch Entzündungen im Mundraum. Deshalb ist eine besonders gründliche Zahnpflege in der Schwangerschaft nötig! Die frühere Aussage: »Jedes Kind kostet einen Zahn«, ist bei guter Ernährung, gründlicher Pflege und einem zweimaligen Zahnarztbesuch während der Schwangerschaft heute natürlich nicht mehr richtig.

Sie können bereits während der Schwangerschaft einen Grundstein zur Zahngesundheit Ihres Kindes legen. Es ist wissenschaftlich erwiesen, dass Karies verursachende Bakterien durch den Speichel von den Eltern auf das Kind übertragen werden, also sollte sich auch der Vater des Kindes einer Untersuchung beim Zahnarzt unterziehen.

Die ärztliche Vorsorge

Die meisten schwangeren Frauen gehen heute zur Vorsorge zum Frauenarzt/zur Frauenärztin. In der Regel stellt der Arzt/die Ärztin bei einer ersten Untersuchung die Schwangerschaft fest, führt die ersten Laboruntersuchungen durch und stellt den Mutterpass aus. Anschließend ist bei einer normalen Schwangerschaft ein vierwöchiger Untersuchungsturnus bis zur 32. Schwangerschaftswoche und anschließend eine Untersuchung alle zwei Wochen bis zum Entbindungstermin vorgesehen.

Gemäß den Mutterschaftsrichtlinien werden drei Ultraschalluntersuchungen zur Feststellung und Terminierung der Schwangerschaft, zur Inspektion und Entwicklung des Kindes, zur Wachstumskontrolle, zur Prüfung des Sitzes des Mutterkuchens und zur Prüfung der Fruchtwassermenge vorgenommen. In der 28. und der 32. Schwangerschaftswoche erfolgen noch einmal Blutabnahmen zur Antikörperkontrolle und zum Ausschluss von Hepatitis.

Beinhalten sollte eine Vorsorgeuntersuchung die Kontrolle der Vitalfunktionen (Blutdruck), das Abtasten des Bauches und das Feststellen der ordnungsgemäßen Größenzunahme des Kindes, das Abhören der kindlichen Herztöne und eine ausführliche Beratung der Schwangeren zur Lebensführung (Ernährung, Sport, Reisen ...). Eine vaginale Untersuchung bei jeder Vorsorge ist in den Mutterschaftsrichtlinien nicht zwingend vorgesehen und bei einer Frau ohne Beschwerden auch vielleicht nicht immer notwendig.

Einen Blick auf ihr Baby werfen zu können finden viele Frauen und Paare schön, darum haben viele Ärzte den zusätzlichen Ultraschall als sogenannte IGEL-Leistung (Leistung, die der Patient selbst bezahlen muss) eingeführt. Als weitere IGEL-Leistung wird Ihr Arzt/Ihre Ärztin Ihnen in der Schwangerschaft den sogenannten Glukosetoleranztest und einen Streptokokkentest anbieten. Diese Untersuchungen dienen dem Ausschluss einer Zuckererkrankung während der Schwangerschaft und dem Erkennen einer Infektionsgefahr für das Kind während der Geburt. Während der Glukosetest meines Erachtens sehr wohl von der Anamnese, vom Gewicht der Frau und ebenso von Befunden, die bei den Vorsorgeuntersuchungen erhoben werden, abhängig gemacht werden sollte, ist die Durchführung des Streptokokkentestes in der Schwangerschaft sinnvoll. Viele Frauen sind Träger dieses Keimes, zeigen aber keinerlei Symptome. Für das Kind ist der Keim erst bei der Geburt und dem Durchtritt durch den Geburtskanal gefährlich. Weiß man um die Gefahr, kann man entsprechende Maßnahmen ergreifen.

Viele Frauen beklagen, dass beim Arzt/bei der Ärztin in der Praxis häufig keine Gelegenheit für ein ausführliches Gespräch oder ein Abtasten des schwangeren Bauches ist. Der Wunsch wieder hin zu mehr menschlicher Zuwendung während der Schwangerschaft wird immer stärker. Viele Frauen wollen sowohl eine gewisse technische Überwachung, die ihnen als Sicherheit dient, aber ebenso von Verständnis geprägte Zuwendung und Zeit für ihre Fragen und Nöte. Dass dies nicht immer möglich ist, liegt nicht an dem schlechten »Willen« der Ärzte. Unser Gesundheitssystem und dessen Honorierungskriterien lassen oft nicht viel Zeit für eine ausführliche Beratung zu.

Die Hebammenvorsorge

Eine Hebamme kann ebenso wie der Arzt/die Ärztin die kompletten Vorsorgeuntersuchungen durchführen oder veranlassen. Sie benötigt keine Bescheinigung des Arztes/der Ärztin, der bei einer Frau erst eine gesunde Schwangerschaft feststellen muss. Sollte ein Arzt/eine Ärztin dies behaupten, ist dies nicht richtig. Die Hebamme hat sich, genau wie der Arzt/die Ärztin, an den Mutterschaftsrichtlinien zu orientieren. Sie darf sowohl eine Schwangerschaft feststellen als auch die nötigen Blutabnahmen für das Labor veranlassen und einen Mutterpass ausstellen. Sie überweist die Frau zu den nötigen Untersuchungen (z. B. Ultraschalluntersuchungen), die sie nicht durchführen kann, an den Arzt/die Ärztin und muss bei Auftreten von Komplikationen die Frau darauf hinweisen, dass eine weitere ärztliche Kontrolle durchgeführt werden muss.

Die Hebammenvorsorge ist geprägt von fürsorglicher Zuwendung und Zeit. Technik spielt in diesem Vorsorgeprozess keine oder nur eine untergeordnete Rolle. Auch Hebammen haben die Pflicht zur Aufklärung und müssen Frauen auf wissenschaftlich erwiesene, sinnvolle, mögliche Untersuchungen hinweisen. Die Hebamme ist zum Ausfüllen des Mutterpasses und zur sorgfältigen Dokumentation ebenso verpflichtet wie der Arzt/die Ärztin.

Viele Frauen wünschen sich sowohl Betreuung durch die Hebamme als auch durch den Arzt/die Ärztin. Dies ist natürlich möglich, es gibt mehrere Praxen, in denen Hebammen und Ärzte in partnerschaftlichem Miteinander gemeinsam die Fürsorge der schwangeren Frau übernehmen. Auch das Aufsuchen einer Hebammenpraxis, das Kontaktieren einer Hebamme auch zu einem vorgeburtlichen Hausbesuch neben der ärztlichen Vorsorge ist heute sehr üblich. Hebammenlisten finden Sie in Arztpraxen, Apotheken, beim Gesundheitsamt, im Internet oder bei den Hebammenlandesverbänden.

Die einzelnen Untersuchungen

Bei der ersten Vorsorgeuntersuchung wird eine ausführliche Anamnese vorgenommen. Hierbei wird nach der eigenen Befindlichkeit, vorhergehenden Erkrankungen und Operationen oder nach Erkrankungen in der Familie von Mann oder Frau gefragt. Des Weiteren werden die folgenden Untersuchungen durchgeführt.

Die ersten Blutuntersuchungen

Blutgruppe, Rhesusfaktor, Antikörpersuchtest

Diese Untersuchung dient der Diagnose einer eventuellen Blutgruppenunverträglichkeit von Mutter und Kind. Sollte zum Beispiel das werdende Kind einer rhesusnegativen Mutter das rhesuspositive Blut des Vaters geerbt haben, könnte es sein, dass die Mutter gegen das Blut des Kindes Antikörper bildet. Unser Körper reagiert besonders stark mit der Bildung von Antikörpern, wenn fremdes Blut eindringt, das einen anderen Rhesusfaktor als das eigene hat. Dies geschieht allerdings nur in den seltenen Fällen, wenn das Blut des Kindes in den Kreislauf der Mutter gelangt. Die gebildeten Antikörper der Mutter zerstören das eingedrungene Blut und können, da sie meist lebenslang im mütterlichen Blut kreisen, bei nachfolgenden Schwangerschaften zu Komplikationen führen. Deshalb erhält jede Schwangere mit dem Faktor Rhesus negativ bereits während der Schwangerschaft eine Injektion mit künstlichen, ungefährlichen Antikörpern. Sollte sich nach der Geburt herausstellen, dass ihr Baby einen rhesuspositiven Blutfaktor besitzt, ist eine Injektion innerhalb von 72 Stunden ebenfalls mit künstlichen Antikörpern notwendig. Aufgrund der Schwangerenvorsorge und der Blutuntersuchungen kommt eine Rhesusunverträglichkeit heute nur noch sehr selten vor!

Der Röteln-Test

Röteln-Viren können das Kind schädigen. Darum macht man einen sogenannten Röteln-HAH-Test, der Auskunft darüber gibt, ob und wenn ja in welcher Menge sich Röteln-Antikörper im mütterlichen Blut befinden. Bei einem positiven Ergebnis mit der Zahl 1:16 oder auch mehr (z. B. 1:64) sind Sie vor einer Rötelnerkrankung ausreichend geschützt.

LSR – Lues (Syphilis)

Bei Lues handelt es sich um eine Geschlechtskrankheit, deren Übertragung direkt über den Schleimhautkontakt, z. B. beim Geschlechtsverkehr, erfolgt. Da diese Krankheit das ungeborene Kind nachhaltig schädigen kann, wird dieser Test bereits bei der ersten Vorsorgeuntersuchung durchgeführt.

HIV

Eine HIV-Infektion überträgt sich in 20–50 % der Fälle auf das Kind. Hierbei kann es vor, während und nach der Geburt zur Infektion kommen. Während der Schwangerschaft können sowohl die mütterlichen Antikörper als auch das freie Virus durch die Plazentaschranke auf den Embryo übergehen. Bei der Geburt kann es durch mütterliches Genitalsekret und Blut zu einer Übertragung des Virus auf das Kind kommen. Nach der Geburt ist es möglich, das Kind durch die HIV-positive Muttermilch zu infizieren, weshalb HIV-positiven Müttern vom Stillen abgeraten wird.

Hepatitis B

Auf eine Hepatitis-B-Untersuchung (meist zwischen der 32. und der 36. Schwangerschaftswoche) kann verzichtet werden, wenn der Nachweis einer Immunität (z. B. nach einer Schutzimpfung mit ausreichendem Titer) gegeben ist. Es wird empfohlen, diese Blutabnahme so nah wie möglich am Geburtstermin vorzunehmen. Im Falle eines positiven Ergebnisses wird zu einer aktiven und passiven Hepatitis-B-Immunisierung des Neugeborenen geraten.

Ödeme und Krampfadern

Ödeme

Viele Frauen haben am Ende der Schwangerschaft Wasseransammlungen im Zwischenzellgewebe, vor allem an Füßen und Beinen. Diese werden bei den Vorsorgeuntersuchungen beobachtet, um eventuellen unphysiologischen Entwicklungen rechtzeitig entgegenwirken zu können.

Krampfadern

Bei der Vorsorgeuntersuchung wird überprüft, ob und in welchem Grad Krampfadern vorliegen und ob gegebenenfalls weiterführende Maßnahmen wie z. B. Kompressionsstrümpfe nötig sind.

Blutdruck, Gewicht und Urin

Bei jeder Vorsorgeuntersuchung wird Ihr Blutdruck gemessen, Ihr Gewicht gewogen und Ihr Urin getestet:

> Die Blutdruck-Normalwerte in der Schwangerschaft liegen zwischen 90/50 und 140/95 mmHg.
> Regelmäßige Gewichtskontrollen während der Schwangerschaft sind nötig, um extreme Gewichtsschwankungen rechtzeitig erkennen zu können. (Gewichtstabelle siehe S. 16/17)
> Ihr Mittelstrahlurin wird mit einem Teststreifen auf erhöhte Eiweißwerte, Zuckerwerte und Nachweise von Nitrid geprüft. Eine Spur Eiweiß (bis 0,5 g/l) ist in der Schwangerschaft unbedenklich. Auch haben 20 % aller Schwangeren eine nicht krankhafte Ausscheidung von Traubenzucker im Urin. Dies kann auch durch den übermäßigen Verzehr von süßen Speisen ausgelöst werden, eine weiterführende Kontrolle ist erst bei wiederholtem Befund nötig! Da die wichtigsten Erreger von Harnwegsinfektionen Nitrate produzieren, weist Nitrid im Harn auf eine bakterielle Infektion hin.

Hämoglobinwert (Hb)

Durch einen Fingerpieks wird Blut abgenommen und der Hämoglobinwert des Blutes bestimmt. Hämoglobin ist der rote Blutfarbstoff und der wichtigste Sauerstoffträger des Blutes. Bei einem niedrigen Hämoglobinwert spricht man von einer Blutarmut (Anämie, siehe S. 21 f.).

Körperliche Untersuchungen

Bei der Vorsorgeuntersuchung durch die Hebamme steht das Abtasten des schwangeren Bauches im Vordergrund. Durch die sogenannten Leopold'schen Handgriffe können sowohl die Lage des Kindes und dessen Haltung in der Gebärmutter, der Höhenstand des Kopfes als auch die ungefähre Schwangerschaftswoche abgetastet werden. Die ärztliche Untersuchung umfasst meist die vaginale Untersuchung mit der Feststellung der Länge des Gebärmutterhalses und des Höhenstands des kindlichen Kopfes.

Ultraschalluntersuchungen

Wie bereits angemerkt, sehen die Mutterschaftsrichtlinien in der normalen Schwangerschaft drei Ultraschalluntersuchungen vor. Weitere Ultraschalluntersuchungen sollten nur dann durchgeführt werden, wenn ein Befund durch eine andere Untersuchungsmethode nicht zu klären ist. Die Ultraschalluntersuchung dient der Überwachung der Schwangerschaft und klärt folgende Punkte:

- Die genaue Bestimmung des Schwangerschaftsalters
- Das Erkennen von Mehrlingsschwangerschaften
- Die Entwicklung des Kindes und gegebenenfalls Auffälligkeiten in der Entwicklung

---

Die Ultraschalluntersuchungen werden in folgenden Zeiträumen durchgeführt:

> **In der Frühschwangerschaft:**
> Hier werden der Sitz und die Gesundheit des Embryos kontrolliert, der Nachweis von Herzaktionen geführt und die genaue Schwangerschaftswoche festgestellt.

> **Zwischen der 19. und 22. Schwangerschaftswoche:**
> Hier wird besonders auf die gesunde Entwicklung und das Wachstum des Embryos geachtet. Bei dieser zweiten Ultraschalluntersuchung können auch Mehrlinge sicher festgestellt werden. Zudem werden nun der vorläufige Sitz der Plazenta und deren Struktur kontrolliert.

> **Zwischen der 29. und 32. Schwangerschaftswoche:**
> In dieser Zeit wird die kindliche Entwicklung, die Lage sowie der Sitz und das Wachstum der Plazenta, sowie die Fruchtwassermenge kontrolliert.

> **Vor der Entbindung:**
> In vielen Geburtsabteilungen stellen sich die Frauen heute vor der Geburt bei Hebammen und Ärzten vor. Oft wird dann auch eine Ultraschalluntersuchung durchgeführt, die noch einmal sowohl die Lage, die Haltung und die Größe des Kindes als auch die Lage und den Sitz der Plazenta und die Fruchtwassermenge kontrolliert. Diese Untersuchung kann auch bei der Aufnahme zur Geburt erfolgen.

Die Ultraschalluntersuchung ist ein bildgebendes Verfahren, das nach heutigem Kenntnisstand selbst bei wiederholter Anwendung wahrscheinlich keine Schäden bei Mutter und Kind verursacht. Eine Vielzahl von Fehlbildungen und Entwicklungsstörungen kann mittels Ultraschall heute festgestellt werden, es muss jedoch ausdrücklich darauf hingewiesen werden, dass auch bei moderner apparativer Ausstattung, größter Sorgfalt und umfassender Erfahrung nicht alle Erkrankungen oder Fehlbildungen erkannt werden. Dies kann verschiedene Gründe haben, meistens aufgrund von wenig Fruchtwasser, ungünstiger Kindslage oder dicker Bauchdecke der Mutter.

CTG-Kontrollen (Cardiotokografie)

Die Überwachung der kindlichen Herztöne und der Wehen mit einem Gerät ist heute standardisiert und eingeführt. Diese Kontrolle ist in der Schwangerenvorsorge bei Frühgeburtsbestrebungen erst ab der 24. Schwangerschaftswoche und bei normalem Schwangerschaftsverlauf erst ab der 28. Schwangerschaftswoche sinnvoll.

Bei einem CTG wird die Zahl der kindlichen Herzschläge pro Minute und der gute Austausch des Blutes zwischen Plazenta und Kind kontrolliert. Ebenso werden Wehen aufgezeichnet. Eine tatsächliche Stärke der Wehen kann mit dem CTG-Gerät nicht festgestellt werden, da es sich hier nur um eine äußere, mechanische Messung handelt. Es können aber sowohl die Dauer der Wehen als auch deren Frequenz ermittelt werden. Die Wehenkurve ist wichtig zur Beurteilung der Herztonkurve des Kindes.

Die pränatale Diagnostik

Als »pränatale Diagnostik« bezeichnet man die vorgeburtliche Feststellung von Erkrankungen und Chromosomenstörungen beim Kind, die eine angeborene Behinderung bedeuten.

Alle Frauen und Paare haben den Wunsch, ein gesundes Kind zur Welt zu bringen und dessen gesunde Entwicklung bewusst mitgestalten zu können. Wir wissen alle, dass nicht immer alles »glattgeht« und wünschen uns für uns selbst die absolute Gewissheit, ein gesundes Kind auf die Welt zu bringen.

Wie wichtig und sinnvoll sind weiterführende Untersuchungen, die über die normale Schwangerenvorsorge hinausgehen? Beantworten können wir uns diese Frage wohl letztendlich nur selbst, da der Wunsch nach Gewissheit unterschiedlich stark in den Menschen ausgeprägt ist. Wichtig bei der Entscheidung zur weiterführenden Diagnostik ist eine gute vorhergehende Beratung und ein intensives Auseinandersetzen mit der Frage, welche Konsequenzen sich aus den Ergebnissen einzelner Untersuchungen ergeben könnten, und ob man bereit ist, diese dann auch zu tragen. Unter Umständen wird im Rahmen der weiterführenden Diagnostik eine schwerwiegende Erkrankung des Kindes festgestellt, für die es dann meist keine Heilung gibt.

Sollten Sie auf keinen Fall einem Abbruch zustimmen können, müssen Sie die Sinnhaftigkeit der eingreifenden Methoden hinterfragen. In manchen Fällen wollen Paare aber einfach die Gewissheit haben, um sich im Zweifelsfall bereits während der Schwangerschaft auf ein Leben mit einem behinderten Kind einstellen zu können.

Wir unterscheiden bei den pränatalen Untersuchungen zwischen den »nicht eingreifenden« und den »eingreifenden« Methoden. Diese unterscheiden sich in der Exaktheit der Aussage und dem Risiko für das ungeborene Kind.

Nicht eingreifende vorgeburtliche Untersuchungsmethoden

Eine Frau durchläuft heute im Laufe der neun Monate ihrer Schwangerschaft im Durchschnitt rund 150 verschiedene Untersuchungen. Die meisten davon sind Bestandteil der normalen Schwangerenvorsorge, wie das Messen des Blutdrucks oder die normale Ultraschalluntersuchung beim Frauenarzt/bei der Frauenärztin. Zur Feststellung von Chromosomenstörungen oder Erkrankungen, die eine Behinderung des Kindes bedeuten, gibt es die Möglichkeiten der weiterführenden Diagnostik, die allerdings von dafür speziell ausgebildeten Ärzten in einem Zentrum oder in einer Spezialpraxis durchgeführt werden sollten, da hier eine große Erfahrung durch die häufige Anwendung der Methode gewährleistet ist!

Die Messung der Nackenfalte (zwischen 11. und 14. Schwangerschaftswoche)
Mithilfe der Messung der Nackenfalte des Fötus können bestimmte Chromosomenstörungen, insbesondere Trisomie 21 (Down-Syndrom), erkannt werden. Hier wird die Dicke der Nackenfalte gemessen. Das Risiko einer Chromosomenstörung steigt mit der zunehmenden Dicke der Nackenfaltentransparenz an. In Kombination mit dieser Untersuchung und zur Erhöhung der Aussagekraft der Nackenfaltenmessung ist eine Untersuchung des mütterlichen Blutes auf zwei Hormonwerte üblich. Bei der Erhöhung nur eines Wertes erfolgt in der Regel die Aufforderung zu einer weiterführenden Untersuchung (meist Fruchtwasserpunktion), um den Befund abzuklären.

Der Spezialultraschall (zwischen 20. und 24. Schwangerschaftswoche)
Diese Ultraschallfeinuntersuchung ist eine hervorragende Methode der weiterführenden Untersuchungen. Viele Entwicklungsstörungen oder Fehlbildungen werden hier erkannt. Die Untersuchung wird von einem speziell ausgebildeten Ultraschallspezialisten mit den modernsten Apparaten durchgeführt. Allerdings können, wie oben bereits beschrieben, nicht alle Erkrankungen mittels Ultraschall festgestellt werden, obwohl diese Untersuchung bereits eine hohe Aussagekraft besitzt. Sollten sich hier Abweichungen von der Norm ergeben, wird ebenfalls häufig die Amniozentese (Fruchtwasserpunktion) zur endgültigen Abklärung empfohlen.

Die Farbdoppler-Untersuchung (zwischen 32. und 36. Schwangerschaftswoche)
Bei dieser Ultraschalluntersuchung werden die Blutströme von mütterlichen und kindlichen Gefäßen gemessen. Dies lässt einen Rückschluss auf die gute Durchblutung der Plazenta und der Gebärmutter zu und damit auf die Versorgung des ungeborenen Kindes. Sinnvoll ist diese Untersuchung bei Wachstumsverzögerungen des Kindes zur Abklärung von Versorgungsengpässen, bei auffälligen Herztonkurven, bei Raucherinnen, bei Frauen mit Bluthochdruck oder anderen Erkrankungen. Eine Doppleruntersuchung bei Wehentätigkeit hat keine relevante Aussagekraft mehr und wird bei der Geburt auch nicht mehr angewandt.

Eingreifende (invasive) vorgeburtliche Untersuchungsmethoden
Mit einer Diagnosesicherheit von 99 % stellt die Chromosomenanalyse derzeit die zuverlässigste Methode zum Auffinden kindlicher Chromosomenstörungen dar. Allerdings wird nur nach bestimmten und nicht nach allen möglichen vererbbaren Krankheiten geforscht, daher ist auch eine Chromosomenanalyse keine Garantie für ein 100 %-ig gesundes Kind! Da die eingreifenden Maßnahmen ein erhöhtes Risiko für die Schwangerschaft und auch das Kind darstellen, ist eine vorhergehende genetische Beratung absolut unerlässlich. Diese Untersuchungen werden nur von Spezialisten entweder in einer Klinik oder in einer Spezialpraxis durchgeführt.

Die Chorionzotten-Biopsie (zwischen 8. und 13. Schwangerschaftswoche)
Bei dieser Untersuchung wird entweder ein Katheter durch den Gebärmutterhals der Frau zur Fruchtanlage geschoben oder die Untersuchung mit einer Punktionsnadel durch die Bauchdecke durchgeführt. Beide Untersuchungen werden unter Ultraschallsicht vorgenommen. Anschließend wird im Katheter oder der Punktionsnadel ein Unterdruck hergestellt und Material der Chorionzotten abgesaugt. Anschließend wird eine Chromosomenanalyse erstellt, das Ergebnis liegt nach 4–7 Tagen vor.
   Die Risiken dieser Methode: Blutungen, Unterbauchbeschwerden und Infektionen. Das Fehlgeburtsrisiko bei dieser Methode liegt bei 1–5 %.

Die Fruchtwasserpunktion (zwischen 15. und 18. Schwangerschaftswoche)
Bei der Amniozentese wird eine Punktionsnadel durch die Bauchdecke in die Fruchtwasserhöhle des Fötus eingeführt und Fruchtwasser entnommen. Dies geschieht unter Ultraschallsicht. Aus dem Fruchtwasser können sowohl Chromoso-

menanalyse als auch das Alphafetoprotein (das Aussage gibt über Neuralrohrdefekte wie offener Rücken oder ein Fehlen des Großhirns) bestimmt werden.

Die Risken der Methode: Ziehende Schmerzen, Blutungen, Infektionen, vorzeitiger Blasensprung, Gefahr der Verletzung des Fötus. Das Fehlgeburtsrisiko bei der Amniozentese liegt bei 0,5–1,0 %.

Einige Worte zur gesunden Schwangerschaft

»Guter Hoffnung sein – darf man das noch?« Früher wurde eine schwangere Frau mit den Worten »Sie ist in guter Hoffnung« beschrieben. Dies war ein sehr schöner Ausdruck für das positive Erleben einer Schwangerschaft, die Einstellung der Schwangerschaft gegenüber war grundsätzlich eine positive Einstellung! Dies hat sich leider in den letzten Jahren immer mehr geändert, obwohl das Risiko, ein Kind mit einer chromosomalen Schädigung zu bekommen, nicht höher einzuschätzen ist als vor 10 Jahren! Die Untersuchungsmöglichkeiten haben sich verfeinert und viele Untersuchungen, die noch vor einigen Jahren lediglich bei Frauen mit einem hohen Risiko angewandt wurden, stehen heute jeder Frau offen. Heutzutage wird eine Frau bereits bei den ersten Untersuchungen mit den Möglichkeiten von verschiedenen Blut- und Fruchtwassertests konfrontiert. Dann stellt sich die große Frage: »Was tun?«, denn schließlich möchten die wenigsten Frauen die Verantwortung für das Austragen eines möglicherweise kranken Kindes übernehmen. Viele Frauen erfahren auch aus ihrem engsten Umfeld (Partner, Eltern, Schwiegereltern) Unverständnis, wenn sie sich gegen eine weiterführende Diagnostik-Untersuchung entscheiden. Oft fallen Worte wie: »Warum kann man sich in der heutigen Zeit gegen diese Untersuchungen entscheiden, wenn doch alles so einfach ist!« Leider ist die Entscheidung eben doch absolut nicht einfach! Sollten Sie sich unsicher sein oder fühlen Sie sich mit Ihrer Entscheidung alleine gelassen, dann kontaktieren Sie unbedingt eine der Schwangerenberatungsstellen vor Ort. Hier arbeiten speziell geschulte Personen, die Ihnen zusätzliche Hilfestellungen geben können. Auch ist oft ein Gespräch mit Ihrer Hebamme über dieses Thema hilfreich, um sich endgültig zu entscheiden. Abschließend wäre noch Folgendes zu sagen: Wir vergessen bei diesen Diskussionen meist, dass eine gesunde Frau im richtigen Alter mit sehr hoher Wahrscheinlichkeit auch ein gesundes Kind zur Welt bringen wird.

Hier eine Übersicht über die Wahrscheinlichkeit, ein Kind mit dem Down-Syndrom auf die Welt zu bringen:

> 31–34 Jahre   circa 0,1–0,3 %
> 35–39 Jahre   circa 0,7–2 %
> 40–42 Jahre   circa 2–4 %
> 43–44 Jahre   circa 4–5 %
> Über 45 Jahre   circa 7 %

Trauen Sie sich ruhig, »guter Hoffnung zu sein«! Auch nach der Geburt eines gesunden Kindes werden wir niemals die Gewissheit haben, dass dieses Kind im Laufe seines Lebens gesund bleiben wird und sich immer so entwickelt, wie wir uns das wünschen. Mit der Entscheidung für neues Leben gehen wir immer das Risiko ein, mit Ängsten und Trauer konfrontiert zu werden, genauso wie die Gewissheit von mehr Freude, Liebe und Glück durch unsere Kinder besteht.

Sanfte Geburtsvorbereitung

Mithilfe der folgenden Maßnahmen können Sie sich sanft auf die bevorstehende Geburt vorbereiten.

Dammmassage

Es ist mittlerweile wissenschaftlich bewiesen, dass Dammschnitte die spätere Situation der Frauen in Bezug auf die Gebärmuttersenkung nicht verbessern. Hebammen haben schon immer versucht, diesen sehr invasiven Eingriff bei der Geburt abzuwenden, sei es durch alternative Gebärpositionen, mit warmem Wasser, Ölen oder gar Kaffeesatz/Coffea C30 Globuli. Die Zahl der Dammschnitte hat in den letzten Jahren abgenommen, die Zahlen wurden von 90 % auf etwa 40–50 % gesenkt, laut WHO wäre eine Dammschnittrate von 20 % anzustreben.

Nachweislich verbessert sich die Dehnbarkeit des Dammes mit einer regelmäßigen Massage in der Schwangerschaft. Beginnen Sie etwa 4–6 Wochen vor dem Entbindungstermin damit und massieren Sie Ihren Damm am besten täglich. Weitere Informationen zum Thema *Dammmassage* finden Sie in den Kapiteln *Geburt* (ab Seite 55) und *Hausgeburt* (ab Seite 109).

Himbeerblättertee

Viele Hebammen empfehlen ihren Frauen, 4–6 Wochen vor dem Geburtstermin den bekannten Himbeerblättertee zur zusätzlichen Geburtsvorbereitung zu trinken. Dieser bewirkt eine Unterstützung des mütterlichen Stoffwechsels, begünstigt die Ausscheidung und regt die Durchblutung der Gebärmutter an. Ebenso soll sich Himbeerblättertee auf die hormonelle Situation der Gebärenden positiv auswirken. Es gibt hierzu keine gesicherten wissenschaftlichen Untersuchungen, aber sehr viel traditionelle Beobachtung. Den Frauen tut es gut, täglich 1–2 Tassen wohlschmeckenden Tee zu trinken, steigert dies doch auch das Selbstvertrauen und den Glauben in die eigenen Fähigkeiten (siehe Seite 58).

Rizinuscocktail

Bei Überschreitung des Geburtstermins wird häufig ein Cocktail mit Rizinusöl empfohlen. Dabei wird Rizinusöl mit Aprikosensaft und einem kleinen Schluck Prosecco gemischt, um die Einnahme zu erleichtern. Der Cocktail bewirkt eine starke Darmtätigkeit mit Durchfall, und dies wirkt sich unter Umständen geburtsfördernd aus, d. h. die Gebärmutter reagiert dann mit Kontraktionen. Ob diese allerdings in eine Geburt übergehen, kommt auf die Geburtsreife des Muttermundes an. Ist dieser noch in seiner ganzen Länge erhalten und geschlossen, dann macht die Einnahme von Rizinus keinen Sinn. Es schwächt dann eher den Organismus und führt zu starkem Flüssigkeitsverlust. Bitte sprechen Sie vor der Einnahme unbedingt mit Ihrer Hebamme. Diese wird Ihnen den richtigen Zeitpunkt für die Einnahme sagen können, aber selbst dann ist es nicht 100 %ig sicher, ob die Einnahme von Rizinus wirklich hilfreich ist. Wenden Sie diese Maßnahme unbedingt erst eine Woche nach der Überschreitung Ihres Geburtstermins an, Ihr Kind weiß nämlich selbst am besten, wann es kommen will! Und Geduld ist immer noch der beste Geburtshelfer!

Stärkende Gewürze

Für eine bessere Durchblutung der Gebärmutter und zur Stärkung des energetischen Zustandes einer schwangeren Frau sind hochenergetische Gewürze gerade vor der Geburt sehr empfehlenswert. Diese können sowohl in Suppen als auch in Tees eingenommen werden. Gerade in der letzten Zeit vor der Geburt ist eine Teemischung aus Zimt, Ingwer, Nelken und Kardamom sehr anregend. Frauen, die einen Ekel gegen diese Gewürze verspüren, sollten keinen Energietee trinken.

Geburtsvorbereitende Akupunktur

Wissenschaftliche Untersuchungen bescheinigen der geburtsvorbereitenden Akupunktur (4 Sitzungen ab der 36. Schwangerschaftswoche) gute Ergebnisse. Es wurde bei Erstgebärenden eine schnellere Eröffnung des Muttermundes beobachtet. Erkundigen Sie sich zu diesem Thema bei ihrer Hebamme. Akupunktur ist jedoch keine Leistung der gesetzlichen Krankenkassen (siehe Seite 58f.).

Kurse in der Schwangerschaft

Folgende Kurse sind in der Zeit der Schwangerschaft sinnvoll und werden von vielen schwangeren Frauen gerne wahrgenommen:

Geburtsvorbereitungskurs

In den Geburtsvorbereitungskursen werden alle Veränderungen und Vorgänge der Schwangerschaft und der Geburt behandelt. Hierzu gehören die Geburtsarbeit, Entspannungs- und Atemübungen sowie Tipps für die Wochenbettzeit und Tipps zum Stillen. Außerdem werden Anregungen zur richtigen Ernährung, zur körperlichen Fitness und zur Lebensführung vermittelt.

Diese Kurse werden am häufigsten von Frauen in der Schwangerschaft angenommen. Sie werden in der Regel von Hebammen angeboten, können aber auch von Physiotherapeuten oder Geburtsvorbereiterinnen abgehalten werden. Die Krankenkassen erstatten die Kursgebühr lediglich für Hebammen ohne und für Physiotherapeuten mit ärztlicher Verordnung. Es werden insgesamt 14 Stunden von der Krankenkasse übernommen. Der günstigste Zeitpunkt, um mit der Geburtsvorbereitung zu beginnen, liegt zwischen der 24. und 26. Schwangerschaftswoche. Der Partner ist normalerweise ein- bis zweimal während des Kurses anwesend, in der Regel bei den Themen Geburt und Geburtsarbeit. Häufig wird im Rahmen des Kurses auch eine Entbindungsstation besichtigt. Es gibt auch Kurse für Paare, dann ist der Partner bei jeder Kurseinheit anwesend. Meist werden in diesen Kursen spezielle gymnastische Übungen und Entspannungsübungen für Paare vermittelt.

Schwangerschaftsgymnastik

Mit Schwangerschaftsgymnastik wird im Volksmund häufig die Geburtsvorbereitung bezeichnet. Die Schwangerschaftsgymnastik begann Anfang der 70er-Jahre mit der Vorbereitung der schwangeren Frauen auf die Geburtsarbeit, und beinhaltete gymnastische Übungen zur Steigerung des körperlichen Wohlbefindens und zum besseren Kennenlernen des eigenen Körpers. Heute wird Schwangerschaftsgymnastik hauptsächlich von Physiotherapeuten praktiziert. Hierbei geht es um die Behandlung bestimmter Symptome oder Beschwerden, die durch die Schwangerschaft aufgetreten sind oder verstärkt wurden. Zur Vorbereitung auf die Geburt hat die Geburtsvorbereitung die Schwangerschaftsgymnastik abgelöst.

Schwangerenschwimmen

Durch das Zunehmen des eigenen Körpergewichts wird das Schwimmen in der Schwangerschaft von den meisten Frauen als äußerst wohltuend empfunden. Wasser vermittelt Schwerelosigkeit und hebt das eigene Körpergewicht auf, die Muskulatur kann auf sanfte Weise im Wasser trainiert werden. Im Rahmen des Kurses werden Atem- und Entspannungsübungen vermittelt und in der Regel ergänzen Gespräche über Geburt und Geburtsarbeit den Kurs. Beim Aufsuchen öffentlicher Schwimmbäder empfiehlt sich nach dem Bad das Einführen von speziellen Scheidenkapseln, die einer Infektion vorbeugen können. Fragen Sie hierzu Ihre Hebamme oder Ihren Arzt/Ihre Ärztin.

Achtung: Bei vorzeitiger Wehentätigkeit, bei Frühgeburtsbestrebungen, nach Blutungen und bei Infektionen der Scheide sollten Sie nicht in ein Schwimmbad gehen!

Yoga für Schwangere

Yoga ist mehr als Gymnastik, es umfasst den ganzen Menschen: Geist, Seele und Körper. Neben einer sanften und allmählichen Vorbereitung des Körpers auf die Anforderungen der Schwangerschaft und Geburt übt Yoga im besonderen Maße die Fähigkeit zum bewussten Entspannen. Mit Yoga lernen Sie, Ihre innere Ausgeglichenheit und Ihre Fähigkeit zur Entspannung zu stärken. Hierbei wichtig sind nicht nur die durchgeführten Asanas (gymnastische Übungen), sondern auch die richtige Atemtechnik und letztendlich die Meditation. Das daraus resultierende »Sich-Loslassen« ist ein wichtiger Faktor während der Schwangerschaft und bei der Geburt.

Kurse wie Orientalischer Tanz, autogenes Training oder Tai-Chi können in der Schwangerschaft ebenfalls zur Entspannung und besseren Stressbewältigung beitragen. Bei allen Kursen und Aktivitäten gilt die Regel: »Auf den eigenen Körper hören und Warnsignale beachten.«

Säuglingspflegekurs

In den meisten Hebammenpraxen und Krankenhäusern werden Kurse zum Babyhandling angeboten. Dieser Kurs sollte von den Paaren gemeinsam besucht werden. Es werden Pflegetipps, die richtigen Pflegeprodukte, Babyausstattung und die richtige Schlafumgebung besprochen. Wickeln und Baden des Säuglings werden mit einer Puppe geübt.

Praktische Übungen fürs Wohlbefinden

Zur Entspannung

Eine einfache Grundübung

Legen Sie sich mit dem Rücken auf eine feste Unterlage, bei fortgeschrittener Schwangerschaft gerne auch in Seitenlage. Schließen Sie die Augen und lassen Sie den vergangenen Tag und die vergangenen Stunden noch einmal an sich vorbeiziehen. All die Dinge, die Sie besonders geärgert oder auch gefreut haben, schließen Sie intensiv in Ihre Gedanken ein. Nach einiger Zeit schließen Sie diese Gedanken ab und sagen sich, dass für die nächsten 5 Minuten nichts mehr von außen Kommendes von Wichtigkeit ist.

Entspannen Sie dann Ihren Körper in folgenden Schritten: zuerst die Schultern, dann die Arme und Hände, anschließend die Beine, das Gesicht, den Mund und zum Schluss den Beckenboden. Atmen Sie ruhig und regelmäßig ganz entspannt zu Ihrem Kind hin. Versuchen Sie, den Kontakt zur Unterlage herzustellen und sie mit den Körperteilen, die sie berühren, zu erspüren. Verweilen Sie einige Minuten in dieser Bewusstwerdung. Zum »Aufwachen« strecken Sie sich und räkeln Sie sich ausgiebig und spreizen Sie Finger und Zehen. Stehen Sie nach dieser Übung langsam auf, um ein Schwindelgefühl zu vermeiden. Sie werden sehen: Je häufiger Sie diese Übung durchführen, umso mehr werden Sie lernen, zur Ruhe zu kommen!

Die Tennisballmassage

Setzen Sie sich mit der Lehne nach vorne auf einen Stuhl. Ihr Partner sollte dann einen Tennisball zur Hand nehmen und Sie damit in kleinen kreisenden Bewegungen von der Schulterpartie bis zum Gesäß massieren. Machen Sie ihm Angaben zur Festigkeit und Schnelligkeit seiner Massage. An Regionen, in denen Ihnen die Massage besonders guttut, sollte er ein bisschen länger massieren.

Die Tennisballmassage kann zwischen 10 und 20 Minuten durchgeführt werden. Statt einem Tennisball kann auch ein sogenannter Igelball verwendet werden. Und, liebe werdende Mutter: Auch Männer lieben die Tennisballmassage!

Die Kreuzbeinmassage

Die Kreuzbeinmassage ist sowohl entspannend als auch äußerst hilfreich und wohltuend bei Kreuzschmerzen. Setzen Sie sich rücklings auf einen Stuhl, legen Sie ein Kissen auf die Stuhllehne und entspannen Sie sich. Ihr Partner sollte nun mit in den Händen angewärmtem Öl Ihren Kreuzbeinbereich massieren. Dieser befindet sich oberhalb der Pofalte, welche den untersten Punkt der michaelischen Raute bildet. Die Grübchen rechts, links und an der Wirbelsäule vervollständigen das Rautenbild. Es ist besonders angenehm, in dieser Raute und um die äußeren Grübchen mit sanftem Druck kreisende Bewegungen auszuführen. Teilen Sie Ihr Empfinden Ihrem Partner mit, vielleicht sollte er mehr oder weniger Druck ausüben. Diese einfache Übung ist auch äußerst angenehm während der Wehentätigkeit.

Gymnastikübungen

Rückenübung für die erste Zeit der Schwangerschaft

Legen Sie sich mit dem Rücken auf eine feste Unterlage, stellen Sie die Beine auf und schließen Sie die Knie. Die Arme liegen in U-Form neben dem Kopf. Legen Sie nun beide Knie zur rechten Seite ab und verweilen Sie einige Zeit in dieser Position. Anschließend legen Sie Ihre Knie auf der anderen Seite ab. Halten Sie die Positionen nur so lange, wie sie Ihnen angenehm sind.

Diese Übung sollte auf jeder Seite dreimal durchgeführt werden und ist hilfreich bei Beschwerden im Kreuzbeinbereich. Bei fortgeschrittener Schwangerschaft sollten Sie diese Übung nicht anwenden!

Die Beckenbodenuhr

Der Beckenboden besteht aus drei Schichten, begrenzt den Körper nach unten und umgibt den Geburtskanal und den Anus. Er besteht aus starken Muskelplatten und diese müssen sich bei der Geburt des Kindes stark dehnen. Die folgende Übung hilft bei Blockaden im Kreuzbeinbereich und fördert das Bewusstwerden für die Beckenboden-Muskelgruppe.

Legen Sie sich mit dem Rücken auf eine feste Unterlage und stellen Sie die Beine auf. Nun stellen Sie sich vor, auf Ihrem Beckenboden wäre eine Uhr abgebildet. Zwölf Uhr befindet sich im Bereich des Schambeines und sechs Uhr im Bereich des Anus. Spannen Sie den Beckenboden an, indem Sie die Hüfte nach oben kippen, lassen Sie dabei aber das Kreuzbein auf der Unterlage liegen. Erspüren Sie nun die kleinen Bewegungen Ihres Beckenbodens: Spannen Sie den Beckenboden bei sechs Uhr an und lassen ihn wieder locker. Anschließend kreisen Sie mit Ihrem Beckenboden langsam im Uhrzeigersinn. Dann spannen Sie bei zwölf Uhr Ihren Beckenboden fest an und bei sechs Uhr entspannen Sie ihn wieder. Diese Übung sollten Sie mehrere Male durchführen (siehe Seite 59f. und 141f.).

Kreislauf- und Venenübung

Diese Übung ist sehr einfach und kann im Sitzen oder Liegen durchgeführt werden. Sie ist hilfreich bei langem Sitzen, regt den Kreislauf an und führt zum besseren Rücktransport des Blutes aus den unteren Extremitäten.

Heben und senken Sie die Füße im Fußgelenk rhythmisch mehrere Male hintereinander, anschließend kreisen Sie mit den Füßen einmal in die eine, dann in die andere Richtung. Krallen Sie dann Ihre Zehen ein und strecken Sie diese wieder. Diese Übung sollten Sie 10–15-mal wiederholen.

Anschließend heben Sie langsam Ihre Arme über den Kopf und ballen und strecken Sie dabei Ihre Hände in rhythmischen Bewegungen. Diese Übung sollten Sie ebenfalls 10–15-mal durchführen. Da diese Übung kreislaufanregend wirkt, ist sie bei Frauen mit niedrigem Blutdruck bereits vor dem Aufstehen zu empfehlen.

Sport und Reisen

Sport in der Schwangerschaft

Sollten Sie bisher regelmäßig Sport getrieben haben, können Sie dies auch weiterhin tun. Wichtig ist, dass Sie Ihren Sport nicht als anstrengend empfinden. Auch hier gibt es große Unterschiede im Leistungsvermögen der einzelnen Frauen. Eine Leistungssportlerin wird 30 Minuten Joggen als angenehme Bewegung empfinden, für eine untrainierte Schwangere wäre dies unmöglich zu bewältigen, dies wäre sogar für Mutter und Kind schädlich.

Gefährliche Sportarten wie beispielsweise Gleitschirmfliegen, Fallschirmspringen, u. Ä. sollten jedoch vermieden werden. Bei Sportarten wie Ski oder Snowboardfahren sollten Sie etwas langsamer als sonst unterwegs sein. Diese Sportarten sollten Sie nur in der Frühschwangerschaft ausüben und dabei beachten, dass in einer Höhe über 2000 Metern der Sauerstoffgehalt der Luft abnimmt.

Die Versorgung des ungeborenen Kindes kann in großer Höhe gestört werden. Gefährlich können Ihnen sehr oft auch andere Wintersportler werden.

Schwimmen ist für schwangere Frauen auch mit fortschreitender Schwangerschaft ideal. Sportarten, bei denen Sie großen Erschütterungen ausgesetzt sind, wie zum Beispiel Mountainbiken, sollten Sie nun nicht mehr betreiben. Eine Ausnahme für geübte Reiterinnen ist das Reiten im Schritttempo.

Auch beim Sport sollten Sie die Grundregel beachten: »Auf den eigenen Körper hören und Warnsignale beachten.«

Reisen in der Schwangerschaft

Grundsätzlich ist gegen Reisen in der Schwangerschaft nichts einzuwenden, wenn gewisse Grundregeln beachtet werden. Ein Urlaub mit dem Partner bietet gute Möglichkeiten, sich intensiv miteinander zu beschäftigen und sich außerhalb des Alltags auf die bevorstehende Zeit als Familie einzustellen. Abzuraten ist von Fernreisen, vor allem in tropische Länder mit schlechten hygienischen Bedingungen, für die Schutzimpfungen notwendig sind. Impfungen sind in der Schwangerschaft nicht mehr möglich!

Sie sollten auch auf eine gute medizinische Versorgung in Ihrem Urlaubsland achten. Informieren Sie sich vor der Abreise über mögliche Hilfe vor Ort bei Schwangerschaftskomplikationen.

Wenn Sie fliegen möchten, ist das zweite Schwangerschaftsdrittel die ideale Zeit dafür. Erkundigen Sie sich bei Ihrer Fluggesellschaft über die Beförderungsbedingungen, denn ab einer bestimmten Schwangerschaftswoche werden Sie nicht mehr befördert.

Lange Flugreisen sind ab dem zweiten Schwangerschaftsdrittel aufgrund der Sauerstoffverdünnung der Atemluft im Flugzeug und der schlechten Bewegungsmöglichkeiten (Gefahr von Venenverschlüssen) nicht unbedingt anzuraten. Auch bei längeren Autoreisen sollten Sie in regelmäßigen Abständen eine Pause einlegen, um sich Bewegung zu verschaffen. Die Versorgung der Plazenta und des Kindes verbessert sich bei entsprechender Bewegung, die Gefahr von Venenverschlüssen (Thrombose) durch zu langes Sitzen wird vermieden.

Organisatorisches

Was Sie für die Geburt und die Zeit danach vorbereiten sollten

Der Klinikkoffer

Die Mutter benötigt für die Zeit nach der Geburt:

> 3–5 Nachthemden, die eine Knopfleiste haben und sich so gut zum Stillen eignen. Schlafanzüge sind aufgrund der starken Wochenflussblutungen die ersten Tage wenig geeignet.

> 2 ausreichend große Schlüpfer pro Tag. Diese sollten auskochbar sein und so groß, dass 2 Binden darin Platz haben. Kaufen Sie keine Einmalschlüpfer aus Papier, da diese im Wochenbett aufgrund des starken Schwitzens leicht einreißen können. Geeigneter sind Netzunterhosen in ausreichender Größe. Diese erhalten Sie in Apotheken, Sanitätshäusern und im gut sortierten Fachhandel. Viele Kliniken stellen ihren Wöchnerinnen Binden, Einmalstilleinlagen und Einmalschlüpfer. Letztere sind anfangs gut geeignet, wenn Sie dann aber wieder mehr umherlaufen wollen, ist ein fest sitzender Schlüpfer angenehmer.

> 1–2 Still-Büstenhalter. Die frühere Angabe, den Still-BH ein bis zwei Nummern größer zu kaufen, stimmt heute nicht mehr. Die neuen Materialien sind dehnbar und passen sich besser den Größenveränderungen des Busens im Wochenbett an als frühere Modelle aus reiner Baumwolle. Ihre Brust wird auch nach einigen Wochen wieder ihre normale Größe haben. Lassen Sie sich im Fachhandel ausführlich beraten, inzwischen gibt es eine große Auswahl an unterschiedlichen Modellen für jeden Geschmack und jeden Geldbeutel. Da am Anfang oft reichlich Muttermilch austritt, ist die Anschaffung eines zweiten Still-BHs zum Wechseln eine sinnvolle Investition.

> Stilleinlagen aus Wolle oder Bourretteseide für anfänglich wunde Brustwarzen. Diese werden Ihnen bei starker Strapazierung der Brustwarzen angenehmer sein, da sie kühlend und entzündungshemmend wirken und weniger ankleben.

> Hausschuhe und Morgenmantel.

> Verwenden Sie Ihre gewohnten Kosmetik- und Körperpflegeartikel. Verzichten Sie im Wochenbett allerdings auf allzu stark parfümierte Körperlotionen, ein gutes Buch oder CDs zum Entspannen. Das Kind riecht am liebsten Ihren eigenen Körpergeruch!

> Ein Familienstammbuch oder wenn Sie nicht verheiratet sind, Ihre Geburtsurkunde. Sollten Sie aus dem nicht-deutschsprachigen Ausland kommen, benötigen Sie von der Originalurkunde eine übersetzte und beglaubigte Kopie.

In den meisten Krankenhäusern benötigen Sie keine Babybekleidung, da die Wäsche von den Kliniken gestellt wird. Und schnell ist es passiert, dass persönliche Wäscheteile auf Nimmerwiedersehen im Wäschesack des Krankenhaus-Kinderzimmers verschwinden und mit vielen anderen Dingen den Weg in die Großwäscherei antreten. Die meisten Kliniken verwenden heute Einmalwindeln, auch diese müssen Sie sich nicht beschaffen. Schnuller, Spucktücher und Ähnliches werden ebenso gestellt. Sollten Sie allerdings eine Spieluhr haben, die das Baby bereits regelmäßig in der Schwangerschaft hören durfte, dann packen Sie diese ruhig mit ein. Ebenso alle anderen Dinge, die Sie gerne haben wollen, die aber vermutlich nicht im Krankenhaus zur Verfügung stehen (beispielsweise spezielle Schnuller o. Ä.).

Die Hebammensuche für die Nachsorge

Bereits während der Schwangerschaft sollten Sie sich eine Hebamme für die Zeit nach der Geburt zur Wochenbettbetreuung suchen! In großen Städten und Ballungsräumen müssen Sie eine Hebamme fürs Wochenbett bereits mehrere Monate vor der Geburt buchen. Hebammenadressen finden Sie über die Geburtsvorbereitung, im Internet, in regionalen Hebammenlisten oder bei den Berufsverbänden.

Jetzt geht es los!

Nun sind Sie am Ende der Schwangerschaft angelangt und warten auf die Anzeichen der beginnenden Geburt. Vielleicht haben Sie in den letzten Tagen und Wochen bereits Kontraktionen, d. h. Vor- und Senkwehen verspürt. Diese sorgen für eine Verkürzung des Gebärmutterhalses und ein Tiefertreten des kindlichen Köpfchens ins mütterliche Becken. Sie können ein- bis zweimal pro Stunde auftreten und circa 30 Sekunden andauern. Mitunter können Vor- und Senkwehen bereits äußerst unangenehm als Schmerzen verspürt werden. Sie treten in unregelmäßigen Abständen meist nachts auf und stören Ihre Nachtruhe, ohne in eine Geburt überzugehen.

Was tun bei Vor- und Senkwehen?

> Nehmen Sie ein warmes Wannenbad.
> Machen Sie einen kleinen Spaziergang.
> Trinken Sie eine Tasse Tee.
> Entspannen Sie sich bei angenehmer Musik.
> Versuchen Sie unbedingt, etwas zu schlafen oder zu ruhen.

Manchmal ist es möglich, dass sich dieser Zustand über mehrere Nächte hinzieht. Versuchen Sie unbedingt, Ihren Nachtschlaf am Tag nachzuholen, da Sie Ihre Kräfte dringend für die Geburt brauchen! Meist haben die Vorwehen den Vorteil, dass sie den Muttermund schon etwas öffnen und für die Geburt optimal vorbereiten. Die Vorwehen werden bei einem geburtsreifen Muttermund langsam in Eröffnungswehen übergehen und so die Geburt in Gang setzen. Sollten die Wehen regelmäßig alle 5–7 Minuten auftreten oder sollte Fruchtwasser abgehen, dann ist es Zeit für Sie aufzubrechen. Sollte der kindliche Kopf noch nicht fest in das Becken eingetreten sein, sollten Sie diese Wehen vor der 37. Schwangerschaftswoche haben oder Sie bereits Ihr drittes oder viertes Kind erwarten und sollte reichlich Fruchtwasser abgegangen sein, so lassen Sie sich am besten liegend transportieren. In diesen Fällen könnte es möglich sein, dass die Nabelschnur mit dem Fruchtwasserabgang in die Scheide vor das kindliche Köpfchen fällt, was eine schlechte Versorgung des Kindes zur Folge hat. Diese Komplikation tritt glücklicherweise nur äußerst selten auf.

Die Natur hat Ihnen den Instinkt mitgegeben, die Geburtsarbeit ganz intuitiv richtig zu machen. Hebammen und Ärzte werden Sie dabei unterstützen. Sie haben sich gut auf die Geburt vorbereitet und werden in Ihrem Partner oder der Begleitperson eine wichtige Stütze finden.

Geburt –
Wichtige Tipps zur Vorbereitung

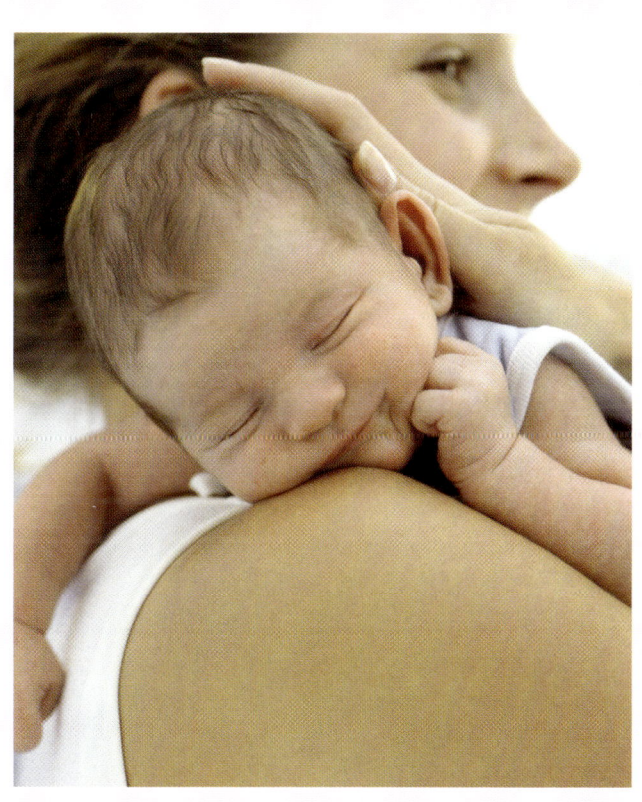

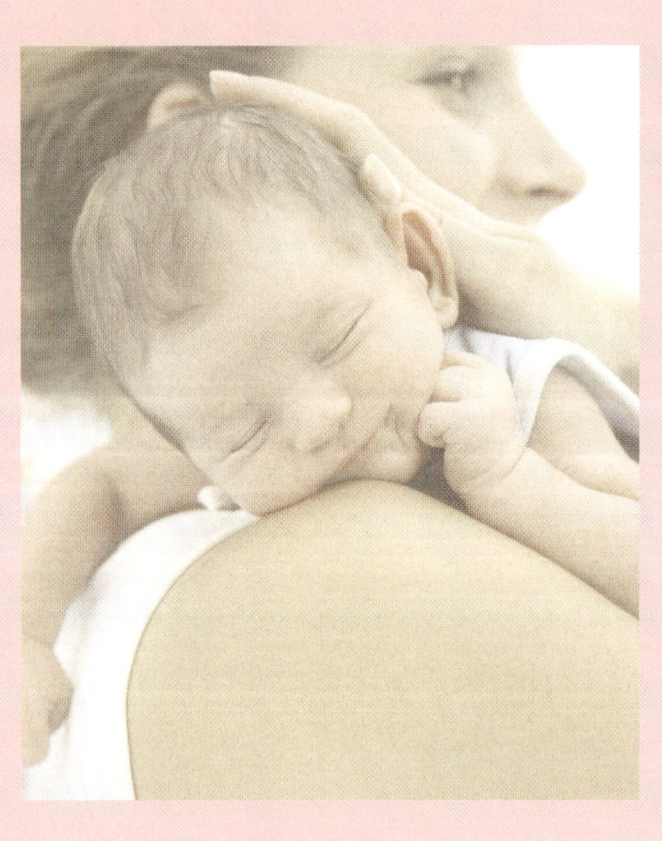

Ein paar Worte vorab

Ich möchte Sie auf dem Weg zur Geburt Ihres Kindes begleiten und Ihnen wichtige Tipps, Anregungen und Wissenswertes rund um die Geburt mitgeben. In den folgenden Kapiteln finden Sie viele Hinweise, um die Geburt mit natürlichen Mitteln zu unterstützen, wobei Sie wissen sollten, dass die meisten Frauen ohne jegliche Unterstützung ihr Kind zur Welt bringen können. Seien Sie versichert: In dieser Phase des Lebens wurden wir von der Natur reichhaltigst mit eigenen Kräften ausgestattet, mit deren Hilfe wir die Geburt unserer Kinder mit unserer eigenen Energie bewältigen und an ihr wachsen können. Ich möchte Sie auch in Ihrem Bauchgefühl bestärken und Sie ermutigen, während der Geburt das zu tun, was Ihnen guttut. Wenn Sie sich wohlfühlen, können Sie sicher sein, dass es auch Ihrem Kind guttut.

Ans Herz legen möchte ich Ihnen zudem, dass Sie bereits in der Schwangerschaft Kontakt zu einer Hebamme Ihres Vertrauens aufbauen, die Sie in der Zeit der Schwangerschaft, bei der Geburt und im Wochenbett begleitet.

Die Vorbereitung auf die Geburt

Sie haben jetzt schon einen großen Teil Ihrer Schwangerschaft mit guter Hoffnung, eventuell mit Sorgen und Ängsten, aber auch mit einer nur in der Schwangerschaft erlebbaren Glückseligkeit verbracht. Der Geburtsvorbereitungskurs oder eine andere Form der Geburtsvorbereitung neigt sich vielleicht langsam dem Ende zu und der Nestbau könnte schon voll im Gange sein. Mit den Gedanken zur Umgestaltung der Wohnung und dem Entrümpeln beginnt allmählich die ganz persönliche Vorbereitung auf die anstehende Veränderung durch die Geburt eines Kindes. In diese Zeit fällt auch, dass Sie noch einmal über Ihr Leben und über das, was sich verändern wird, nachdenken; vielleicht kommen Träume zur Geburt hinzu oder aber Gedanken an einen Menschen, den Sie schon lange nicht mehr gesehen haben. Dies ist völlig normal in den letzten Wochen vor der Geburt. Die Seele will sich von unnötigem Ballast beziehungsweise von ungeklärten Ereignissen befreien und diese wenn möglich klären. Falls Sie schon eine Geburt erlebt und diese negativ in Erinnerung haben, hilft es, mit diesem Erlebnis Frieden zu schließen, indem Sie Ihr Geburtserlebnis aufschreiben. Damit wird Ihnen unter anderem bewusst, was Sie bei der nächsten Geburt anders machen möchten.

Maßnahmen zur Geburtsvorbereitung

Wie schon erwähnt, haben Sie im letzten Schwangerschaftsmonat die Möglichkeit, Ihren Körper durch alternative Methoden auf die Geburt vorzubereiten. Diese Maßnahmen erleichtern dem Körper, die normale Geburtsarbeit beginnen zu können. Ich werde Ihnen nun meine Hebammen-Tipps zur Geburtsvorbereitung geben, suchen Sie sich die für Sie entsprechende Methode heraus, es ist nicht zwingend erforderlich, alle Maßnahmen anzuwenden; und wenn Sie keinerlei Verlangen nach einer geburtsvorbereitenden Maßnahme haben, lassen Sie es ganz sein, dann ist dies für Sie in dieser Schwangerschaft der richtige Weg.

Kräutertee

Lassen Sie sich zur Geburtsvorbereitung folgenden Kräutertee in der Apotheke mischen: Brombeerblätter, Schafgarbe, Himbeerblätter und Frauenmantel (siehe Kasten unten). Der Tee bewirkt, dass die Gebärmutter ihre Übungswehen verstärkt, die gesamte Unterbauchmuskulatur gut durchblutet und gleichzeitig das Gewebe geschmeidig gehalten wird. Sie sollten mit dem Trinken des Tees in den letzten 4 Wochen vor dem errechneten Geburtstermin beginnen und zwei bis drei große Tassen täglich davon trinken. Eine weitere Teeempfehlung finden Sie auf Seite 44.

> **Der Geburtsvorbereitungstee**
> Die Mischung: 30 g Brombeerblätter, 30 g Schafgarbe, 30 g Himbeerblätter und 20 g Frauenmantel.
> Die Dosierung: 1 TL pro Becher 10 Minuten lang ziehen lassen.

Akupunktur

Ab der 36. Schwangerschaftswoche kann mit einer geburtsvorbereitenden Akupunktur begonnen werden. Sie sollte von einer in Akupunktur erfahrenen Hebamme durchgeführt werden. Die Akupunktur kommt aus der Traditionellen Chinesischen Medizin und ist eine bewährte Heilmethode für viele Krankheitsbilder. In der Geburtsvorbereitung wird die Akupunktur genutzt, um Blockaden in den Energiebahnen (Meridianen), die den Bauchorganen zugeschrieben werden, aufzulösen. Hiermit kann die Geburtsdauer um bis zu zwei Stunden verkürzt werden. Das Gewebe wird weich und der Gebärmutterhals und Muttermund werden geschmeidig, um auf die Geburtswehen mit Verkürzung und Öffnung sensibel zu reagieren.

Die geburtsvorbereitende Akupunktur
Ab der 36. Schwangerschaftswoche können Sie sich einmal wöchentlich einer geburtsvorbereitenden Akupunkturbehandlung für circa 20 Minuten unterziehen. Die Kosten werden nicht von der gesetzlichen Krankenkasse erstattet.

Dammmassage

Um einen eventuellen Dammriss oder Dammschnitt zu vermeiden, können Sie ab der 36. Schwangerschaftswoche mit der Dammmassage beginnen. Durch die Dammmassage wird der Damm auf die Geburtsarbeit vorbereitet und gedehnt. Sie hilft Ihnen dabei, die Spannungen bei der Geburt besser zuzulassen und das Kind aus der Scheide zu schieben. Vor allem Narben von früheren Verletzungen sollten Sie Ihre besondere Aufmerksamkeit widmen, da sie sich nur bedingt dehnen können. Die Narbenumgebung wird jedoch weicher und geschmeidiger. Durch die Massage können eventuell lustvolle Gefühle, denen Sie gerne nachgehen dürfen, als auch negative Erinnerungen freigesetzt werden, mit denen Sie sich wenn möglich auseinandersetzen sollten.

Im Kapitel *Hausgeburt* finden Sie ausführliche Anleitungen, wie Sie Ihren Damm massieren können (siehe Seite 109ff.)

Die auf dem Markt befindliche mechanische Dammmassage mittels aufpumpbarem Ballon (Epi-no) verspricht zwar einen noch größeren Erfolg als die manuelle Dammmassage, ist allerdings Geschmackssache und kann bei nicht sachgerechter Anwendung Verletzungen der Scheide und des Dammes hervorrufen.

Zusätzlich zur Dammmassage ist es ratsam, Übungen mit der Beckenbodenmuskulatur auszuführen, damit diese besser durchblutet und gestärkt wird.

Die Dammmassage
In den letzten vier Wochen vor der Geburt können Sie einmal täglich eine Dammmassage mit einem naturbelassenen Öl durchführen. Besonders wirksam ist eine Kombination aus Dammmassage und Beckenbodenübungen.

Beckenbodenübungen

Vor dem Hinausschieben des Kindes bei der Geburt sollten Sie den Beckenboden entspannen. Viele Frauen jedoch wissen gar nicht, wo sich der Beckenboden in ihrem Körper befindet. Der Beckenboden ist wahrnehmbar, wenn Sie auf einem wenig gepolsterten Stuhl oder Hocker oder auf einem Gymnastikball mit geradem Rücken, die Füße mit der gesamten Sohle auf dem Fußboden aufliegend, aufrecht sitzen. Für die ersten Beckenbodenübungen gilt: üben, üben, üben.

Mit folgenden Übungen wird der Beckenboden gestärkt und gut spürbar:

> Versuchen Sie, den Bereich zwischen den Sitzbeinhöckern (das sind die Knochen, die Sie auf der Sitzfläche wahrnehmen) zusammenzuziehen. Nun spielen Sie ein wenig mit dem Beckenboden, indem Sie diesen Bereich an- und entspannen. Vielleicht spüren Sie ein Ziehen oder Kribbeln bis zum Schambein oder Sie spüren, dass die Sitzbeinhöcker in der Anspannung weniger auf die Sitzfläche drücken; dann sind Sie an der richtigen Stelle, Sie haben die erste Beckenboden-Schicht erobert!

> Nun versuchen Sie sich vorzustellen, den Damm (er liegt zwischen Scheidenausgang und After) hochzuziehen, als wollten Sie sich damit anheben. Wenn es Ihnen gelingt, haben Sie die zweite Beckenboden-Schicht erobert!

> Versuchen Sie dann, mit der Schließmuskulatur von Harnröhre und After zu zwinkern. Damit haben Sie die dritte Beckenboden-Schicht erobert!

Wiederholen Sie die Übungen 1–3-mal am Tag und beenden Sie die Übungen immer mit einer Entspannung des Beckenbodens durch leichtes Beckenkreisen oder -kippen. Weitere Informationen hierzu siehe Seite 48f. und 141f.

Falls Sie ein Ziehen oder Festwerden des Bauches während der Übungen spüren, dann reduzieren Sie die Intensität der Übungen bzw. machen Sie eine Pause. Die Atmung sollte während der Übungen weiterfließen. Bei jeder einzelnen Schicht nehmen Sie auch die anderen Schichten mit wahr, der Schwerpunkt sollte jedoch auf der jeweilig geübten Beckenboden-Schicht liegen.

Falls Sie es noch nicht wissen: In der Schwangerschaft werden der Beckenboden wie auch die anderen Bindegewebsstrukturen in Ihrem Körper aufgelockert. Was dazu führen kann, dass Sie in dieser Zeit beim Lachen, Niesen oder Husten unwillkürlich ein paar Tropfen Urin verlieren.

Ein Wort zu homöopathischen Mitteln

Aus Sicht der klassischen Homöopathie wird nur dann eine homöopathische Substanz gegeben, wenn eine Erkrankung vorliegt. Bei normalem Schwangerschaftsverlauf benötigen Sie keine homöopathischen Mittel zur Geburtsvorbereitung. Es gibt zwar die eine oder andere Empfehlung eines homöopathischen Mittels zur Geburtsvorbereitung in einschlägigen Medien, diese sollten Sie jedoch nicht ohne Fachwissen anwenden! Homöopathische Mittel sind Arzneien und haben ihre Wirkung. Daher sollten Sie diese nur in Absprache mit einer fachkundigen Hebamme, einem Arzt/einer Ärztin oder Heilpraktiker/Heilpraktikerin einnehmen!

Ätherische Öle

Hier werde ich Ihnen einen kleinen Auszug an ätherischen Ölen und ihre Wirkung nennen. Für weiteres Wissen empfehle ich Ihnen als Nachschlagewerk das Buch von Ingeborg Stadelmann »Bewährte Aromamischungen« (siehe Anhang).

Grundsätzlich sollten Sie beim Kauf von ätherischen Ölen darauf achten, dass die Qualität die Quantität überwiegt.

Die Angaben auf den Etiketten von ätherischen Ölen:

> kbA = kontrolliert biologischer Anbau
> Demeter = geschütztes Markenzeichen, das Produkt ist nach anthroposophischen Prinzipien biologisch-dynamisch erzeugt
> WS = Wildsammlung
> Konv. = konventioneller Anbau
> Haltbarkeitsdatum oder Abfülldatum
> Herkunftsland

Ätherische Öle werden nur verdünnt angewandt, sei es als Duftöl in einem Körperöl (Grundöle sind z. B. Olivenöl, Mandelöl, Jojobaöl, Weizenkeimöl), in einer Duftlampe oder einem Zerstäuber (Aromastream) mit Wasser, als Badezusatz in Verbindung mit Totem-Meer-Salz oder als Hydrolat zur Körperbehandlung, das gut geeignet für alle diejenigen ist, die eine Abneigung gegen ölige Substanzen haben oder in den Sommermonaten, wenn schwere Pflanzenöle eher unangenehm auf der warmen Haut sind.

Vor der Anwendung von ätherischen Ölen sollten Sie diese erst einmal mit Ihrer Nase wahrnehmen, um zu entscheiden, welche Öle Ihnen zusagen. Bei der Dosierung gilt die Regel: Weniger ist mehr.

Körperöle sollten Sie ein- bis zweimal täglich über maximal 3–4 Wochen verwenden, dann sollten Sie mit Ihrer Nase überprüfen, ob das von Ihnen benutzte Öl wirklich noch von Ihrem Körper benötigt wird; meistens verändert sich die Wahrnehmung schon nach kürzerer Anwendung; wenn Sie ein negatives Ergebnis bekommen, sollten Sie eine Behandlungspause einlegen. Bei den Hydrolaten und Badezusätzen gilt dieselbe Vorgehensweise; vertrauen Sie auf Ihr Bauchgefühl, welches Öl wann benötigt wird.

In die Duftlampe sollten Sie 1–2 Tropfen Duftöl träufeln und die Lampe für circa 1 Stunde brennen lassen. In dieser Zeit erfüllen die Duftmoleküle den Raum und können sich verflüchtigen.

Zur Geburtsvorbereitung eignen sich folgende ätherische Öle:

- *Lavendel:* Wirkt beruhigend, desinfizierend und schmerzlindernd.
- *Melisse:* Wirkt gegen Ängste und fördert die Wundheilung.
- *Römische Kamille:* Wirkt beruhigend, entkrampfend und stimmungsausgleichend.
- *Muskatellersalbei:* Wirkt entspannend, euphorisierend und blutdrucksenkend.
- *Rose:* Wirkt aphrodisierend, hormonell ausgleichend, schmerzlindernd und antibakteriell.
- *Sandelholz:* Wirkt antidepressiv, ist gut bei Schlaflosigkeit und Hautjuckreiz.
- *Eisenkraut:* Wirkt konzentrationsfördernd, beruhigend und stimuliert das zentrale Nervensystem. (Bitte nur sparsam verwenden, da sonst Hautreizungen auftreten können!)
- *Rosmarin:* Wirkt blutdruckhebend, belebt und vertreibt die Morgenübelkeit.

Ihre Auswahl aus diesen Ölen sollte auch über die Nase erfolgen. Sie spüren, welches Öl für Sie angenehm ist. Die Anwendung der Öle sollte 4 Wochen nicht überschreiten.

Atemübungen

Die Atemübungen aus dem Geburtsvorbereitungskurs oder dem Yogakurs sollten Sie für Ihre ganz individuelle Geburtsvorbereitung nutzen. Versuchen Sie einmal täglich, sich Ihrer Atmung bewusst zu werden, indem Sie aufrecht auf einem Hocker oder Ball sitzen, Ihren Atem wahrnehmen und in Ihrem Atemrhythmus durch die Nase kurz einatmen, die Luft in den oberen Teil des Bauches fließen lassen und von dort ausgehend die Luft durch den Mund wieder hinausfließen lassen. Versuchen Sie hierbei, die Schultern zu entspannen, sie nach unten sinken zu lassen und den Mund entspannt zu öffnen; vielleicht hilft es Ihnen, auf einen Vokal wie a, e, o oder u auszuatmen und diesen mit dem Atem hinauszutönen. Schon nach einigen Atemübungen werden Sie Ihre eigene Atmung bewusst spüren und es wird Ihnen leichter gelingen, in die unterschiedlichen Körperzonen zu atmen. Lassen Sie sich von Ihrem Körper inspirieren und atmen

Sie zu den Körperstellen, die in dem Moment angespannt sind oder denen Sie Ihre besondere Aufmerksamkeit schenken wollen. Das Einüben einer bewussten Atmung ist die wichtigste Geburtsvorbereitung! Die Atmung begleitet Sie bei der Geburt und Sie können sich durch gutes Atmen selbst eine Entspannung verschaffen (Weitere Atemübungen siehe Seite 137ff.).

Atemübung
Seufzen Sie mindestens einmal täglich! Entspannen Sie hierbei bewusst die Schultern und lassen Sie sie fallen, atmen Sie bei mehreren Atemzügen über die Nase kurz in den Bauch ein und doppelt so lange über den Mund wieder aus. Die Ausatmung ist bei der Geburt wichtiger als das Einatmen, das kommt von ganz alleine.

Die Klärung pragmatischer Dinge

Neben den oben aufgeführten Maßnahmen zur Geburtserleichterung gehört sicher auch die Klärung ganz pragmatischer Dinge des alltäglichen Lebens.

Wenn beispielsweise schon Kinder mit in Ihrem Haushalt leben, sollte für eine sichere und vertrauensvolle Betreuung Ihrer Kinder während der Geburt und für die Zeit danach gesorgt sein, damit Sie sich voll und ganz auf die Geburt konzentrieren können. Klären Sie ruhig jetzt schon, wer in den ersten Wochen nach der Geburt den Bringdienst zum Kindergarten bzw. zur Schule oder beispielsweise, wer die Eltern-Kind-Gruppe/Turnstunde mit Ihrem »großen« Kind übernehmen kann. Meistens ist in der Familie oder im Freundes-/Bekanntenkreis gerne jemand bereit, in dieser Zeit Aufgaben für Sie zu übernehmen. Scheuen Sie sich nicht davor, Hilfe von außen zu erbitten und anzunehmen. Die Großfamilie von früher müssen wir uns heute durch andere Formen ersetzen.

Klären Sie auch, wer Sie zur Geburt begleitet. Erreichen Sie Ihren Partner oder die Freundin/Mutter jederzeit? Hat Ihr Partner eine Liste mit den Namen und Telefonnummern der zu verständigenden Personen nach der Geburt? Haben Sie eine Betreuung für die Zeit nach der Geburt zu Hause? Kann Ihr Partner Haushaltsaufgaben übernehmen oder benötigen Sie eine Haushaltshilfe? Falls ja, beantragen Sie diese schon vor der Geburt bei Ihrer Krankenkasse oder nehmen Sie Kontakt beispielsweise zu Haushälterinnen, Müttervereinen oder einer Nachbarin auf, um zu klären, wer diese Aufgabe nach der Geburt übernimmt, damit Sie sicher sind, dass die Unterstützung auch stattfindet. Bei den nächsten Einkäufen bietet es sich an, haltbare Lebensmittel und Haushaltswaren wie z. B. Nudeln, Mehl, Waschpulver, Toilettenpapier doppelt einzukaufen, damit nach der Geburt nicht gleich der große Einkauf erledigt werden muss. Bitten Sie im Vorfeld der Geburt die Verwandten oder Freunde, die nach der Geburt zu Besuch kommen werden, Ihnen statt der zugedachten Blumen lieber ein Essen zu kochen – oder Ihnen mit beidem eine Freude zu bereiten. Nutzen Sie die letzten Wochen der Schwangerschaft für die gute Vorbereitung Ihres Wochenbettes, so als ob Sie eine längere Reise planen, auf die Sie mit großer Vorfreude warten.

Die Wahl des Geburtsortes

Für welchen Geburtsort Sie sich entscheiden, ist eine ganz individuelle Entscheidung je nach Schwangerschaftsverlauf, Risiken und nach Ihrem Bedürfnis nach Sicherheit. Für die eine Frau ist die eigene Wohnung der sicherste Ort, um ihr Kind zu gebären, während für eine andere Frau die hoch technisierte Klinik der sicherste Ort ist. Ich kann Ihnen die Vor- und Nachteile der verschiedenen Geburtsorte aufzählen, entscheiden sollten Sie gemeinsam mit Ihrem Partner, wo Ihr Kind geboren werden soll.

Wie schon erwähnt gibt es je nach Angebot Ihres jeweiligen Wohnortes die Möglichkeit der Hausgeburt, der Geburtshausgeburt, der Klinikgeburt mit Beleghebamme, der Klinkgeburt mit Klinikhebamme in einem Krankenhaus ohne Kinderklinik oder in einer Klinik mit Kinderklinik bzw. Kinderintensiveinrichtung. Die Umstrukturierungen im Gesundheitswesen haben in den letzten Jahren leider dazu geführt, dass in kleinen Krankenhäusern mit geringer Geburtenzahl (weniger als 400 Geburten im Jahr) die geburtshilflichen Abteilungen vermehrt geschlossen werden. Daher müssen manche Frauen eine Entfernung von bis zu 40 Kilometer in Kauf nehmen, um zur nächstgelegenen Geburtsklinik zu gelangen.

Nachfolgend werde ich Ihnen die einzelnen Geburtsorte mit ihren Vorzügen und Nachteilen beschreiben, dies kann jedoch keine ausführliche und persönliche Information und Besichtigung ersetzen; daher ist es immer ratsam, sich mehrere Modelle oder Häuser persönlich anzusehen.

Die Hausgeburt

Die Vorteile:
Die Hausgeburt bietet Ihnen die Möglichkeit, in einer vertrauten Umgebung Ihr Kind zu gebären. Dadurch kann ein Wehenstopp durch eine eventuelle Fahrt verhindert und das Infektionsrisiko für Mutter und Kind durch das bekannte häusliche Milieu gesenkt werden. Die Geschwisterkinder und der Partner sind von

Beginn an gut in die neue Situation integriert und es kann eine ungestörte Still-beziehung aufgebaut werden. Sie haben eine Ihnen vertraute Hebamme, die die Geburt Ihres Kindes mit voller Aufmerksamkeit begleitet, dieses Vertrauensver-hältnis gibt Ihnen Sicherheit und Geborgenheit, zusätzlich steht Ihnen der aus der Vorsorge bekannte Arzt/die Ärztin oder eine zweite Hebamme zum Ende der Geburt zur Verfügung (bei außerklinischen Geburten wird die zweite Heb-amme für maximal 4 Stunden Anwesenheit von der Krankenkasse vergütet).

Die Nachteile:
Die Entscheidung zur Hausgeburt kann Ihnen einen gewissen Leistungsdruck verursachen.

Bei der Geburt selbst haben Sie nur begrenzte Möglichkeiten der Schmerzlin-derung wie beispielsweise physikalische Maßnahmen (z. B. Wärme), Homöopa-thie oder Akupunktur.

Um eine sichere Geburtshilfe leisten zu können, ist es unverzichtbar, eine Ver-trauensbasis zwischen Ihnen und der Hebamme geschaffen zu haben, damit frühzeitig Komplikationen erkannt werden können und eine ruhige Verlegung in die Geburtsklinik stattfinden kann. Leider kann man seltene Komplikationen, die ein schnelles medizinisches Eingreifen erfordern, nie ganz ausschließen. Dann muss der Zeitverlust der Verlegung in die Klinik berücksichtigt werden.

Bei einer Hausgeburt sollten Sie sich schon frühzeitig um eine Hebamme bemü-hen; Hebammen empfehlen, spätestens 6 Wochen vor dem Entbindungstermin Kontakt mit einer Hausgeburtshebamme aufzunehmen. Diese Zeit vor dem wahr-scheinlichen Geburtstermin benötigt die Hebamme, um mit Ihnen und Ihrem Partner eine Vertrauenssituation aufzubauen, für ihre Anamnese (Vorgeschichte), und um Ihre Schwangerschaft und Ihr persönliches Umfeld kennenzulernen, um etwaige Risiken für eine Hausgeburt ausschließen zu können. Um eine Hausgeburt zu erleben, sollten Sie ein gutes Körpergefühl und Selbstbewusstsein besitzen, die Übernahme von Eigenverantwortung und die Bereitschaft zu einer umfassenden Vorbereitung sollten keine Schwierigkeit für Sie darstellen. An Kosten wird wahr-scheinlich die Rufbereitschaftspauschale der Hebamme (für 4 Wochen: 2 Wochen vor und nach dem Entbindungstermin) auf Sie zukommen, alle anderen Kosten an Hebammenhilfe werden von Ihrer Krankenkasse übernommen. Das eigene Zu-hause ist für mich der ideale Geburtsort eines Kindes, die werdende Mutter kann sich in gewohnter Umgebung ganz auf die Geburt einlassen, hat die ihr vertrauten Personen um sich und kann in ruhiger Atmosphäre in die neue Lebensphase hineinwachsen; das Neugeborene wird in herzlicher Atmosphäre mit einer unvergleichlichen Stimmung empfangen. Wer einmal die Möglichkeit hat, einer Hausgeburt beiwohnen zu dürfen, dem ist Michel Odents Aussage: »Es ist nicht egal, wo wir geboren werden«, nachvollziehbar und begreifbar.

> **Die Hausgeburt**
> Die Vorteile: kein Ortswechsel, kontinuierliche Betreuung von einer Hebamme (in Schwangerschaft, Geburt, Wochenbett und Stillzeit), bestmögliche Integration von Geschwistern und Partner, Mitbetreuung durch Frauenarzt/-ärztin bzw. zweite Hebamme
>
> Die Nachteile: eingeschränkte Schmerzlinderung, Leistungsdruck der Schwangeren, Zeitverlust bei Verlegung in die Klinik, erschöpfte Hebamme z. B. bei langer Geburtsdauer, Selbstbeteiligung

Mehr Informationen zur Hausgeburt finden Sie im Kapitel *Hausgeburt* auf den Seiten 109–163.

Die Geburtshausgeburt

Die Kriterien für eine Geburtshausgeburt sind der Hausgeburt gleichzusetzen. Meistens arbeiten mehrere Hebammen in einem Verbund zusammen. In der idealen Form lernen Sie alle Hebammen, die in der Zeit Ihres zu erwartenden Geburtstermines Dienst haben, kennen, sodass Sie zu den Hebammen ein Vertrauensverhältnis aufbauen können. Auch bei der Geburtshausgeburt ist es zu empfehlen, spätestens 6 Wochen vor dem Entbindungstermin zu den Geburtshaushebammen Kontakt aufzunehmen, damit diese wie bei der Hausgeburt die Risiken ausschließen oder eingrenzen können. Das Geburtshaus bietet sich an, wenn Sie zu Hause nicht die Möglichkeit haben, eine ungestörte Geburt erleben zu können, oder z. B. um eine Wassergeburt durchführen zu können, wenn Ihre Hausgeburtshebamme nicht über eine transportable Gebärwanne verfügt.

Im Geburtshaus sind die Räumlichkeiten so gut ausgestattet, dass Sie jede Gebärposition einnehmen können, um in ruhiger, vertrauter Umgebung Ihr Kind zu gebären. An Kosten kommen die Rufbereitschaftspauschale und eventuell die Betriebskosten auf Sie zu.

Gebären im Geburtshaus

Vorteile:

Kontinuierliche Betreuung durch vertraute Hebammen in Schwangerschaft, Geburt, Wochenbett und Stillzeit, keine Reinigung der eigenen Räume/Wäsche, ungestörte Geburt, bestmöglich ausgerichtete Räumlichkeiten, eventuell kürzere Verlegungszeit zur nächsten Klinik

Nachteile:

Ambulante Geburt (die Fahrt nach Hause erfolgt circa 4 Stunden nach der Geburt), eingeschränkte Schmerzlinderung, Leistungsdruck der Schwangeren, Zeitverlust bei Verlegung in die Klinik, Selbstbeteiligung

Die Geburt mit Beleghebamme

Bei der Geburt mit einer Beleghebamme gibt es mehrere Modelle.

Die idealste Form ist die, dass Sie die Hebamme in der Schwangerschaft kennenlernen und als »Ihre« Hebamme mit zur Geburt in die Klinik nehmen, und im Wochenbett und in der Stillzeit von dieser Hebamme weiterbetreut werden. Die Hebammen haben klar geregelte Verträge mit Kliniken der unterschiedlichsten Größe und Ausstattung, in denen zusätzlich Klinikhebammen im Schichtdienst arbeiten. Diese Form der Betreuung wünscht sich fast jede Frau, damit haben Sie das Vertrauensverhältnis der Hausgeburt und die Sicherheit des medizinischen Know-hows eines Krankenhauses.

Des Weiteren gibt es das Modell der Beleghebammen, die für ein Krankenhaus Bereitschaftsdienste für die zu erwartenden Geburten leisten. Hier werden Sie durchgängig von einer Hebamme (das heißt schichtunabhängig nicht von mehreren) bei der Geburt betreut, und falls Sie in der Schwangerschaft noch keinen Kontakt zu einer anderen Hebamme aufgenommen haben, wird die geburtsbegleitende Hebamme Sie auch im Wochenbett unterstützen. Oft haben niedergelassene Frauenärzte in diesen Kliniken Belegverträge, sodass zur Geburt Ihres Kindes dann auch »Ihr« Frauenarzt/»Ihre« Frauenärztin anwesend ist. Dieses Belegsystem findet sich häufig in Kliniken, in denen nur eine geringe Anzahl an Geburten (weniger als 400 Geburten im Jahr) stattfindet und insofern eine familiäre Atmosphäre geschaffen werden kann. Sie haben wie in jeder anderen Klinik bei einer Spontangeburt die Möglichkeit zwischen einer ambulanten Geburt (mit Entlassung nach circa 4 Stunden nach der Geburt) und einer stationären Geburt (mit Entlassung circa 3 Tage nach der Geburt).

Bei der von Ihnen in der Schwangerschaft gewählten Beleghebamme werden Sie ähnlich wie bei der Haus- und Geburtshausgeburt in der Schwangerschaft ein Vertrauensverhältnis aufbauen und dadurch eine sichere Geburtserfahrung machen. Falls an Ihrem Wohnort die andere Form des Belegsystems besteht, haben Sie durch die kontinuierliche Betreuung durch eine Hebamme die komplette Geburt hindurch die Sicherheit, sich nicht im Geburtsablauf durch einen Schichtwechsel der Hebammen in der Geburtsarbeit stören zu lassen. Im Geburtsverlauf kann dies sehr hilfreich sein, da die Hebamme Sie bei der Geburt kennenlernt und die Geburtssituation besser einschätzen kann. Im Belegkrankenhaus mit Beleghebammen in Rufbereitschaftsdiensten für das jeweilige Haus werden alle Kosten von Ihrer Krankenkasse getragen, bei der freiberuflichen Hebamme mit einem separaten Belegvertrag in einem Krankenhaus werden Sie wahrscheinlich die Rufbereitschaftspauschale selbst zahlen müssen.

> **Geburt mit einer vertrauten Hebamme und Geburt in einer Belegklinik**
> Vorteile:
> Kontinuierliche Betreuung durch eine vertraute Hebamme bei der Geburt (bei vertrauter Hebamme bereits in Schwangerschaft, ggf. bei beiden Modellen auch in Wochenbett und Stillzeit), Sicherheit der medizinischen Einrichtung, eventuell vertrauter Frauenarzt/Frauenärztin (falls Belegarzt/-ärztin in der Klinik) zur Geburt anwesend, Klinikaufenthalt von circa 3 Tagen nach einer Spontangeburt
>
> Nachteile:
> Gegebenenfalls verfrühte medizinische Intervention, eventuell eine erschöpfte Hebamme beispielsweise bei kurz aufeinanderfolgender Geburtsbetreuung

Die Klinikgeburt

In unserer heutigen Zeit verlangt die Gesellschaft schon fast von Frauen, ihr Kind in einer Klinik mit dem besten Standard zu gebären; ob dies immer für eine zu erwartende komplikationsfreie Geburt der richtige Ort ist, sei dahingestellt. Die Gesellschaft und damit wir alle verlieren zunehmend unser Vertrauen in unsere eigenen Kräfte und geben gerne die Verantwortung an andere ab. Mit diesem Thema sollten wir uns alle (Hebammen, Ärzte, Großeltern, Eltern, Freunde etc.) beschäftigen. Spannend hierbei ist die Zahl der seit Jahren konstant guten Ergebnisse der außerklinischen Geburten und der Geburten in Krankenhäusern ohne Kinderklinik für Mütter und Kinder. Bei vorhandenen Risiken wie Ängsten, Mehrlingen, Steißlagen oder Frühgeburten, um nur einige zu nennen, ist die Klinikgeburt sicher begründet und für Mutter und Kind wichtig. Wir sind der heutigen Medizin dankbar und nutzen diese gerne, um gesunde Kinder zur Welt bringen zu können. Für eine normale Geburt, und das ist zum Glück der größte Anteil der Geburten, benötigen Sie die medizinischen Vorrichtungen und Maßnahmen (zum Beispiel Wehentropf, Saugglocke, Zange, Kaiserschnitt) jedoch nicht. Trotzdem wünsche ich Ihnen und meinen Klinikkolleginnen normale Geburtsverläufe auch oder vielleicht gerade in der Klinik, um den Blick für das physiologische Geburtserlebnis nicht zu verlieren.

Bei der Klinikgeburt werden Sie von einer Hebamme im Schichtdienst betreut. Leider ist der Personalschlüssel in der heutigen Zeit sehr eng bemessen, sodass es sein kann, dass Ihre Hebamme zeitgleich eine oder mehrere andere Frauen betreuen wird. Im Verlauf der Geburt lernen Sie den diensthabenden Arzt/die Ärztin kennen, in der Regel stehen Ihnen alle medizinischen Maßnahmen zur Geburtslinderung zur Verfügung (Medikamente, PDA/rückenmarksnahe Betäubung); oft hat die Hebamme oder der Arzt/die Ärztin zusätzliche Kenntnisse in Akupunktur, Homöopathie o. Ä. Je nach Geburtsverlauf ist es möglich, dass Sie, obwohl im Schichtdienst gearbeitet wird, von einer Hebamme durchgängig bei der Geburt betreut werden, jedoch kann auch ein Wechsel stattfinden. Dies muss nicht immer negativ, sondern kann gerade bei einer längeren Geburtsdauer erfrischend sein. Die Sicherheit der medizinischen Einrichtung steht Ihnen jederzeit in vollem Umfang zur Verfügung und immer häufiger ist es möglich, dass Sie die Möglichkeit haben, mit Ihrem Partner in den ersten Tagen nach der Geburt ein Familienzimmer in der Klinik zu nutzen; so können Sie als »Familie« die ersten Tage nach der Geburt mit der professionellen Hilfe »rund um die Uhr« zusammenwachsen. In der Zeit Ihres Klinikaufenthaltes werden Sie von Hebammen und Krankenschwestern beim Stillen und bei der Säuglingspflege unterstützt und angeleitet, Ihnen stehen die Gynäkologen der Wochenbettstation in bestimmten Sprechzeiten bzw. zur Visite für Fragen zur Verfügung, weiterhin haben Sie die Möglichkeit, an einer Wochenbettgymnastik unter physiotherapeutischer Anleitung teilzunehmen. Auch die kinderärztliche Vorsorgeuntersuchung zwischen dem 3. und 10. Lebenstag wird am 3. Lebenstag des Kindes einschließlich des Stoffwechseltestes bei Ihrem Kind durchgeführt. Einige Kliniken führen zusätzlich zu den regulären Untersuchungen bei den Neugeborenen in den ersten Tagen nach der Geburt ein Hörscreening (Hörtest) durch; damit kann eine Hörminderung frühzeitig diagnostiziert und gegebenenfalls behandelt werden.

Klinikgeburt

Vorteile:

Kontinuierliche Anwesenheit bzw. Rufbereitschaft des Klinikpersonals (Hebamme, Krankenschwester, Gynäkologe, Kinderarzt/-ärztin, Anästhesiearzt/-ärztin), alle medizinischen Vorrichtungen zum schnellen Handeln bei einem pathologischen Geburtsverlauf sind vorhanden, stationärer Klinikaufenthalt nach der Geburt eventuell mit Partner, Kinderklinik (falls vorhanden), Sicherheit der medizinischen Einrichtung, Austausch mit anderen Müttern, erste Kindervorsorgeuntersuchung

Nachteile:

Meist Unterbrechung der jeweiligen Hebammenbetreuung durch Schichtwechsel bei der Geburt, gegebenenfalls verfrühte medizinische Intervention (Eingreifen), verschiedene Meinungen zu den Themen Säuglingspflege und Stillen, Schwierigkeit, den eigenen Lebensrhythmus auf den Klinikablauf einzustellen; fehlende Vertrautheit

Die Geburt

Der Geburtsbeginn

Bei einer normal verlaufenden Schwangerschaft gilt als »normaler« Geburtstermin der Zeitraum zwischen 2 Wochen vor dem errechneten Termin bis zu 2 Wochen nach dem errechneten Termin. Dann wird Ihr Kind auf alle Fälle reif geboren. Laut WHO (Weltgesundheitsorganisation) spricht man von einer Frühgeburt, wenn Ihr Kind vor der vollendeten 37. Schwangerschaftswoche (37 + 0) geboren wird. Wenn Ihr Kind nach der vollendeten 42. Schwangerschaftswoche (41 + 6) geboren wird, spricht man von einer Übertragung.

Pünktlich am errechneten Geburtstermin (ET) kommt nur ein kleiner Teil (4 %) der Kinder zur Welt, die meisten Geburten finden »termingerecht« zwischen der vollendeten 37. Schwangerschaftswoche und der vollendeten 42. Schwangerschaftswoche statt.

Wahrscheinlich haben Sie die Übungswehen der Gebärmutter schon ab der 25. Schwangerschaftswoche wahrnehmen können. Circa 3–4 Wochen vor dem wahrscheinlichen Geburtstermin finden für etwa 1–2 Tage verstärkte Kontraktionen statt, man spricht dann von Senkwehen. Diese Senkwehen können regelmäßig und schmerzhaft im Unterbauch oder Rücken wahrnehmbar sein; manche Frau ist dadurch stark verunsichert und glaubt, dass nun die Geburt beginnt. Falls Sie die Senkwehen intensiv erleben, nehmen Sie bitte mit Ihrer Hebamme bzw. Ihrem Arzt/Ihrer Ärztin oder der Geburtsklinik Kontakt auf, um einen Geburtsbeginn auszuschließen. Die Senkwehen bewirken, dass das Kind mit seinem Köpfchen tiefer ins Becken sinkt, dadurch bekommen Sie wieder besser Luft, es passt eine kleine Menge mehr in Ihren Magen, das Sodbrennen lässt nach und der Bauch sinkt auch optisch tiefer, sodass aufmerksame Mitmenschen spekulieren werden, dass die Geburt nun nicht mehr lange auf sich warten lässt.

> **Senkwehen**
> Etwa 3–4 Wochen vor dem wahrscheinlichen Geburtstermin sind für circa 1–2 Tage stärkere, zum Teil regelmäßige und schmerzhafte Übungswehen der Gebärmutter spürbar. Bei Unsicherheiten nehmen Sie bitte Kontakt zur Hebamme bzw. Ihrem Gynäkologen/Ihrer Gynäkologin oder der Geburtsklinik auf!

Unsichere Zeichen des Körpers

Es ist möglich, dass Sie einen Teil der nun folgenden Symptome in den letzten Tagen oder Wochen vor der Geburt spüren, dies muss aber nicht sein, denn diese Zeichen zeigen sich nicht bei jeder Frau.

In den letzten Wochen vor der Geburt können die Kindsbewegungen ruhiger und nicht mehr so intensiv sein, bleiben jedoch gut spürbar. Ihr Schlafverhalten kann sich zum Ende der Schwangerschaft hin insofern zum Positiven verändern, weil eine voll gefüllte Harnblase die Nacht nicht mehr unterbricht. So kann der Körper noch einmal Kraft tanken, bevor die Geburt beginnt. Vielleicht haben Sie in dieser Zeit auch Spaß daran, mit Ihrem Partner Sex zu haben.

Nach dem ungeduldigen Warten und dem Wunsch, dass die Geburt endlich in Gang kommen solle, wechselt der Gemütszustand unmerklich in eine Gelassenheit des »einfach noch Schwangerseins«. Genauso gut kann jedoch auch eine allgemeine Unruhe vorhanden sein, vielleicht gepaart mit Überempfindlichkeit, einem Wärmegefühl und Herzklopfen.

Sie sehen, alles ist möglich, aber Ihr Zustand des »Schwangerseins« verändert sich.

In dieser Zeit können Sie an sich körperliche Veränderungen wahrnehmen wie beispielsweise Appetitlosigkeit oder Heißhunger, Erbrechen, starke Blähungen oder Durchfall. Ihr Körper kann in den letzten Tagen vor der Geburt vermehrt

Wassereinlagerungen (Ödeme) in Händen und Füßen bilden, aber es kann sich auch Ihr Körpergewicht leicht reduzieren. Es entsteht vielleicht ein zunehmendes Druckgefühl in der Scheide oder auf den Darm und der Vaginalschleim, der bereits in der Schwangerschaft schon intensiver geworden ist, kann sich erneut verstärken. Mit einer vermehrten Darmentleerung und dem verstärkten Abgang von Schleim (dieser kann auch mit blutigen, bräunlichen Fäden durchzogen sein) bis hin zu einem Schleimpfropfen (glasiger, zäher Schleim, circa 1 Teelöffel groß) bereitet sich Ihr Körper auf die kurz bevorstehende Geburt vor. Es wird Platz (Darmentleerung) geschaffen und der Geburtsweg (Scheide/Schleim) wird geschmeidig gemacht. Diese Vorzeichen können am Tag des Geburtsbeginns oder etwa 2–3 Tage vorher stattfinden.

> **Häufige Hinweise des Körpers auf den Geburtsbeginn:**
> Vermehrte Darmentleerung und verstärkter Schleimabgang bis hin zum Schleimpfropfabgang am Tag der Geburt oder bis zu 2–3 Tage vor der Geburt.

Bei Ihren Schwangerschaftsvorsorgeuntersuchungen in der 37.–41. Schwangerschaftswoche kann Ihre Hebamme oder Ihr Arzt/Ihre Ärztin bei der vaginalen Untersuchung eine Veränderung am Gebärmutterhals und des Muttermundes ertasten. Er wird die Veränderung des Befundes im Mutterpass dokumentieren und Ihnen den Befund erklären. Der Gebärmutterhals kann sich weich anfühlen, vielleicht ist er verkürzt oder ganz aufgebraucht und liegt fast zentriert in der Scheide; der Muttermund ist eventuell für einen Finger (bei Erstgebärenden) oder für 2–3 Zentimeter (bei Zweit-/Mehrgebärenden) geöffnet.

Bitte beachten Sie, dass alle genannten Veränderungen nicht bei jeder Schwangeren vorhanden sein müssen, dass eine Schwangere mit geburtsbereitem Muttermund auch erst nach einigen Tagen oder Wochen Geburtswehen bekommen kann oder Schwangere mit sehr unreifem vaginalen Befund eventuell im Verlauf des Untersuchungstages ihr Kind bekommen können.

Verschiedene Formen des Geburtsbeginns

Oben habe ich Ihnen die eher unsicheren Zeichen des Geburtsbeginns erklärt, nun folgen die sicheren Zeichen eines Geburtsbeginns:

Die Geburtswehen

Die Geburt beginnt mit dem Einsetzen von regelmäßigen Wehen. Diese Geburtswehen spüren Sie als Unterbauchschmerzen/-ziehen oder als Schmerzen im unteren Rücken, sie sind auch vergleichbar mit Regelblutungsschmerzen. Diese Wehen folgen in Abständen von 4–15 Minuten, eine Wehe hält circa 45–60 Sekunden an. Zuerst werden Sie die Wehen gar nicht richtig wahrnehmen, aber ab einem gewissen Zeitpunkt wird Ihnen bewusst, dass dies nur Geburtswehen sein können.

Geburtswehen
Geburtswehen treten in einem Rhythmus von circa 4–15 Minuten von Wehenbeginn zu Wehenbeginn auf. Die einzelne Wehe hält etwa 45–60 Sekunden an. Der Wehenschmerz ist im Unterbauch oder im unteren Rücken wahrnehmbar.

Fruchtwasserabgang

Eine andere Form des Geburtsbeginns ist der vorzeitige Fruchtblasensprung. Hierbei verspüren Sie als Erstes den Abgang von Fruchtwasser. Die Menge des abgegangenen Fruchtwassers variiert sehr stark: Es ist möglich, dass Sie nur kleine Mengen verlieren (dann sind Zweifel angebracht, ob das eventuell Urin war, den Sie nicht mehr gut halten konnten), bis zu einem schwallartigen Abgang von Fruchtwasser mit einem stetigen Nachlaufen des Fruchtwassers. Falls der Fruchtblasensprung vor der 38. Schwangerschaftswoche stattfindet oder Ihre Hebamme oder Ihr Arzt/Ihre Ärztin bei der letzten Vorsorge gesagt hat, dass Ihr Kind mit dem Köpfchen noch weit oberhalb des Beckens liegt, sollten Sie sich zur Sicherheit hinlegen und Ihre Hebamme benachrichtigen bzw. in die Geburtseinrichtung/-klinik fahren. Bei einer drohenden Frühgeburt sind Sie in der Klinik für alle weiteren Schritte an einem sicheren Ort und bei Kindern, die noch nicht tief im Becken liegen, sollte baldmöglichst geklärt werden, ob sich durch die veränderte Situation das Kind mit dem Köpfchen Richtung Becken bewegt hat. Falls dies der Fall ist, kann die Geburt ganz normal ihren Lauf nehmen. Andernfalls, wenn das Kind mit dem Köpfchen noch zu weit vom Becken entfernt ist, werden Sie erst einmal liegen müssen. Diese Vorsichtsmaßnahme wird ergriffen, um ein eventuelles Vorrutschen der Nabelschnur (mit dieser wird Ihr Kind mit Sauerstoff versorgt) vor das kindliche Köpfchen zu vermeiden. Wenn sich im weiteren Verlauf das Kind gut »auf das Becken gesetzt« hat, dürfen Sie sich wieder frei bewegen. Ihr Baby sitzt nach einem Fruchtblasensprung nicht auf dem Trockenen, weil stetig neues Fruchtwasser nachgebildet wird. Die Farbe des Fruchtwassers sollte klar sein, der Geruch ist bei einer kleinen Menge nur schwer definierbar und bei einer großen Menge eher süßlich. Bei Farbveränderungen ins Rötliche beziehungsweise ins Grünliche sollten Sie zügig Ihre Hebamme benachrichtigen oder in die Geburtseinrichtung/-klinik fahren. Dies können Zeichen von Stress bei Ihrem Kind sein (siehe S. 151f.).

> **Fruchtwasserabgang**
> Wenn der Kopf oder Steiß des Kindes nicht schon im Becken liegt, sollten Sie bei einem Fruchtwasserabgang möglichst liegen.

Blutungen

Sehr selten kommt es vor, dass statt mit Wehen oder Blasensprung die Geburt mit einer vaginalen Blutung beginnt. Dies ist ein Zeichen dafür, dass die Geburt mit dem Ablösen der Plazenta (Mutterkuchen) anfängt. In diesem Fall fahren Sie bitte sofort in die Geburtsklinik, die Schwangerschaft muss dann mit einem Kaiserschnitt beendet werden. Die Plazenta versorgt Ihr Kind, und bei einer vorzeitigen Lösung der Plazenta ist dies nicht mehr gewährleistet. Falls Sie eine Plazenta praevia marginalis (Mutterkuchen, der zu einem kleinen Teil am bzw. über dem Muttermund liegt) haben, kann eine Blutung auftreten, aber dennoch ist Ihr Kind weiterhin versorgt; Sie sollten trotzdem zur Abklärung sofort in die Klinik fahren!

> **Kontaktaufnahme zur Hebamme/Klinik:**
>
> > Beim Beginn von regelmäßigen Wehen
> > Beim Abgang von Fruchtwasser
> > Bei einer vaginalen Blutung

Wie Sie sich bei normalem Geburtsbeginn verhalten sollten

Im weiteren Verlauf werden Sie Informationen darüber erhalten, wie Sie sich bei einem vorzeitigen Blasensprung (etwa 10–20 % aller Geburten beginnen mit einem Blasensprung) oder bei einsetzender Wehentätigkeit verhalten sollten:

Wenn Ihr Kind mit seinem Köpfchen im Becken liegt, Sie einen Fruchtblasensprung mit Abgang von klarem Fruchtwasser hatten und sich Ihr Kind gut spürbar bewegt, dann können Sie, sofern Sie sich zu Hause geborgen fühlen, noch circa 1–2 Stunden zu Hause auf Wehen warten. Ihren Partner sollten Sie in dieser Zeit benachrichtigen, damit er frühzeitig zu Hause ankommen kann, die Kinderbetreuung für eventuelle Geschwisterkinder sollte informiert werden und Sie können in Ruhe Ihre Kinder auf die Situation der bevorstehenden Geburt vorbereiten.

In der Zwischenzeit werden wahrscheinlich langsam die Geburtswehen einsetzen, Sie sollten dann Ihre Hebamme informieren bzw. bei regelmäßiger Wehentätigkeit oder spätestens 2 Stunden nach dem Fruchtblasensprung in die Geburtseinrichtung/-klinik fahren. Falls Ihnen Ihr Bauchgefühl sagt, dass Sie sich gleich nach dem Blasensprung auf den Weg machen sollten, ist dies völlig in Ordnung. Die Sie betreuende Hebamme wird Sie dann untersuchen und die Herztöne des Kindes kontrollieren; bei einem unauffälligen Befund kann weiter abgewartet werden.

Ihr Körper wird in den nächsten Stunden eigenständig Wehen produzieren, gegebenenfalls wird Ihre betreuende Hebamme mit natürlichen Mittel versuchen, den Körper zur Geburtsarbeit zu animieren.

> Bei einem Geburtsbeginn mit einem vorzeitigen Fruchtblasensprung sollten Sie spätestens 2 Stunden nach dem Sprung eine Herztonkontrolle des Kindes und eine vaginale Untersuchung von einer Hebamme oder einem Arzt/einer Ärztin durchführen lassen.

Bei einem Geburtsbeginn mit Wehen werden Sie zu Anfang die Wehen vielleicht gar nicht als solche wahrnehmen, erst bei zunehmender Stärke und Häufigkeit wird Ihnen der Gedanke kommen: »Dies könnten doch die Geburtswehen sein.« Auch hier gilt es, Ihren Partner zu informieren, die Kinderbetreuung zu organisieren, die letzten Vorbereitungen (wie zum Beispiel spätestens jetzt die »Klinikatasche« zu packen) zu treffen, oder Ihre Hebamme zu informieren. Es gibt die unterschiedlichsten Empfehlungen, wann eine Schwangere mit Geburtswehen in die Geburtseinrichtung fahren sollte. Ich würde Ihnen empfehlen, den Zeitpunkt zu wählen, an dem Sie sich zu Hause nicht mehr wohlfühlen (gesetzt den Fall, dass Sie sich für eine Geburt außerhalb Ihrer privaten Räume entschieden haben).

> Bei einem Geburtsbeginn mit Wehen sollten Sie mit Ihrer Begleitung in die Geburtseinrichtung/-klinik fahren, wenn Sie sich zu Hause nicht mehr wohlfühlen. Als grobe Orientierung gilt die Empfehlung zu fahren, wenn die Wehen über eine Stunde lang regelmäßig alle 5 Minuten vorhanden sind.

Nutzen Sie die Zeit zu Hause, um die Positionen auszuprobieren, die Ihnen am angenehmsten sind und die Atemtechnik zu üben. Damit haben Sie die Möglichkeit, Ihren Körper in dieser Anfangszeit der Geburt gut wahrzunehmen, um im weiteren Verlauf zu wissen, was Ihnen guttut.

Um sicherzugehen, dass Sie nicht vergebens in die Geburtseinrichtung fahren, haben Sie die Möglichkeit zu testen, ob die Wehen wirklich schon Geburtswehen sind: Entspannen Sie Ihren Körper mit einem angenehm warmen Entspannungsbad oder einer warmen Dusche. Bei einer »Generalprobe« werden die Wehen wieder schwächer und schlafen dann ganz ein. Bei einem wirklichen Geburtsbeginn werden die Wehen durch das warme Wasser und die Entspannung stärker und kommen in kürzeren Abständen.

Während Sie zu Hause auf stärker werdende Wehen warten, dürfen Sie sich gerne bewegen, eventuell noch einen kleinen Spaziergang machen oder Ähnliches.

Um ausreichend Energie für die Geburt zu haben, sollten Sie in dieser Zeit schluckweise warmen Tee oder Mineralwasser mit wenig Kohlensäure trinken. Auch für Ihren Magen darf es bei Appetit ruhig noch eine Kleinigkeit wie zum Beispiel Obst, Joghurt oder ein Brot sein.

Der richtige Zeitpunkt, um Ihre Hebamme zu informieren bzw. die Geburtseinrichtung/-klinik aufzusuchen, ist sehr individuell. Bei der Geburt Ihres ersten Kindes rechnen wir mit einer gesamten durchschnittlichen Geburtsdauer von 8–16 Stunden, bei einer Zweitgebärenden verkürzt sich in der Regel die Geburtszeit im Vergleich zur vorangegangenen Geburt. Bei der dritten Geburt kann das wieder ganz anders sein, hier findet oft eine lange Vorankündigung mit Wehen in größeren Abständen statt. Ich erlebe diese längere Vorankündigung für die Schwangere immer sehr positiv, damit hat sie die Zeit und Ruhe, ihre größeren Kinder gut versorgt zu wissen, um entspannt in die Geburt ihres dritten Kindes zu gehen. Wenn alle versorgt sind, geht die Geburt meistens mit Macht los, sodass oft keine Zeit zum Erholen zwischen den einzelnen Wehen bleibt. Die vierten und alle weiteren Geburten verlaufen nicht nach einem System, sondern können wie eine erste Geburt oder aber auch sehr intensiv und schnell sein.

Formen der Schmerzlinderung

Die Geburt eines Kindes ist ein einzigartiges Erlebnis in Ihrem Leben und dem Ihres Partners. Sie freuen sich darauf, Ihr Kind endlich sehen und anfassen zu können, gleichzeitig ist eine gewisse Angst vor der unbekannten Situation und den bevorstehenden Schmerzen bei der Geburt vorhanden. Ihr Partner nimmt eine gewisse Unsicherheit bei sich selbst wahr, da Sie sich während der Geburt völlig anders verhalten können als sonst. Dies und Ihre eigene Unsicherheit können ein Gefühl der Angst und Hilflosigkeit hervorrufen, wodurch die Wehenschmerzen viel intensiver wahrgenommen werden als ohne Ängste. Um die Ängste so gering wie möglich zu halten, ist es sinnvoll, eine gute Geburtsvorbereitung besucht zu haben, in der der Geburtsvorgang geschildert und Entspannungstechniken, Geburtspositionen und Wehenatmung eingeübt wurden. Gerade in unserer hoch technisierten Zeit kommt immer öfter die Frage nach dem Sinn des Wehenschmerzes auf. Diese Frage kann ich Ihnen nicht mit einem Satz beantworten, da sie vielschichtig ist und von mehreren Seiten beleuchtet werden muss. Fakt ist, dass der Wehenschmerz von jeder Frau anders wahrgenommen wird. Er ist nicht wissenschaftlich messbar! In unser Schmerzempfinden fließen alle positiven und auch negativen Erfahrungen unseres bisherigen Lebens ein, sodass sich niemand, weder Fachpersonal noch Partner, zu einer Aussage hinreißen lassen sollte: »Das ist schon nicht so schlimm.« Jeder von uns hat eine andere Philosophie, um mit Schmerzen umzugehen; die eine Schwangere sagt vielleicht: »Der Wehenschmerz ist eine unnütze Quälerei, ich will ihn nicht spüren«, während eine andere die Einstellung vertritt: »Durch das Erleben des Wehenschmerzes reife ich in meiner Person und gehe gestärkt fürs Leben aus der Geburt.« Der Wehenschmerz zählt sicher zu den intensivsten Schmerzen, die ein Mensch erleben kann, und trotzdem möchten die meisten Frauen eine Geburt mit den dazugehörigen Wehenschmerzen erleben.

Natürliche Möglichkeiten der Schmerzlinderung

Schmerzlinderung durch Geborgenheit und Sicherheit

In der Geburtssituation ist die erste Schmerzlinderung die Anwesenheit von vertrauten Personen und eine vertraute Umgebung. Dies schließt die Wahrung Ihrer Bedürfnisse nach Ruhe, Essen und Trinken nach Wunsch mit ein. Die ständige Anwesenheit bzw. Erreichbarkeit der Hebamme vermittelt Ihnen das Gefühl der Sicherheit und durch einen regelmäßigen positiven Zuspruch, die Unterstützung bei der Wehenatmung, das Erklären zum Geburtsverlauf, die Hilfestellungen zum Finden einer bequemen Geburtsposition und das Mitgefühl benötigen Sie weniger wehenfördernde Medikamente und weniger Schmerzmittel. In mehreren Studien wurde belegt, dass die permanente persönliche Betreuung bei der Geburt die Geburtsdauer verkürzt, dass es weniger Komplikationen bei der Geburt gibt, dass der Verbrauch von wehenfördernden Medikamenten gesenkt wird, die Gebärende weniger Schmerzmittel benötigt und das Kind lebensfrischer geboren wird.

Schmerzlinderung durch Bewegung

Die Bewegung in der Eröffnungsphase der Geburt ist die zweite Schmerzlinderung. Durch die körperliche Bewegung und die aufrechte Haltung werden Sie die Wehenschmerzen besser verarbeiten können und haben durch die aufrechte Position trotz der ungewohnten Situation eine sichere Körperkontrolle, ohne dem Wehenschmerz und der Geburtssituation hilflos ausgeliefert zu sein. Hierzu gab es schon 1975 eine Studie (weitere mit gleichem Resultat folgten), mit dem Ergebnis, dass die Stärke der Wehen in aufrechter Gebärhaltung zwar stärker, der wahrgenommene Wehenschmerz im Vergleich zur liegenden Gebärposition jedoch weniger schmerzhaft war.

Schmerzlinderung durch richtige Atmung

Bedingt durch die aufrechte Geburtsposition wird Ihre Atmung besser fließen, dadurch können Sie sich stärker auf die Wehenatmung bei der Geburt konzentrieren. Damit haben wir das dritte Standbein der Schmerzlinderung bei einer normal verlaufenden Geburt. Bei der Wehenatmung sollten Sie versuchen, in Ihrem Atemrhythmus kurz über die Nase einzuatmen und über den Mund doppelt so lange wieder auszuatmen; vielleicht hilft es Ihnen, mit einem Ton auszuatmen (beispielsweise »a«). Üben Sie die Wehenatmung in der Schwangerschaft ruhig mehrmals, dann bekommen Sie ein Gespür für Ihre Atmung und es fällt Ihnen leichter, bei der Geburt die Atmung bewusst einzusetzen.

Mit der Wehenatmung wird nicht nur der Wehenschmerz gelindert, sondern Ihr Kind und Sie selbst werden bei der Geburt ausreichend mit Sauerstoff versorgt und Ihr Körper kann sich trotz Wehenschmerzen entspannen.

Die Kombination von aufrechter Haltung und bewusster Wehenatmung verringert das Schmerzempfinden und die Dammschnittrate, die Geburtsdauer wird verkürzt und es geht Ihnen und Ihrem Kind bei und nach der Geburt besser. Auch hierzu gibt es Studien, die diese Aussagen bestätigen. Wenn Sie die bisher genannten drei Schmerzlinderungen bei der Geburt Ihres Kindes nutzen können, kann es durchaus sein, dass Sie bei der Geburt sonst nichts weiter an Schmerzlinderung benötigen.

Natürliche Schmerzlinderung

> durch die Anwesenheit von vertrauten Personen und durch den Aufenthalt in einer vertrauten Umgebung,
> durch die kontinuierliche Anwesenheit einer Hebamme,
> durch eine aufrechte Geburtsposition,
> durch bewusste Wehenatmung,
> durch Berührung bzw. Massage,
> durch ein Entspannungsbad.

Schmerzlinderung durch Entspannen der Muskulatur

Die positive Berührung durch den Partner oder eine vertraute Person führt zu einer Entspannung der Muskulatur, was wiederum zu einer vermehrten Ausschüttung von körpereigenen, schmerzblockierenden Hormonen führt und somit schmerzlindernd wirkt. Die Entspannung kann man schon durch einfaches Auflegen der Hand auf das Kreuzbein oder auf den Unterbauch erreichen (das Kreuzbein befindet sich dort, wo im unteren Teil des Rückens ein rautenförmiges Gebilde auf der Haut mit kleinen Grübchen an den Seiten zu sehen ist; den gesamten Bereich der Raute bezeichnet man als Kreuzbein); hilfreich kann es auch sein, wenn Ihr Partner diesen Bereich mit der Faust oder die seitlichen Teile (die Grübchen) mit den Daumen punktuell massiert. Gerade in diesem Bereich sind Sie in der Schwangerschaft und bei der Geburt sehr empfindlich, denn durch die hormonelle Auflockerung der Bindegewebsstruktur in Ihrem Körper werden auch die Verbindungsstrukturen rund um das Kreuzbein aufgelockert und es kann zu einer Ischiasempfindsamkeit bis zu einer Reizung schon innerhalb der Schwangerschaft kommen. Vielleicht nimmt Ihr Partner auch ein Hilfsmittel wie beispielsweise ein warmes Kirschkernkissen zur Unterstützung der Berührung zur Hand. Durch die Wärme können sich die angespannten Muskeln zusätzlich entspannen – trotz des Wehenschmerzes. Oder er massiert Ihre Arme, Beine, Füße oder die schmerzenden Körperregionen.

> **Massage bei der Geburt**
>
> › Kreuzbeinmassage mit der Hand, der Faust, den Daumen, einem warmen Kirschkernkissen, einem Tennisball oder einem Igelball.
> › Streichen der Leisten vom Schambein zu den Seiten des Unterbauches.
> › Streichen der Außen- und Innenseiten der Oberschenkel von oben nach unten.
> › Massage der Schultern mit den Händen.
> › Entspannende Streichungen der Schultern mit den Händen.

Schmerzlinderung durch ein Entspannungsbad

Als Schmerzlinderung können Sie auch ein Entspannungsbad im warmen Wasser nutzen. Durch das warme Wasser kann sich die Muskulatur entspannen, der Wehenschmerz ist leichter zu verarbeiten, Ihre Bewegungen werden leichter und das Schmerzempfinden verringert sich.

> Einige Hebammen verfügen über unterschiedliche Zusatzausbildungen zur Schmerzlinderung. Hierbei kann es sich um Aromatherapie, Akupunktur, Bachblütentherapie, Homöopathie, Kräuterheilkunde, Manualtherapie oder Reflexzonentherapie handeln. Je nach Wissensstand der betreuenden Hebamme haben Sie die Möglichkeit, auch mit diesen Methoden Linderung zu erfahren.

Medikamentöse Schmerzlinderung

Zusätzlich zu den oben genannten natürlichen Maßnahmen zur Schmerzlinderung stehen Ihnen bei der Geburt auch einige Medikamente und medikamentöse Therapieformen zur Verfügung. Diese werden nur dann eingesetzt, wenn sie den Geburtsverlauf begünstigen, keine Risiken bestehen und Sie die Schmerzlinderung in dieser Form wünschen. Ich nenne Ihnen nachfolgend medikamentöse Maßnahmen in der Reihenfolge ihrer Wirkungsstärke bei der Schmerzlinderung.

Krampflösende Mittel

Als erstes Mittel bei der Geburt kann ein Spasmolytikum, ein krampflösendes Mittel, eine geringe Linderung des Wehenschmerzes schaffen; oftmals kann sich dadurch der Muttermund etwas entspannen und die Wehenschmerzen werden besser ertragen. Verabreicht werden kann ein Spasmolytikum bei der Geburt als Zäpfchen, als Spritze in den Po oder über eine Infusion.

Schmerzstillende Mittel

Als zweites Mittel steht Ihnen ein Analgetikum, ein schmerzstillendes Mittel, zur Verfügung. Bei diesem erfahren Sie eine höhere Schmerzlinderung, Sie sind jedoch nicht schmerzfrei. Bei Ihnen kann es eventuell zu einer Bewusstseinstrübung kommen und bei Ihrem Kind, falls es innerhalb von 2 Stunden nach der Verabreichung geboren wird, kann es die Nebenwirkung geben, dass in den ersten Minuten nach der Geburt seine Atmung noch nicht ideal funktioniert.

Zu beachten ist, dass jedes Medikament bei der Geburt, auch in geringer Dosis, auf das Kind übergeht!

Pudendusanästhesie

Eine lokale Betäubung in der letzten Phase der Geburt bietet die Pudendusanästhesie. Hierbei wird kurz vor dem Rausschieben des Köpfchens eine direkte Betäubung des Dammes bzw. des Beckenbodennervs durchgeführt. Nach dieser Anästhesie ist das Schmerzempfinden für den Damm zu vergleichen mit der Betäubung beim Zahnarzt/der Zahnärztin. Oft reicht die Betäubung noch für die Zeit aus, in der ein eventueller Dammriss oder Dammschnitt nach der Geburt versorgt wird.

Periduralanästhesie und Spinalanästhesie

Um eine schmerzfreie Zeit bei der Geburt zu haben, steht Ihnen die Periduralanästhesie (PDA), eine rückenmarksnahe Betäubung, zur Verfügung. Diese Form der Schmerzlinderung wird, sofern erwünscht, bei einem Muttermundbefund von circa 5 Zentimetern Weite und regelmäßigen, kräftigen Wehen eingesetzt. Sie werden vorher von ärztlicher Seite bezüglich der Vor- und Nachteile der PDA aufgeklärt.

Bei dieser Form der Schmerzlinderung werden die Nerven, die für die Schmerzweiterleitung vom Bauchraum zum Gehirn zuständig sind, »lahmgelegt«, sodass keine Schmerzübermittlung mehr stattfindet; gleichzeitig nimmt die Wehentätigkeit ab, daher wird nach einer kurzen Zeit eine Infusion mit einem Medikament zur Wehenförderung gelegt. Die Herztonkontrolle Ihres Kindes sowie eine engmaschige Blutdruckkontrolle Ihres Blutdrucks findet nun kontinuierlich statt. Als Nebenwirkung tritt je nach Medikamentenwahl eine Gefühlsstörung der Beine auf; dies hat zur Folge, dass Sie eventuell, solange das Medikament wirkt, nicht mehr umherlaufen beziehungsweise auf Ihren Beinen stehen können. Je nach Klinik kann Ihnen bei nachlassender Wirkung erneut ein Medikament in den liegenden PDA-Katheter vom Fachpersonal gegeben werden oder Sie haben die Möglichkeit, dies selbst zu dosieren.

Für die letzte Phase der Geburt wird die PDA langsam ausgeschlichen, sodass Sie die Wehen wieder intensiver spüren, um Ihr Kind aktiv hinauszuschieben, denn ohne Ihre Kraft kann das Kind nicht geboren werden.

Bei einer Kaiserschnittgeburt steht Ihnen die Spinalanästhesie bzw. auch die Vollnarkose zur Verfügung. Die Spinalanästhesie ist ähnlich wie die PDA, hat einen sehr raschen Wirkungseintritt und eine stark ausgeprägte motorische Blockade der Beine und des Beckenbodens zur Folge. Hierbei findet eine einmalige Medikamentengabe statt, somit hält sie nicht so lange wie die PDA an, sie wird aber völlig ausreichend dosiert, um schmerzfrei und bei Bewusstsein einen Kaiserschnitt vornehmen zu können. Falls bei Ihnen die Geburtssituation ein schnelles Handeln erfordern sollte oder Sie sich gegen eine Spinalanästhesie entscheiden, wird der Kaiserschnitt unter Vollnarkose durchgeführt. Die Narkose wird dann so dosiert, dass Sie baldmöglichst nach der Geburt bei Bewusstsein sind und völlig unbedenklich Ihr Kind, innerhalb der ersten Stunde, das erste Mal stillen können.

Medikamentöse Schmerzlinderung durch:

> Spasmolytika (krampflösende Medikamente),
> Analgetika (schmerzstillende Mittel),
> Lokalanästhesie (örtliche Betäubungsmittel),
> PDA (rückenmarksnahe Betäubung)
> bei Kaiserschnitt: Spinalanästhesie und Vollnarkose

Der normale Geburtsverlauf

Nach den ersten Unsicherheiten des Geburtsbeginns wissen Sie jetzt, dass Ihr Kind geboren werden will. Ihre Hebamme ist nun bei Ihnen zu Hause oder Sie sind in der Geburtseinrichtung/-klinik angekommen. Im nun folgenden Kapitel werde ich Ihnen den Ablauf und die Begleitung bei einer Hausgeburt, einer Geburtshausgeburt und einer Klinkgeburt beschreiben.

Die Eröffnungsphase

Was in der Eröffnungsphase passiert

In der Eröffnungsphase werden Sie die Wehen gut veratmen, sich so gut es geht entspannen, Sie können noch Witze machen, Ihre Wünsche zum Geburtsmodus äußern, etwas trinken oder gegebenenfalls leicht verdauliche Speisen zu sich nehmen.

Zudem gehen wir davon aus, dass Ihr Kind mit seinem Köpfchen den Becken-eingang abdichtet, das Fruchtwasser klar ist, die Kindsbewegungen gut spürbar sind, Sie sich wohlfühlen, die Geburtswehen eingesetzt haben und Sie wissen, dass dies der Beginn der Geburt Ihres Kindes ist.

Zu diesem Zeitpunkt haben Sie alle Vorbereitungen getroffen und können sich ganz auf die Geburtsarbeit einlassen. Die Wehenarbeit hat angefangen und Sie wissen, dass das Ziehen bzw. der Schmerz im Unterbauch oder Rücken die Ge-burtswehen sind. Es wird Ihnen guttun, sich zu bewegen, Sie können umherlau-fen, Treppen steigen, stehen und das Becken kreisen, auf einem Gymnastikball sitzen oder leicht hüpfen. Ihr Partner unterstützt Sie, indem er in oder außerhalb der Wehen Ihren Rücken im unteren Segment massiert.

Grundsätzlich gilt zu beachten: Jede Form der Berührung sollte immer mit Ih-rem Einverständnis geschehen. Es gibt auch Geburtssituationen, in denen Sie nicht berührt werden wollen.

Wichtig ist in diesen Situationen auch, dass Ihre Begleitperson Sie mental un-terstützt. Manche Partner zweifeln an ihrer Kompetenz, wenn sie »nur« Händ-chen halten, dem ist jedoch nicht so. Gerade die mentale Unterstützung bringt Ihnen in dieser Geburtssituation die Unterstützung, die Sie benötigen und auch einfordern. Doch es kann schwierig für Ihren Partner sein, sich mit dem »Nichts-tun-Können« auseinanderzusetzen. Er hat während der Geburt eine nicht zu un-terschätzende Anspannung, schließlich erwartet er mit Ihnen das gemeinsame Kind, ist um Sie besorgt, möchte, dass es Ihnen gut geht, darf aber nur in der Be-obachterposition verweilen. Falls Ihr Partner spürt, dass die emotionale Belas-tung für ihn zu groß wird, so ist es sinnvoll, zu seinem Schutz und Ihrer Paarbe-ziehung dieses auszusprechen und für eine Lösung zu sorgen. Sicher ist in dieser Situation Ihre Freundin oder Mutter bzw. Schwester bereit, Ihren Partner abzu-lösen. Schließlich wollen Sie und Ihr Partner nach der Geburt Ihres Kindes weiter-hin ein Paar und auch ein Liebespaar sein.

Die Zeit der Öffnung des Muttermundes und des Weiter-nach-unten-Gleitens des kindlichen Kopfes füllt bei der ersten Geburt die längste Zeit aus; bei den weiteren Geburten können die Eröffnungswehen auch sehr schnell und kräftig kommen. Bei der ersten Geburt haben Sie genügend Zeit, sich mental auf die Geburt einzulassen.

Die Geburtswehen kommen in der Eröffnungsphase circa alle 5 Minuten re-gelmäßig, die Wehenatmung sollten Sie spätestens jetzt einsetzen und Ihre Heb-amme ist bei Ihnen bzw. Sie sind in die Geburtseinrichtung gefahren.

Das Prozedere bei der Ankunft im Kreißsaal

Wenn Sie in der Klinik angekommen sind, wird Ihnen erst einmal an der Kreißsaaltür von der diensthabenden Hebamme die Frage gestellt, weshalb Sie kommen. Vielleicht denken Sie sich: »Welch überflüssige Frage«, aber wie Sie in den vorherigen Kapiteln gelesen haben, kann der Besuch im Kreißsaal aus unterschiedlichen Gründen erfolgen, zum Beispiel bei Fruchtblasensprung, Terminüberschreitung, Unwohlsein, Blutungen oder eben wegen Wehentätigkeit.

Einige Kliniken bieten den werdenden Müttern eine Anmeldung zur Geburt schon in der Schwangerschaft an, dies hat für Sie und die Klinik den Vorteil, dass schon bei der Anmeldung Ihre Personalien, eventuelle Risiken, Ihre Wünsche und Erwartungen berücksichtigt werden können und eine ausführliche Beratung zur Geburt bereits stattfand. Falls Sie sich für eine Klinik, in der keine Anmeldung erforderlich ist, entschieden haben, werden diese Informationen bei der Aufnahme im Kreißsaal ausgetauscht. Die Wünsche zur Geburtsposition, Nabelschnurdurchtrennung etc. können Sie jetzt mit der betreuenden Hebamme besprechen, damit dies in der letzten Phase der Geburt berücksichtigt werden kann. Es macht Sinn, das vorher zu vereinbaren, denn in der letzten Phase der Geburt werden Sie wahrscheinlich keine Gedanken mehr an Ihre Wünsche haben, sondern mit Ihrer ganzen Aufmerksamkeit bei sich und dem Erleben der Geburt sein.

Parallel zur Kreißsaalaufnahme wird Ihnen die Hebamme ein CTG (Cardiotokogramm) an Ihrem Bauch anlegen. Hiermit werden die Herztöne Ihres Kindes und gleichzeitig die Wehentätigkeit sowie die Kindsbewegungen aufgezeichnet. Das CTG gibt keine Aussage über die Heftigkeit der Wehentätigkeit! Es werden ausschließlich die einzelnen Wehen in ihrer Dauer und in den Abständen zur nächsten Wehe aufgezeichnet. Die Schmerzintensität erleben Sie selbst mit Ihrem persönlichen Schmerzempfinden. Die Herzfrequenz Ihres Kindes liegt bei der Geburt wie auch in der Schwangerschaft bei einer Pulstätigkeit von 110–170 Schlägen pro Minute. Die Herzfrequenz Ihres Kindes ist damit doppelt so hoch wie Ihre eigene Pulstätigkeit (ca. 60–80 Schläge pro Minute).

Nach einer Zeit von circa 30 Minuten wird die Hebamme Sie vaginal untersuchen, um festzustellen, wie weit sich Ihr Gebärmutterhals und Ihr Muttermund verändert haben. In der Eröffnungsphase öffnet sich der Muttermund bis auf 10 Zentimeter und der Gebärmutterhals verstreicht. Dabei verschwindet das Gewebe nicht einfach, sondern wird durch die Wehen nach oben in den oberen Teil der Gebärmutter gezogen. Im ersten Teil der Eröffnungsphase ist der Gebärmutterhals vielleicht fast verstrichen und der Muttermund für 2–3 Zentimeter geöffnet (bei einer zweiten oder weiteren Geburt: Gebärmutterhals verstrichen, Muttermund 4–5 Zentimeter geöffnet), Ihrem Kind geht es gut und Sie fühlen sich trotz Wehen wohl.

In der Klinik wird Ihnen nun als Vorsichtsmaßnahme ein venöser Zugang am Unterarm gelegt und eine Blutabnahme durchgeführt.

Der weitere Verlauf der Eröffnungsphase

Jetzt ist Bewegung eine gute Methode zum weiteren Voranbringen der Geburt. Ihre Hebamme wird Sie animieren, umherzulaufen; je nach Geburtsort wird dies in der Wohnung/im Haus stattfinden, durch den Garten oder im Kliniktreppenhaus. Dadurch werden sich die Geburtswehen verstärken, Sie müssen sich immer mehr auf die Wehenatmung einstellen und das Bewegen wird beschwerlicher. Wenn Sie sich in der Bewegung nicht mehr wohlfühlen, gehen Sie zurück in den Kreißsaal. Es kann auch sein, dass Ihre Hebamme nach etwa spätestens 2 Stunden eine erneute CTG-Kontrolle und Untersuchung durchführen möchte. Nun ist der Gebärmutterhals ganz verstrichen, der Muttermund ist 5 Zentimeter geöffnet (bei der zweiten oder weiteren Geburt: 7–8 Zentimeter), vielleicht müssen Sie sich erbrechen oder haben noch einmal Stuhlgang.

Ein Entspannungsbad kann nun angebracht sein: Das Wasser ist für Sie angenehm warm und je nach Badewanne können Sie auf dem Rücken, seitlich, hockend oder im Vierfüßlerstand in der Badewanne die Wehen weiter veratmen. Durch das warme Wasser kann sich Ihr Körper entspannen und Sie können sich ein wenig erholen; schon nach kurzer Zeit werden Sie feststellen, ob das Wasser Ihnen guttut oder ob es Sie in Ihrer Entfaltung stört; dann ist es angebracht, das Bad zu beenden. Wenn Sie das Bad angenehm finden, können Sie bis zu einer Stunde im warmen Wasser verweilen. Nach dieser Zeit ist es sinnvoll, erneut die Schwerkraft zu nutzen und aus dem Wasser zu steigen, damit die Geburt weiter voranschreitet.

Die Wehen kommen nun circa alle 3 Minuten, Sie nehmen Ihr Umfeld jetzt sensibel wahr und sind doch ein Stück fern von dieser Welt.

Es findet eine erneute CTG-Kontrolle statt, eventuell lief selbst beim Entspannungsbad die Herztonaufzeichnung weiter, Ihrem Kind geht es weiterhin gut und vielleicht ist bei einer vergangenen Wehe die Fruchtblase geplatzt und es läuft das klare Fruchtwasser ab. Ihre Hebamme wird Sie dann untersuchen, der Befund wird nun lauten: Muttermund 7–8 Zentimeter (weitere Geburt: Muttermund fast vollständig).

Direkt nach einem Fruchtblasensprung tritt oft eine Wehenpause von bis zu 30 Minuten ein, dies geschieht durch die veränderten Druckverhältnisse in der Gebärmutter. Aber die Wehen setzen von alleine wieder ein, es wird kein Wehentropf benötigt, meist reicht die normale Bewegung aus, um den Geburtsvorgang weiter fortzuführen. Die Wehen sind nach einem Fruchtblasensprung intensiver spürbar, da der Puffer der Fruchtblase zwischen Köpfchen und Muttermund nun nicht mehr vorhanden ist. Die Wehen kommen nun mit Macht und Sie sind ganz und gar in die Geburtsarbeit vertieft. Zu diesem Zeitpunkt der Geburt ist es völlig normal, dass Sie an sich und Ihrer Leistungsfähigkeit zweifeln; vielleicht fordern Sie eine sofortige Schmerzlinderung ein, einen Kaiserschnitt oder alles zusammen. Nun sind Ihr Partner und Ihre Hebamme gefragt, um Sie beim Atmen zu unterstützen, Sie aufzubauen und zu ermuntern. Schon nach 3–4 Wehen schaffen Sie es wieder, die Wehen wie gewohnt zu veratmen, ohne das Gefühl zu haben, dass Sie nicht »mehr können«. – Die letzte Phase der Muttermunderöffnung ist geschafft.

Es kann sein, dass sich die Eröffnungsphase zügig gestaltet hat. Doch das Köpfchen des Kindes benötigt auch eine gewisse Zeit, um durch das Becken zu treten. Dafür hat es maximal 2 Stunden nach der vollständigen Muttermunderöffnung Zeit. Falls Sie in dieser Phase kurz vor der Austreibung schon ein Druckgefühl auf dem Darm haben, Ihr Kind jedoch mit dem Köpfchen noch nicht in der richtigen Ausgangsstellung liegt, ist es hilfreich, die Wehen unter Anleitung Ihrer Hebamme mit der »Lokomotiv-Atmung« (kurz über die Nase einatmen und über den Mund mit kurzen PF-Lauten auszuatmen) im Vierfüßlerstand oder in der tiefen Hocke zu veratmen. Schon nach einigen Wehen wird das Köpfchen richtig liegen und die Austreibungsphase beginnt.

Geburtspositionen für die Eröffnungsphase

> Stehen mit dem Aufstützen auf einer Arbeitsplatte, einer Fensterbank, auf den Schultern Ihres sitzenden Partners o. Ä. Ihre Füße stehen hüftbreit und die Knie sind leicht gebeugt. Durch das Aufstützen haben Sie eine gewisse Spannung im Schulterbereich, die Atmung geht leichter und Sie können nicht gleichzeitig im Becken eine Spannung halten; dadurch ist Ihr unteres Becken entspannt und die Wehen können gut wirken.

> Das Gleiche erreichen Sie, wenn Sie sich bei Ihrem Partner anlehnen, und er Sie stützt und hält.

> Sie können sich auf einen großen Gymnastikball setzen. Die Beine sind leicht geöffnet und Sie sollten im vorderen Teil des Balls sitzen, der die richtige Größe für Sie haben muss, sodass Ihre Beine im rechten Winkel stehen. Dabei sollten

Ihre Füße mit der gesamten Fußsohle auf dem Boden aufliegen und in der Wehenpause sollten Sie die Chance haben, sich vorne anlehnen zu können.

> Stehen mit dem Rücken an die Wand gelehnt: Auch hierbei sind die Füße hüftbreit und die Knie leicht gebeugt. Oder Sie stehen und haben in der Wehe den rechten bzw. linken Fuß auf einem Hocker und halten sich an Ihrem Partner fest. Dadurch wird mehr Platz für das Köpfchen im Becken geschaffen.

> Knien Sie sich im Vierfüßlerstand auf das Bett oder eine dicke Matte am Boden und stützen Sie sich entweder am hochgestellten Kopfteil des Bettes mit den Unterarmen ab, oder lehnen Sie sich auf einen Gymnastikball oder die Beine Ihres sitzenden Partners oder legen Sie Ihren Kopf, die Arme und Schultern nach vorne auf einem Kissen ab.

> Bei Erschöpfung können Sie auf der Seite, die Ihnen angenehm ist, liegen, zur Unterstützung wird Ihnen ein Kissen unter den Bauch und zwischen die Knie gelegt.

Die Austreibungsphase

Sie sind jetzt ganz und gar mit der Geburtsarbeit beschäftigt, Ihnen ist warm, Sie schwitzen und Sie haben eventuell Durst oder müssen erbrechen. Die Wehen kommen jetzt jede Minute, Sie haben kaum Zeit zum Erholen und Sie haben ein zunehmendes Druckgefühl auf den Darm. Ihre Hebamme untersucht Sie erneut, der Muttermund wird nun ganz geöffnet sein, das Köpfchen in der Beckenmitte stehen und in den nächsten Wehen weiter Richtung Beckenausgang rutschen. Die Zeit der Wehenveratmung ist nun fast vorbei, die Geburt Ihres Kindes steht kurz bevor. Ihre Hebamme wird jetzt die Wärmelampe über dem Wickeltisch anschalten und auf dem Wickeltisch angewärmte Handtücher für Ihr Kind bereithalten. Bei einer Hausgeburt oder Geburtshausgeburt wird die zweite Hebamme nun anwesend sein, in der Klinik wird ein Arzt/eine Ärztin informiert, Ihre Hebamme legt sich ihre Instrumente, ihre sterilen Handschuhe und eine Schüssel mit warmem Wasser und ausreichend Tücher zurecht.

Jetzt wird es langsam Zeit, sich in die von Ihnen gewünschte Gebärposition zu begeben. Von alleine werden Sie Ihre Position in dieser Phase nicht mehr verändern wollen, Sie haben aber am Anfang der Geburt Ihre gewünschte Geburtsposition mitgeteilt und Ihre Hebamme wird Sie ermuntern, diese nun einzunehmen. Mit zunehmender Wehentätigkeit verstärkt sich Ihr Gefühl, pressen zu müssen. Diesem können Sie nachgeben; Sie schieben Ihr Kind so Wehe für Wehe ein Stückchen weiter hinaus. Es ist egal, wie lange die Geburt bis hierhin gedauert hat, Ihr Körper schüttet jetzt so viele Hormone aus, dass Sie die Kraft haben,

Ihr Kind eigenständig zu gebären. In der Wehe werden Sie intuitiv in Richtung Scheide/Damm schieben, Ihre Hebamme wird Sie mit Worten bestärken, dies weiter zu tun. Falls Sie Schwierigkeiten haben, in den Bereich hineinzuschieben, der sowieso schon spannt, wird Ihre Hebamme Sie gezielt zum Hinausschieben des Kindes anleiten. Vielleicht hilft Ihnen die Vorstellung, dass eine große Geburtstagstorte zwischen Ihren Beinen steht und Sie die darauf vorhandenen Kerzen und Verzierungen sehen möchten: Dafür machen Sie sich im unteren Rücken rund, Ihr Blick geht in diese Richtung und Sie spüren, wie der Druck in der Scheide zunimmt, das Köpfchen in der Wehe ein Stück vorgleitet, um in der Wehenpause wieder ein wenig zurückzugleiten.

Geburtspositionen in der Austreibungsphase:

Die aufrechten Gebärhaltungen begünstigen die ausreichende Versorgung des Kindes mit Sauerstoff bei der Geburt, erleichtern Ihnen durch die Schwerkraft das Hinausschieben, Sie haben eine gute Orientierung, wo Sie mit Ihrer Kraft hin wollen, die Belastung der Dammmuskulatur ist verteilt und Ihre Atmung geht leichter.

> Stehend halten Sie sich an Ihrem Partner, einer Sprossenwand oder einem Seil oder Tuch fest, die Hebamme steht oder hockt hinter Ihnen. Diese Position ist für alle Frauen mit einem hohen Bedürfnis an Bewegung und einer guten Kondition geeignet, die Belastung verteilt sich optimal auf die Dammmuskulatur.

> Sitzend auf dem Gebärhocker: Dabei sitzt Ihr Partner hinter Ihnen auf einem Stuhl, Sie sitzen mit dem Becken auf dem Hocker, sodass Ihr Steißbein frei beweglich ist. Ihre Füße sind mit der ganzen Fußsohle am Boden und Sie halten sich an Ihren eigenen Beinen im Bereich der Oberschenkel oder der Knie fest. Ihre Hebamme kniet oder sitzt vor Ihnen, Sie sind mit Ihrer Hebamme auf einer Augenhöhe, dadurch nehmen Sie die Geburt selbstbestimmter wahr, die Belastung ist auf den Damm zentriert und Sie sollten wirklich nur in den letzten 10 Minuten der Geburt auf dem Gebärhocker sitzen, um keinen zu starken Druckaufbau im Bereich des Damms zu haben.

> Im Vierfüßlerstand knien Sie auf dem Bett oder einer dicken Matte, ähnlich wie in der Eröffnungsphase. Ihr Oberkörper ist ein wenig mehr aufgerichtet, Ihre Füße liegen mit den Fußrücken am Boden, Ihre Knie sind hüftbreit geöffnet. Ihr Partner unterstützt Sie in Ihrer Position oder steht neben Ihnen am Kreißbett. Ihre Hebamme hockt oder steht hinter Ihnen. Der Vierfüßlerstand ist sehr gut geeignet für eine Geburt nach einer vorangegangenen größeren Dammverletzung, da eine optimale Druckverteilung und ein beckenbodenschonendes Hinausschieben möglich ist.

> In der Seitenlage: Hier ist Ihr Oberkörper leicht aufgerichtet, Sie halten Ihr oberes Bein selbst in der Kniekehle fest, oder es wird von Ihrem Mann oder einem künstlichen Beinhalter (ähnlich wie dem an einem gynäkologischen Untersuchungsstuhl vorhandenen) gehalten. Ihre Hebamme steht seitlich am unteren Bett. Die Seitenlage ist wie der Vierfüßlerstand eine beckenbodenschonende Gebärhaltung.

> In der halb sitzenden Rückenlage: Hier stehen Ihre Füße auf dem Bett oder einer anderen Unterlage und Sie halten sich in den Knien fest. Ihr Partner steht neben Ihnen und Ihre Hebamme steht seitlich unten am Bett. In dieser Gebärhaltung benötigen Sie einige Wehen mehr, um zu lokalisieren, wohin Sie mit Ihrer Kraft müssen. Oft gehen erst einmal 3–4 Wehen Richtung Kopf, bevor die Kraft Richtung Damm geschickt werden kann. In dieser Position arbeiten Sie gegen die Schwerkraft, die Blutzufuhr für Ihr Kind und Sie selbst ist in dieser Lage eingeschränkter und es entstehen meist mehr Dammverletzungen.

Nutzen Sie die Schwangerschaft, um herauszufinden, welche Gebärhaltung Ihnen am ehesten liegt. Üben Sie in der Schwangerschaft die Gebärpositionen, um Ihre Positionswünsche für die Austreibungsphase mitteilen zu können.

Während der Austreibungsphase werden die Herztöne des Kindes kontinuierlich aufgezeichnet und es ist völlig normal, dass seine Herztöne in den Wehen in der letzten Phase der Geburt bedingt durch die Kompression verlangsamt sind. In der Wehenpause erholt sich Ihr Kind wieder. Geduld ist in der letzten Geburtsphase das Wichtigste.

Ihre Hebamme wird Sie nach einigen Wehen ermuntern, das Köpfchen zu berühren oder im Spiegel anzusehen. Trauen Sie sich! Der Kontakt zu Ihrem Kind gibt Ihnen den nötigen Motivationsschub, um mit einer Neugierde und einem »ich will nicht mehr« Ihr Kind hinauszuschieben, sodass es die Kurve um das Schambein schafft. In dieser kurzen Wehenpause dehnt sich Ihr Damm weiter; falls der Damm keine Dehnung mehr zulässt, wird es einen Dammriss geben oder aber Ihre Hebamme wird einen Dammschnitt durchführen. Beide Verletzungen entstehen während einer Presswehe, in der das Dammgewebe nicht durchblutet wird und somit eine Schmerzübermittlung ans Gehirn nicht weitergeleitet werden kann. Sie werden die Dammverletzung im Moment des Geschehens nicht als schmerzhaft wahrnehmen. Die Hebamme unterstützt Ihren Damm eventuell mit warmen Tüchern und ihrer Hand sowie das Köpfchen Ihres Kindes, denn mit der nächsten Wehe wird das Köpfchen von Ihnen hinausgeschoben. Nach der Geburt des Köpfchens wird Ihre Hebamme Sie anleiten, nicht mehr zu schieben. Diese Wehenpause braucht das Kind, um mit den Schultern wie zuvor mit dem Köpfchen durch das Becken zu gleiten. In der nächsten Wehe schieben Sie Ihr Kind unter Anleitung Ihrer Hebamme hinaus und der kleine Körper flutscht aus Ihnen heraus. Sie haben die Geburt Ihres Kindes geschafft!

Ihre Hebamme wird Ihr Kind nun mit Tüchern ein wenig trocken rubbeln, Ihr Kind wird vielleicht neugierig in die Welt schauen oder die Augen noch geschlossen halten und seinen ersten Schrei tun. Sie können Ihr Kind gleich zu sich nehmen oder wenn Sie noch eine kleine Verschnaufpause benötigen, wird Ihr Kind so lange zwischen Ihren Beinen in warmen Tüchern liegen, bis Sie durchgeatmet haben und Ihr Kind auf Ihren Bauch gelegt bekommen oder es sich nehmen.

Die Atmung in der Austreibungsphase

> Intuitiv werden Sie beim Hinausschieben Ihres Kindes den Mund leicht schließen und in der Ausatmungsphase mit einem leicht knurrenden Geräusch und Ihrer Bauchpresse (Sie haben noch aktive Bauchmuskeln!) Ihr Kind hinausschieben.

> Eine andere Form der Atmung ist die Geburtstagstortenatmung: Hierbei stellen Sie sich vor, dass eine Geburtstagtorte zwischen Ihren Beinen steht und Sie die Kerzen auf der Torte in der Wehe auspusten wollen. Um dies zu erreichen, müssen Sie kurz einatmen und dann Ihre Luft aus den fast geschlossenen Lippen hinauspressen. Sie aktivieren dabei ganz automatisch Ihre Bauchpresse. Die Position der Torte hilft Ihnen, sich rund zu machen, um Ihrem Kind den Weg zu öffnen.

> Gelingt es Ihnen nicht mit diesen Atemtechniken, Ihr Kind zu gebären, dann wird Ihre Hebamme Sie zum Hinausschieben mit den Worten: »Einatmen, Mund schließen, Augen schließen, Kopf auf die Brust und drücken, drücken, drücken, ausatmen, erneut einatmen und drücken, drücken, drücken« ermuntern. Man muss bei dieser Technik darauf achten, dass der Druck nicht in den Kopf gepresst wird, sondern nach unten Richtung Scheide/Damm, ansonsten kann es vorkommen, dass kleine Blutgefäße im Gesicht, in den Augen oder am Dekolleté platzen und Sie in den ersten Tagen nach der Geburt in diesem Bereich wie ein Streuselkuchen aussehen. Dies ist ein Zeichen für Ihre immense Kraft und bildet sich wieder zurück.

Dammriss oder Dammschnitt

Ob ein Riss entsteht oder ein Dammschnitt erforderlich ist, ist abhängig von der Beschaffenheit des Bindegewebes und der Dehnungsfähigkeit, der Größe des Köpfchens und der Schulter, von eventuellen vorherigen Dammverletzungen und vorbereitenden Maßnahmen.

Durch das Beckenbodentraining und die Dammmassage in den letzten Wochen vor der Geburt kann das Risiko der Geburtsverletzung vermindert werden. Bei der Geburt selbst kann durch gedämpftes Licht und Ruhe, feucht-heiße Damm-/ Schamlippentücher in der Austreibungsphase, eine einfühlsame Berührung des Damms durch die Hebamme, die Wahl der Geburtsposition als auch das Abwarten, bis Ihr Kind wirklich am Beckenboden bzw. zwischen den Schamlippen sichtbar ist, eine Dammverletzung im Rahmen gehalten werden. Der Dammriss entsteht im Moment der größten Dehnung – das Gewebe schafft den nötigen Raum, während der Dammschnitt bewusst durchgeführt wird. In manchen Geburtssituationen ist ein Dammschnitt erforderlich (z. B. für eine Saugglocke), für eine normal verlaufende Geburt ist er jedoch nicht zu rechtfertigen, da groß angelegte Studien bewiesen haben, dass ein Dammschnitt weder eine positive Auswirkung auf den Beckenboden noch auf die Heilung hat.

Der Kaiserschnitt

Laut Aussage der Statistiken lag die Kaiserschnittrate in den 1960er-Jahren bei 3–5 %, 1991 bei 15,2 % und im Jahr 2004 wurden in Deutschland 26,8 % aller geborenen Kinder per Kaiserschnitt geboren. Dies ist eine Entwicklung mit steigender Tendenz.

Die hohe Zahl an Kaiserschnittentbindungen ist nicht auf die medizinische Notwendigkeit zurückzuführen, sondern muss wohl eher in der allgemein gesellschaftlichen Bereitschaft zur operativen Entbindung gesucht werden. Doch was passiert in unserer Gesellschaft, wenn schon fast jedes vierte Kind per Kaiserschnitt zur Welt kommt? Welche Gründe gibt es für die Entscheidung zum Kaiserschnitt? Was passiert bei einem Kaiserschnitt? Warum entscheiden sich Frauen für eine Wunschsectio? Welche Folgen hat eine Kaiserschnittgeburt? Dies sind nur einige Fragen zum Thema Kaiserschnitt, die alle eine Betrachtung wert sind. Ich werde nachfolgend versuchen, dieses umfangreiche Thema für Sie zusammenzufassen, um Ihnen eine gute Entscheidungsmöglichkeit zu bieten und Ihr Leben mit einer Kaiserschnitterfahrung positiv zu gestalten.

Gründe für ansteigende Kaiserschnittzahlen

Wir leben in einer Zeit der Schönheitsideale, dies wird durch die Medien unterstützt und gefördert. Wir sind alle gesund, schlank, verdienen viel Geld, haben eine erfüllte Freizeit, unser Körper ist jung, durchtrainiert, wir sind immer sauber und duften nach dem aktuellen Damen- oder Herrenparfüm. Selbstverständlich gehört die Haarentfernung an den unterschiedlichsten Körperstellen dazu, Probleme kennen wir nicht und sehen zwei Wochen nach der Geburt eines Kindes wieder wie Mannequins aus und und und ... Diese Auflistung zeigt den Trend unserer Gesellschaft, ohne Höhen und Tiefen durchs Leben zu gehen. Das Leben ist jedoch anders. Dies ist die eine Seite der Medaille.

Die andere, die der Hebammen und Ärzte, entsteht aus den zum Teil gleichen Gründen, denn auch die Hebammen und Ärzte sind Teil der Gesellschaft. Das Verlangen nach einem perfekten Kind ohne eventuelle Schäden und den daraus resultierenden steigenden Zahlen der Schadensersatzforderungen veranlassen die Gynäkologen heute eher, eine Entscheidung zum Kaiserschnitt zu treffen als früher.

Gründe für einen Kaiserschnitt

Medizinische Gründe
> Eine vor dem Muttermund liegende Plazenta (Plazenta praevia)
> Vorzeitige Plazentalösung
> Beckenendlage mit Zusatzrisiko (z. B. großes Kind)
> Querlage des Kindes
> Zwillinge (wenn auch der erste Zwilling in Steißlage liegt)
> Drillinge/Vierlinge
> Schweres HELLP-Syndrom (Schwangerschaftsvergiftung)
> Starke Geburtsängste der Mutter
> Gefährdung des Kindes bei normaler Geburt: zum Beispiel bei HIV der Mutter, Geburtsstillstand, Frühgeburt vor der 32. Schwangerschaftswoche, Nabelschnurvorfall

Weitere Gründe
> Die Schwangere und ihr Partner wollen die Geburtsarbeit und die damit verbundenen Schmerzen nicht leisten und erleben.
> Fehlende Erfahrung und Geduld der Geburtshelferinnen bei schwierigen Geburtsverläufen (beispielsweise bei Beckenendlage/Steißlage).
> Mit der steigenden Zahl der Regressansprüche nach langen Geburtsverläufen steigt auch die Angst vor Schadensersatzzahlungen der Geburtshelferinnen und verleitet diese zu einer schnelleren Entscheidung zum Kaiserschnitt.

Was passiert bei einem Kaiserschnitt?

Wir unterscheiden einen geplanten von einem ungeplanten Kaiserschnitt.

Der geplante Kaiserschnitt

Bei einem geplanten Kaiserschnitt haben Sie circa 4 Wochen vor dem errechneten Geburtstermin ein Gespräch mit dem Gynäkologen der Geburtsklinik, in dem Sie eingehend darüber aufgeklärt werden, ob und in welcher Form der Kaiserschnitt durchgeführt wird. 10–14 Tage vor dem errechneten Termin werden Sie einen Tag vor der Kaiserschnittentbindung in der Klinik aufgenommen und es werden Blutabnahmen, CTG- und Ultraschall-Kontrollen, ein Anästhesie-Aufklärungsgespräch und ein Operationsaufklärungsgespräch durchgeführt. Manche Kliniken machen diese Voruntersuchungen auch ambulant, sodass Sie die Nacht vor der Geburt zu Hause verbringen können. Sie müssen jedoch eine Nahrungs- und Nikotinkarenz von 6–8 Stunden vor der Operation einhalten.

Am Tag der Entbindung werden Sie im Kreißsaal von Ihrer Hebamme betreut und vorbereitet. Es werden die Herztöne des Kindes aufgezeichnet, Ihnen wird ein Harnblasenkatheter gelegt, die Schamhaare werden rasiert, Sie bekommen Kompressionsstrümpfe angezogen, der gesamte Schmuck, Sehhilfen und Zahnprothesen müssen abgelegt werden und es muss der evtuell vorhandene Nagellack von den Fingernägeln entfernt werden. Ihre Hebamme und Ihr Partner begleiten Sie zum Operationssaal. Bei einer örtlichen Betäubung hat Ihr Partner die Möglichkeit, Sie im Operationssaal zu unterstützen. – Dies begünstigt Ihre Kreislaufsituation bei der Entbindung und kann das Bonding unterstützen.

Der ungeplante Kaiserschnitt

Der ungeplante Kaiserschnitt entsteht aus der Geburtssituation. Es ist möglich, dass bei der Geburt ein Geburtsstillstand oder ein Risiko auftritt – beispielsweise wenn sich trotz Wehentätigkeit der Muttermund nicht öffnet, das Kind mit dem Köpfchen nicht in das Becken eintritt, es Ihrem Kind insgesamt nicht gut geht (das wird über das CTG festgestellt) oder es Ihnen selbst nicht gut geht (zum Beispiel durch eine Schwangerschaftsvergiftung).

Je nach Geburtssituation kann ein ungeplanter Kaiserschnitt mit Spinalanästhesie durchgeführt werden oder es muss aus Zeitersparnis eine Vollnarkose erfolgen.

Die Nachgeburtsphase bei einem Kaiserschnitt gestaltet sich etwas anders als nach der normalen Spontangeburt. Ihr Partner hat nun als Erster die Möglichkeit, den körperlichen Kontakt zu Ihrem Kind aufzubauen, denn er wird gemeinsam mit Ihrem Kind im Kreißsaal auf Ihre Verlegung aus dem Operationssaal warten. In dieser Zeit sollte er nach Möglichkeit seinen Oberkörper entblößen, um Ihrem Kind den nötigen Hautkontakt nach dem Geburtserlebnis zu ermöglichen. Über diese Sinneserfahrung, gepaart mit der Ihrem Kind bekannten Stimme und dem Hören des Herzschlags, fühlt sich Ihr Kind willkommen und kann das Erlebte ansatzweise verarbeiten. Es ist faszinierend festzustellen, dass die Väter nach dieser Bondingphase in den ersten Lebenstagen ihre Kinder sehr gut beruhigen können; durch die spätere Bondingsituation zwischen Mutter und Kind holen die Frauen dieses Defizit jedoch auf.

Nach der erneuten Ankunft im Kreißsaal werden Sie noch circa 3 Stunden dort zur medizinischen Beobachtung und zum ersten Stillen etc. verweilen.

Warum entscheiden sich Frauen für einen Wunschkaiserschnitt?

Vorab möchte ich Ihnen sagen, dass es weit weniger Wunschkaiserschnitte gibt, als uns die Medien suggerieren. Die wesentlich größere Zahl der Frauen wünscht sich nach wie vor eine normale Geburt. Als Grund für einen Wunschkaiserschnitt geben die betroffenen Frauen Geburtsängste an. Diese sollten immer hinterfragt und mit der Hebamme oder dem Gynäkologen/der Gynäkologin besprochen werden!

Mögliche Folgen einer Kaiserschnittgeburt

Aus fachlicher Sicht erhöht sich die intensivmedizinische Behandlung der Neugeborenen nach einem Kaiserschnitt, die Stillbeziehung kann sich schwieriger gestalten, im Wochenbett kommt es 4-mal häufiger zu Komplikationen als nach einer normalen Geburt, eine ungewollte Sterilität kann auftreten, die Wahrscheinlichkeit einer erneuten Kaiserschnittgeburt steigt, es kann eine länger anhaltende Taubheit oder Sensibilitätsstörung (Wetterfühligkeit) im Narbenbereich auftreten, eine kosmetisch störende Fettschürze kann entstehen, eventuell wird die Harnblasenfüllung nicht mehr gespürt, eine Wochenbettdepression tritt häufiger auf, Versagensängste können sich entwickeln, die Mutter-Kind-Beziehung kann gestört sein.

Entgegen mancher Fachmeinung wird durch einen Kaiserschnitt die Beckenbodenmuskulatur nicht geschützt, eine Beckenbodenschwäche ist nicht vom Geburtsmodus abhängig. Dies hat eine fundierte Studie bewiesen.

In den ersten Stunden nach dem Kaiserschnitt lässt die Wirkung der PDA bzw. der Spinalanästhesie langsam nach und je nach Schmerzempfinden können die

Nahtschmerzen mehrere Tage bis Wochen anhalten. Zur Schmerzlinderung stehen Ihnen homöopathische Arzneien oder Schmerzmedikamente (in eingeschränkter Form) zur Verfügung.

Unterstützende Maßnahmen nach einer Kaiserschnittgeburt

Wie immer im Leben bestätigt die Ausnahme die Regel. Es kann durchaus sein, dass Sie eine Kaiserschnittgeburt erleben und danach keine Beschwerden bzw. Folgen spüren. Dennoch möchte ich Ihnen Maßnahmen zur Linderung von kaiserschnittbedingten Folgen nennen:

> Zur Behandlung der Sensibilitätsstörung eignet sich beispielsweise das Narbengel der Firma Wala. Sie sollten 3 Wochen nach der Geburt damit beginnen, es 1–2-mal täglich einzumassieren; die Behandlung kann bis zu 9 Monate dauern.

> Zur Unterstützung der Akzeptanz der körperlichen Veränderung bietet sich eine Bauchmassage an (beispielsweise mit Rosen- oder Lavendelöl).

> Die psychische Situation (Versagensängste, Schuldgefühle, Ausgeliefertsein) kann durch Beratungsgespräche mit einer Therapeutin stabilisiert werden. Auch länger zurückliegende Kaiserschnittgeburten können aufgearbeitet werden und Sie haben die Chance, sich wieder in Ihrem Körper wohlzufühlen und mit dem Erlebten Frieden zu schließen. (Gute Informationsarbeit bietet die Internetseite www.kaiserschnitt-netzwerk.de)

Besonderheiten bei der Geburt

In der Schwangerschaft sind Sie laut einem alten deutschen Sprichwort »guter Hoffnung« – mit dieser Hoffnung gehen wir alle auch in die Geburt. Die Geburt ist erst einmal ein normaler Vorgang ohne Besonderheiten, und doch kommt es vor, dass aus den unterschiedlichsten Gründen eine Geburt eine andere Wendung nimmt. Im folgenden Kapitel informiere ich Sie über unterschiedliche Vorkommnisse bei der Geburt, bei denen man nicht ganz ohne Hilfsmittel auskommen kann.

Die Saugglockengeburt und die Zangengeburt

Die Saugglocken- oder Zangengeburt kommt bei der Geburt Ihres Kindes erst dann zum Einsatz, wenn Sie die Geburt fast bis zum Schluss geschafft haben. Sie haben die Wehen bis zur Öffnung des Muttermundes veratmet, die Fruchtblase ist gesprungen bzw. eröffnet worden und der kindliche Kopf steht am Beckenausgang. Wahrscheinlich haben Sie schon einige Presswehen in den unterschiedlichen Geburtspositionen gearbeitet, um Ihr Kind hinauszuschieben, leider ohne den Erfolg, dass das Baby mit seinem Köpfchen tiefer tritt.

Es ist auch möglich, dass die Entscheidung zum Eingriff durch Ihre eigene Erschöpfung oder aber die Ihres Kindes getroffen wird. Ihre Hebamme wird gemeinsam mit dem Gynäkologen/der Gynäkologin die Entscheidung treffen und Sie über die Notwendigkeit der Intervention aufklären. Um den Eingriff durchführen zu können, werden Sie sich auf den Rücken legen müssen, Ihre Beine werden ähnlich wie auf dem Gynäkologenuntersuchungsstuhl in Beinhalter gelegt und Ihre Harnblase wird noch einmal mittels eines Blasenkatheters entleert.

Seit über 100 Jahren bestehen beide Methoden der vaginal-operativen Entbindung bei einem Geburtsstillstand in der letzten Phase der Geburt. Auch wenn sich die Schilderung dieses Geburtsvorgangs eher unangenehm liest, ist es doch ein Segen, diese Formen der Geburtsleitung zu besitzen – zumal die letzte Phase der Geburt wirklich nur einen kleinen Teil ausmacht und Sie trotzdem Ihr Kind auf normalem Weg gebären. Der Nutzen ist größer als der Schaden und Ihr Glück über die eigene Geburtsleistung ist trotz oder gerade deswegen vorhanden.

Die Saugglockengeburt

Die Durchführung der Saugglockengeburt wird der Facharzt/die Fachärztin für Gynäkologie (meistens der Oberarzt/die Oberärztin) in Anwesenheit des Assistenzarztes/der -ärztin und der Hebamme durchführen. Die Saugglocke wird an das Köpfchen des Kindes gesetzt und über einen Vakuumaufbau und einen Zug wird gemeinsam mit Ihrer Kraft während der Presswehen Ihr Kind hinausgezogen und -geschoben. Falls ein Dammschnitt erforderlich wird, wird Ihre Hebamme diesen in der Presswehe, während das Dammgewebe nicht durchblutet wird und damit nicht schmerzhaft ist, durchführen; hierdurch kann eine größere Dammverletzung vermieden werden. Das Vakuum der Saugglocke wird direkt nach der Geburt Ihres Kindes vom Köpfchen langsam gelöst, damit die Glocke vom Kopf genommen werden kann und Sie Ihr Kind direkt auf den Körper gelegt bekommen.

Der Nachgeburtsverlauf ist wie bei einer Geburt ohne ärztliche Hilfe. Am Köpfchen Ihres Kindes ist in den ersten Stunden nach der Geburt eine Schwellung an der Ansatzstelle der Saugglocke sichtbar. Ihr Kind wird keinen Schaden davon nehmen und die Schwellung verschwindet in der Regel von alleine. Diesen Prozess können Sie mit dem vorsichtigen Auftragen der Bachblütencreme »Rescue« auf die betroffene Stelle in den ersten Tagen nach der Geburt unterstützen.

Die Zangengeburt

Die Entscheidung zur Zangengeburt wird nach den gleichen Kriterien getroffen wie bei der Saugglockengeburt. Wann welche Methode angewandt wird, ist zum Teil abhängig von der Erfahrung des Gynäkologen/der Gynäkologin und der Notwendigkeit einer schnellen Geburtsbeendigung.

Das Anlegen der Zange am Köpfchen wird wie die Saugglocke durch den Gynäkologen/der Gynäkologin in der gleichen Geburtsposition durchgeführt. Auch hierbei gebären Sie Ihr Kind in den Presswehen mithilfe des Zangenzugs durch Ihr aktives Hinausschieben. Den Dammschutz führt Ihre Hebamme durch und entscheidet, ob ein Dammschnitt notwendig ist. Die Zangenlöffel werden direkt nach der Geburt des Kindes vom Köpfchen entfernt und Sie können Ihr Kind in die Arme schließen. Ähnlich wie bei der Saugglocke kann in den ersten Stunden nach der Geburt ein Abdruck der Zange am kindlichen Köpfchen zu sehen sein. Dies ist unbedenklich und Sie können die Rescue-Bachblütencreme auch hierfür nutzen.

Die verzögerte Schultergeburt

In seltenen Fällen kommt es vor, dass Ihr Kind nach der Geburt des Köpfchens mit den Schultern nicht durch das Becken durchtritt. Hierbei sprechen wir von der verzögerten Schultergeburt. Diese kommt bei Kindern über 5000 Gramm eher vor als bei normalgewichtigen Kindern. Wenn Sie ein schweres Kind erwarten, können Sie durch die aufrechten Geburtspositionen (siehe S. 87 f.) die Gefahr der verzögerten Schultergeburt verringern.

Beim Auftreten der verzögerten Schultergeburt werden Sie von Ihrer Hebamme angeleitet, sich erst aufrecht auf die Knie mit nach hinten gelehntem Oberkörper zu setzen, um dann in den Vierfüßlerstand zu gehen. Oder es werden Ihnen in der Rückenlage die Beine erst maximal überstreckt, dann die Beine Richtung Decke senkrecht gestreckt, um die Beine dann maximal in den Knien zu beugen. In der hockenden Gebärposition werden Sie mit Unterstützung aufstehen und sich von einem Bein aufs andere Bein bewegen und sich wieder hinsetzen. Alle Stellungsänderungen haben den Erfolg, dass sich die kindliche Schulter richtig ins Becken einstellt und Sie Ihr Kind weiter normal gebären können. Ihre Hebamme und Ihr Partner oder die anwesende zweite Hebamme oder der Arzt/die Ärztin werden Sie in der jeweiligen Position unterstützen. Die gesamte Situation dauert circa 2–3 Wehen an, danach ist dieses geburtshilfliche Problem gelöst und Sie haben das Kind selbst geboren. Meist nehmen die Frauen die Methoden erst im Bewusstwerden der Geburt am nächsten oder den darauffolgenden Tagen wahr.

Beckenendlagengeburt (Steißlage)

Bei der Beckenendlagengeburt hat sich statt des kindlichen Köpfchens der Po (Steiß) des Kindes im Becken eingestellt. Etwa 5 % aller Kinder werden aus der Steißlage geboren. Viele Kinder befinden sich in der 30. Schwangerschaftswoche noch in der Beckenendlage, drehen sich jedoch ohne oder mit Hilfe im Verlauf der Schwangerschaft in die Schädellage.

> Um bei einer Beckenendlage entscheiden zu können, ob das Kind auf normalem Weg geboren werden kann, sollten Sie sich etwa in der 36. Schwangerschaftswoche in der von Ihnen ausgewählten Geburtseinrichtung vorstellen. Hier werden Sie eingehend zu den Vor- und Nachteilen einer spontanen Beckenendlagengeburt beraten.

Spricht alles für eine normale Geburt Ihres Kindes, so können Sie die gleichen geburtsvorbereitenden Maßnahmen ergreifen wie bei einer zu erwartenden Spontangeburt eines Kindes in Schädellage. Der spontane Geburtsbeginn wird abgewartet und es wird weniger als bei einer Schädellage mit Wehentropf o. Ä. interveniert. Die Geburtsbegleitung zeichnet sich durch ruhiges Abwarten aus. Bei der Geburt werden Sie durch Ihre Hebamme, den Assistenzarzt/die -ärztin und den Facharzt/die -ärztin begleitet, denn auf diese Geburten haben alle Beteiligten ein besonderes Augenmerk. Zum einen, da sie nicht ständig auftreten, und zum anderen, um eine eventuelle Veränderung rechtzeitig zu erkennen und dementsprechend zu handeln.

Je nach Klinikmodalitäten wird Ihnen eine PDA zur Schmerzlinderung empfohlen bzw. als verpflichtende Geburtsbegleitung angesehen; falls ein schneller Entschluss zum Kaiserschnitt getroffen werden muss, liegt mit der schon vorhandenen PDA eine lokale Betäubung vor und Sie können trotz eines ungeplanten Kaiserschnitts bewusst die Geburt Ihres Kindes miterleben.

Sie werden die Eröffnungswehen in den Ihnen angenehmen Geburtspositionen veratmen können, bei den Presswehen können Sie je nach Erfahrungsschatz der Geburtshelfer alle aufrechten Gebärpositionen einnehmen oder Sie werden in der halb aufrechten Rückenlage Ihr Kind in Ihrem eigenen Tempo in den Presswehen hinausschieben. Erst wenn der Po und die Beine geboren sind, wird die Hebamme oder der Gynäkologe/die Gynäkologin mit speziellen Handgriffen Ihnen und Ihrem Kind helfen, das Köpfchen zu gebären. Nach der Geburt des Köpfchens ist Ihr Kind geboren und Sie können sich wie bei einer Schädellagen-Geburt verhalten.

Quer- und Schräglage des Kindes

Die Querlage ist in der Frühschwangerschaft eine häufige Position des Kindes. Hierbei liegt das Kind mit dem Kopf und dem Steiß zu den Körperseiten der Frau, im Verlauf der Schwangerschaft dreht sich das Kind von der Querlage in die Längslage, sodass es mit dem Kopf bzw. dem Po in Richtung mütterliches Becken zeigt. Zum Ende der Schwangerschaft kommt die Querlage zu ca. 0,3–0,4 % vor und überwiegend bei Frauen mit mehr als 4 Geburten.

Die Schräglage kann auch im letzten Drittel der Schwangerschaft auftreten, das Kind liegt hierbei mit dem Körper (mit dem Kopf und Steiß) diagonal zu Ihrer körperlichen Längslinie. Sobald Wehen eingesetzt haben, verändert das Kind seine Lage und der Körper liegt in der Längslinie und kann geboren werden. Oder das Kind legt sich in die Querlage und muss operativ geboren werden.

Beide ungünstigen Geburtslagen können zusätzlich zu der Geburtenzahl durch Mehrlinge, zu viel Fruchtwasser, einer Frühgeburt, einem sehr tiefen Sitz der Plazenta und bei Gebärmutterfehlbildungen auftreten. Bei den Schwangerenvorsorgeuntersuchungen wird die Lage festgestellt und es werden eventuell entsprechende Maßnahmen ergriffen. Falls die Geburt begonnen hat und das Kind in einer Querlage liegt, muss leider ein Kaiserschnitt durchgeführt werden, da aus dieser Position kein Kind auf normalem Geburtsweg geboren werden kann.

Mehrlingsgeburt

Bei einer Schwangerschaft mit Zwillingen, Drillingen oder Vierlingen wird die Zeit bis zur Geburt beschwerlicher und eventuell mit mehr Komplikationen verlaufen als bei einer Einlingsschwangerschaft.

Zwillinge werden häufig schon in der 37. Schwangerschaftswoche geboren, Drillinge in der 34. Schwangerschaftswoche und Vierlinge bereits in der 31. Schwangerschaftswoche.

In Hinsicht auf den Schwangerschaftsverlauf und die zu erwartenden Kinder ist es sinnvoll, in einer Klinik zu entbinden, die eine Kinderklinik besitzt, um für eventuell auftretende Startschwierigkeiten Ihrer Kinder bestens vorgesorgt zu haben. Sie werden gemeinsam mit Ihrem Partner, Ihrem Gynäkologen/Ihrer Gynäkologin und der Geburtsklinik die Entscheidung zum möglichen Geburtsverlauf treffen.

Günstige Voraussetzungen zur normalen Geburt Ihrer Kinder sind, wenn Sie keine mütterlichen Erkrankungen haben, die auch bei einer Einlingsschwangerschaft die vaginale Geburt beeinträchtigen könnten; wenn das erste Kind in Schädellage liegt und die Kinder etwa gleich schwer geschätzt wurden.

Je nach Klinikablauf werden Sie die Möglichkeit haben, bis zum spontanen Geburtsbeginn abwarten zu können oder aber die Geburt wird mit wehenfördernden Mitteln eingeleitet: bei Zwillingen etwa in der 38. Schwangerschaftswoche und bei Drillingen in der 36. Schwangerschaftswoche.

Der eigentliche Geburtsverlauf ist ähnlich wie bei der Beckenendlagengeburt. Die Geburt ist mit einem größeren Personalaufwand verbunden. Bei der Geburt wird Sie eine Hebamme, ein Assistenzarzt/eine -ärztin und ein Facharzt/eine -ärztin für Gynäkologie begleiten, direkt zur Geburt wird zusätzlich noch eine Hebamme und ein Kinderarzt/eine -ärztin anwesend sein. Bei der Geburt wird ein kontinuierliches CTG von beiden bzw. allen Kindern geschrieben, Sie werden frühzeitig eine PDA (rückenmarksnahe Betäubung) erhalten und in der Eröffnungsphase können Sie alle gewohnten Geburtspositionen einnehmen – vorausgesetzt, die Herztöne der Kinder können gut aufgezeichnet werden.

Um Ihr erstes Kind zu gebären, können Sie auf dem Gebärhocker sitzen, in der Seitenlage oder in der halb aufrechten Rückenlage liegen. Haben Sie die Geburt des ersten Kindes geschafft, wird ein Ultraschall von der Lage des zweiten Kindes gemacht und eine unterschiedlich lange Ruhephase tritt ein, um dann in die Pressphase für das zweite Kind zu wechseln. Hierbei schieben Sie mit der gleichen Kraft wie beim ersten Kind Ihr zweites Kind auf die Welt. In der Zwischenzeit haben sich die zweite Hebamme und der Kinderarzt/die Kinderärztin Ihr erstes Kind angesehen und Ihr Partner kann dieses bereits im Arm halten. Nach der Geburt Ihres zweiten Kindes ist, wenn Sie Zwillinge erwartet haben, die Zwillingsgeburt geschafft, das zweite Kind wird untersucht und das Personal verringert sich, damit Sie nach dieser für alle Beteiligten aufregenden Geburt die Ruhe finden, um Ihre Kinder mit allen Sinnen wahrzunehmen.

Wenn Ihre Kinder wesentlich vor der 37. Schwangerschaftswoche geboren werden oder aber eine Besonderheit aufweisen, die einer genaueren kinderärztlichen Versorgung bedarf, werden Ihre Kinder in einen Brutkasten (Inkubator) gelegt oder aber auf die Kinderintensivstation verlegt. Ihr Partner sollte so schnell wie möglich die Kinder besuchen, um ihnen das herzliche Willkommen durch eine liebevolle Berührung zukommen zu lassen.

Sie dürfen und sollten sich auf den Sachverstand und das Fachwissen Ihrer betreuenden Hebamme verlassen; Ihre Hebamme wird Sie in einer nicht normal verlaufenden Geburtssituation angemessen über die Vorgänge aufklären und Sie unterstützen.

Die größte Zahl der Geburten verläuft ohne Komplikationen und es werden lebensfrische Kinder von gesunden Müttern geboren. Wir haben die heutige Medizin im Hintergrund, sollten diese jedoch nur, wenn sie erforderlich ist, anwenden, denn weniger ist oftmals mehr.

Die Nachgeburtsphase

Ihr Kind ist geboren, Ihre Anspannung und die Ihres Partners fällt von Ihnen ab und die erste Erholungsphase beginnt. Je nach Geburtsposition werden Sie erst einmal mit Ihrem Kind bequem gelagert und man wartet auf die Nachgeburt, das heißt darauf, dass sich die Plazenta (der »Mutterkuchen«), die Ihr Kind so lange ernährt und bewahrt hat, von der Gebärmutter löst und wie Ihr Kind aus der Gebärmutter herausgeschoben, d. h. »geboren« wird. Diese Zeit und die ersten 2 Stunden nach der Gewinnung der Plazenta (der Nachgeburt) wird als Nachgeburtsphase bezeichnet.

Mit der Geburt Ihres Kindes ist vorerst die Zeit der schmerzhaften Wehen vorbei, die Euphorie der Geburt nimmt den ganzen Raum ein. Die Erschöpfung tritt später ein und vielleicht realisieren Sie erst langsam, dass Sie die Geburt gemeistert haben, und entdecken die Neugierde auf Ihr Kind, um es wahrzunehmen, zu berühren, zu herzen und zu prüfen, »ob alles dran ist«.

> Vielleicht erkennen Sie schon kurz nach der Geburt eine gewisse Familienzugehörigkeit (z. B. die langen Finger oder das Knickohr) bei Ihrem Kind.

In der Zeit Ihres Staunens führt Ihre Hebamme unterschiedliche Aufgaben durch: Sie wird die Vitalzeichen des Kindes kontrollieren, das Kind in warme Tücher hüllen, und gegebenenfalls den Mund, den Rachen und die Nase des Kindes absaugen. Die meisten Kinder befreien ihren Nasen-, Mund- und Rachenraum eigenständig nach der Geburt, indem sie schreien, niesen und leicht erbrechen. Dadurch werden die Atemwege frei geräumt. Falls Ihr Kind dies nicht selbstständig schafft, wird mit einem mundbetriebenen Absauger der Nasen-, Mund- und Rachenraum vom Fruchtwasser befreit. Bei dieser Maßnahme reagieren die Kinder automatisch mit einem Würgereiz und befreien sich zusätzlich von überflüssigem Fruchtwasser. Wenn Ihr Kind schon ins Fruchtwasser Stuhlgang gelassen hat, dann wird auf jeden Fall rasch nach der Geburt des Kindes der Nasen-, Mund- und Rachenraum abgesaugt.

Die Hebamme bestimmt auch die Apgar-Werte nach einer Minute, und nach 5 und 10 Minuten. Dabei werden gezielt die Atmung, der Puls, die Muskelspannung, das Aussehen und die Reflexe des Kindes überprüft. Je nach Zustand Ihres Kindes bekommt es für das jeweilige Kriterium 0–2 Punkte, die höchste und damit beste Punktzahl ist 10. In Ihrem Mutterpass finden Sie die Bewertung nach 5 und 10 Minuten meist mit dem Ergebnis 9–10, das heißt, Sie haben ein lebensfrisches Neugeborenes. Die Bewertung nach einer Minute ist für das Fachpersonal wichtig, um eine erforderliche medizinische Maßnahme zu ergreifen; Prognosen für ein vitales Kind geben die Werte nach 5 und 10 Minuten, daher stehen diese im Mutterpass.

In dieser Phase der Untersuchungen wird auch die Nabelschnur von Ihnen/Ihrem Partner oder der Hebamme durchtrennt.

> Die Nabelschnur ist das Band, mit dem Ihr Kind in der Schwangerschaft und in den ersten Minuten nach der Geburt mit Ihnen verbunden ist.

In der Nabelschnur liegen geschützt von einer gallertartigen Masse drei Blutgefäße, über die Ihr Kind versorgt wird, es befinden sich keine Nervenfasern in der Nabelschnur.

Nach der Geburt des Kindes stellt sich mit dessen erstem Atemzug die Blutzirkulation im kindlichen Körper um, die Sauerstoffversorgung übernimmt ab dann die Lunge, damit tritt die Versorgung über die Nabelschnur in den Hintergrund und hört langsam auf. Diesen Vorgang nennen wir das Auspulsieren der Nabelschnur. Es gelangt hierbei zusätzlich zur Atmung noch sauerstoffreiches Blut über die Nabelschnur in den Körper Ihres Kindes, jedoch tritt kein kindliches Blut mehr den Rückweg zur Plazenta an. Somit hat Ihr Kind in den ersten Minuten eine doppelte Sauerstoffversorgung und damit einen guten Start ins Leben. Aus der Nabelschnur wird dann Blut entnommen und der ph-Wert (Säuregehalt) des kindlichen Blutes bestimmt. Hieraus können Rückschlüsse auf die Sauerstoffversorgung des Kindes bei der Geburt gezogen werden. Je nach Blutgruppe der Mutter wird eine Blutgruppenbestimmung des Kindes vorgenommen.

Die Hebamme kontrolliert auch Ihre Blutung und bei höherem Blutverlust wird Ihnen ein Hormon gegeben, das die Gebärmutter zusammenzieht. Für die Damminspektion und die vielleicht erforderliche Naht wird die Hebamme Material und Instrumente vorbereiten, sie kontrolliert Ihren Allgemeinzustand und überprüft die Lösungszeichen der Plazenta (Mutterkuchen).

Haben Sie die Plazenta geboren, wird sich Ihre Hebamme den Mutterkuchen, die Nabelschnur und die Eihäute genau ansehen und auch meistens die Vollständigkeit der Plazenta feststellen. Wenn Sie Ihr erstes Kind geboren haben, werden Sie wahrscheinlich von dem gesamten Erlebnis der Geburt erfüllt sein, bei einem weiteren Kind ist es jedoch gut möglich, dass Sie neugierig sind, wie die Plazenta aussieht, und Sie sich diese von der Hebamme zeigen und erklären lassen. In den unterschiedlichen Kulturkreisen werden große Mythen um die Wirksamkeit und die Bedeutung der Plazenta gepflegt. Ein alter Brauch ist, die Plazenta zu vergraben und einen Baum darauf zu pflanzen. Bei uns wird die Plazenta normalerweise wie auch alle anderen medizinischen Abfälle in besonderen Einrichtungen verbrannt.

Mit der Geburt der Plazenta beginnt die Zeit des Wochenflusses (Blutung), der direkt nach der Geburt wie eine starke Monatsblutung ist.

Nach der Plazentagewinnung wird Ihre Hebamme den Damm vorsichtig untersuchen und beurteilen, ob eine Dammnaht notwendig ist. Die Dammnaht wird je nach Organisation der Hebamme oder Klinik von Ihrer Hebamme oder dem Gynäkologen/der Gynäkologin gemacht, beide sind hierzu berechtigt. Die Naht wird unter Nutzung eines lokalen Betäubungsmittels (Spray und/oder Spritze in der betroffenen Region) durchgeführt; hierfür werden Sie ähnlich wie auf einem Gynäkologenuntersuchungsstuhl liegen. Meist ist man nicht mehr wirklich bereit, dies nach geschaffter Geburtsarbeit zu erdulden. Um jedoch eine gute Wundheilung und ein späteres erfülltes Sexualleben wieder gewährleisten zu können, ist dies erforderlich. Als Trost: Es geschieht in einem begrenzten zeitlichen Rahmen.

Einige der Tätigkeiten der Hebamme werden Sie wahrnehmen, andere wiederum gar nicht; dies ist auch gut so, denn schließlich sollen und dürfen Sie sich ganz auf Ihr Kind konzentrieren. Ihr Kind wird diese Zeit mit allen Sinnen, die uns die Natur gegeben hat, wahrnehmen. Es wird die neue Umgebung hören, riechen, sehen und schmecken.

Die Verabreichung von Kontraktionsmitteln nach der Geburt

Je nach Handhabe der jeweiligen Klinik wird Ihnen nach der Geburt Ihres Kindes ein Kontraktionsmittel (ein Medikament, das die Gebärmutter zusammenzieht) gegeben. Diese Verabreichung soll die Lösung der Plazenta fördern und die Nachgeburtsblutung verringern. Dies ist bei einer normalen Nachgeburtsphase eigentlich nicht erforderlich. Bei einer verzögerten Lösung der Plazenta kann es hilfreich sein, dass Sie sich hinhocken (die Schwerkraft nutzen), Ihre Harnblase entleeren (Reduzierung von Hindernissen), das Kind an Ihrer Brust trinken lassen (Produktion von körpereigenem Oxytocin), dass der Bauch vorsichtig massiert oder ein Eisbeutel auf die oberste Kante der Gebärmutter gelegt wird (physikalische Maßnahmen zur Kontraktion der Gebärmutter) und ein leichter Zug an der Nabelschnur durchgeführt wird. Je nach Wissensstand Ihrer betreuenden Hebamme wird sie in dieser Phase durch Akupunktur oder Homöopathie die Lösung unterstützen. Falls alle Möglichkeiten der begleitenden Maßnahmen zur Lösung der Plazenta nicht funktioniert haben, muss leider eine Ausschabung unter Vollnarkose vorgenommen werden, da – auch wenn nur Teile der Plazenta in der Gebärmutter zurückbleiben – eine Entzündung der Gebärmutter entstehen kann. Dies kann schwerwiegende gesundheitliche Folgen für Sie haben, daher wird auch nur ein leichter Zug an der Nabelschnur zur Gewinnung der Plazenta ausgeübt, um sicherzugehen, dass sie sich eigenständig gelöst hat.

Um Ihrem Kind einen guten Start ins Leben zu geben, ist es wünschenswert, dass Sie Ihr Kind in den ersten 2 Stunden nach der Geburt nackt auf Ihrer Haut haben: Dies wird »Bonding« genannt. Sie und Ihr Kind knüpfen in dieser Zeit Ihr eigenes Band der Mutter-Kind-Liebe, bei dem für beide Seiten der direkte Hautkontakt ganz wichtig ist. Beide nehmen Sie sich mit allen Sinnen wahr. Ihr Kind wird eigenständig seinen Saugreflex entwickeln und vielleicht schon nach einer kurzen Zeit oder aber erst nach circa 1 Stunde das erste Mal an Ihrer Brust trinken. Falls Sie Ihr Kind nicht stillen wollen oder können, sollten Sie Ihrem Kind eine kleine Portion Flaschennahrung bzw. Ihren kleinen Finger zum Saugen geben. So kann Ihr Kind sein Saugbedürfnis stillen, diesen Sinneseindruck wahrnehmen und diese überlebensnotwendige Tätigkeit üben.

Nachdem Ihr Kind gestillt wurde, der Damm versorgt und Sie bequem gelagert wurden, wird die Hebamme oder der Gynäkologe/die Gynäkologin Ihr Kind das erste Mal ausführlich untersuchen (im Kindervorsorgeheft die U 1). Ihr Kind wird gewogen, die Größe und der Kopfumfang werden gemessen, es wird nach den Fontanellen (den angeborenen natürlichen Lücken im Schädeldach) getastet, die Kopfform, Augen, Ohren, Nase, Mund und Rachenraum angeschaut, die Beweglichkeit der Extremitäten getestet, die Körperhaltung und Fußstellung sowie das Verhalten beobachtet, die Haut und das Geschlecht überprüft, das Herz, die Lunge und der Bauch abgehört. Bei einer Auffälligkeit werden Ihnen Verhaltensmaßnahmen (z. B. spezielle Fußmassage bei einer leichten Fußfehlstellung) gezeigt oder es wird ein Kinderarzt/eine Kinderärztin hinzugezogen. Nach dieser bestandenen Untersuchung wird die Nabelschnur auf einige Zentimeter gekürzt und mit einer Nabelklemme versehen, Sie werden zu den Prophylaxen wie Augentropfen und Vitamin-K-Gabe gefragt und diese gegebenenfalls durchgeführt.

Bei einer ambulanten Geburt in der Klinik oder einer Entlassung vor der 36. Lebensstunde wird mit Ihrem Einverständnis ein Neugeborenenscreening (Blutabnahme aus der kindlichen Ferse zur Feststellung von angeborenen Stoffwechselstörungen) und je nach Klinikmodus eine Blutzuckerbestimmung bei Ihrem Kind durchgeführt. Beide Untersuchungen sind Vorsorgemaßnahmen, um sicherzustellen, dass Ihr Kind gesund ist.

Das Neugeborenenscreening wird regulär zwischen der 36. und 72. Lebensstunde Ihres Kindes durchgeführt, die frühe Abnahme direkt nach der Geburt dient der Klinik zur Absicherung und zur frühzeitigen Aufdeckung einer Erkrankung Ihres Kindes. Leider kommen durch die frühe Abnahme auch falsche Ergebnisse zustande, sodass immer eine zweite Untersuchung zur Kontrolle der ersten Untersuchung erforderlich ist.

Die Blutzuckerbestimmung beim Neugeborenen ist bei einem lebensfrischen, gesunden Kind nicht erforderlich. Diese Untersuchung bei ambulanten Geburten dient auch hier der Klinik zur Absicherung. Bei einem Wert von unter 40 mg/% vor dem ersten Stillen sollten Sie erst einmal Ihr Kind stillen, gegebenenfalls bekommen Sie nach der Stillmahlzeit für Ihr Kind von der Hebamme noch eine Glukoselösung gereicht und der Blutzuckerwert wird ein zweites Mal kontrolliert. Meist hat sich der Wert dann stabilisiert und Sie können mit Ihrem Kind nach Hause.

Ihr Kind wird von Ihrem Partner oder der Hebamme – sofern Sie es wünschen – gewaschen oder gebadet und angezogen. Die Kinder sind nach der Geburt nicht wirklich schmutzig, daher ist zu überlegen, ob diese Tätigkeit wirklich erforderlich ist, zumal sich Ihr Kind gerade an die neue Umgebung gewöhnt. Vielleicht reicht ein sanftes Reinigen der beschmutzten Körperteile mit einem Waschlappen aus. Hierbei entfernen Sie nur das Notwendigste, denn der natürliche Schutzmantel Ihres Kindes, »die Käseschmiere« aus der Schwangerschaft, kann in den ersten Stunden nach der Geburt in die Haut Ihres Kindes einziehen und trägt zur unvergleichlichen Zartheit der Babyhaut bei.

In der Nachgeburtsphase wird Ihre Hebamme eine Menge an Schriftverkehr erledigen müssen, sodass Ihnen – solange Sie noch im Kreißsaal sind – Zeit gegeben wird, sich unter medizinischer Obhut erholen zu können. Bei einer ambulanten Geburt in der Klinik sowie einem stationären Aufenthalt nach der Geburt wird Ihnen die Möglichkeit gegeben, Ihre eigene Geburtsurkunde bzw. bei verheirateten Frauen Ihre Heiratsurkunde an das Klinikpersonal abzugeben, um von dort aus die Formalitäten zur Ausstellung der Geburtsurkunde Ihres Kindes erledigen zu lassen. Ansonsten wird Ihnen die »Geburtsanzeige« der Geburt Ihres Kindes mitgegeben und Sie müssen in der ersten Woche nach der Geburt zum Standesamt des Geburtsortes Ihres Kindes gehen, um dort Ihr Kind anzumelden und um eine Geburtsurkunde für Ihr Kind zu erhalten.

Die Nachwehen

In der Nachgeburtsphase beginnt die Gebärmutter, durch Kontraktionen die Blutungsstärke zu reduzieren. Diese Kontraktionen können in den ersten Tagen nach der Geburt als leichtes Ziehen bis hin zu schmerzhaften Nachwehen spürbar sein. Nach der Geburt Ihres ersten Kindes nehmen Sie die Nachwehen nur sehr selten schmerzhaft war, bei Frauen nach einer weiteren Geburt/-en können die Nachwehen in den ersten Tagen sehr schmerzhaft sein, zum Teil erleben sie diese mit dem Gefühl: »Es wird noch ein Kind geboren.« Beim ersten Stillen oder einer schnellen Bewegung sind die Nachwehen am häufigsten wahrnehmbar.

Sie können zur Schmerzlinderung ein homöopathisches Medikament oder aber ein leichtes Schmerzmittel bekommen; fragen Sie deswegen am besten Ihre betreuende Hebamme.

Sie haben es geschafft!

In einer Minute von der Frau zur Mutter. Geht das? Ja! Mit der Geburt Ihres Kindes haben Sie etwas Unfassbares geleistet. Kaum ist dieser kleine Mensch geboren, schon fällt die Vorstellung schwer, dass dieser zarte Körper in Ihnen entstanden ist und vor Kurzem noch den Platz in Ihrem Bauch ausgefüllt hat. Mit dem Ende der Geburt werden Sie sich auf den ersten Blick in dieses Menschenkind verlieben, werden die winzigen Hände und Füße bestaunen, die Mimik Ihres Kindes übernehmen und sich von jetzt auf gleich für Ihr gesamtes Leben verlieben.

Wie auch immer der Geburtsvorgang verlaufen ist, die Geburt war ein Erlebnis, bei dem Sie viel Kraft geben mussten, Sie sind an Ihre Grenzen gegangen oder haben sie sogar überschritten. Vielleicht brauchen Sie eine innere Verschnaufpause, bevor Sie Ihr Kind wahrnehmen können, aber dann kommt ganz unweigerlich die Zeit des Verliebens und des Liebe-Gebens. Dieses zarte Band der Mutter-Kind-Liebe knüpfen Sie Ihr weiteres Leben. Sie sollten es bewahren und sich in schwierigen Situationen im Leben mit Kindern, die unweigerlich kommen werden, immer wieder darauf zurückbesinnen, wie es war, als Sie Ihr Kind das erste Mal in Ihre Arme und Ihr Herz geschlossen haben.

Hausgeburt –
Entscheidungshilfe und Vorbereitung

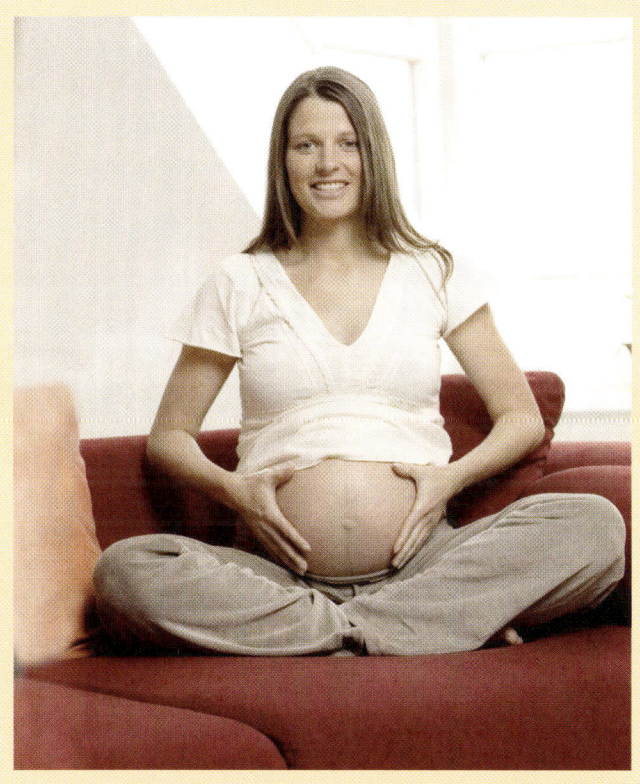

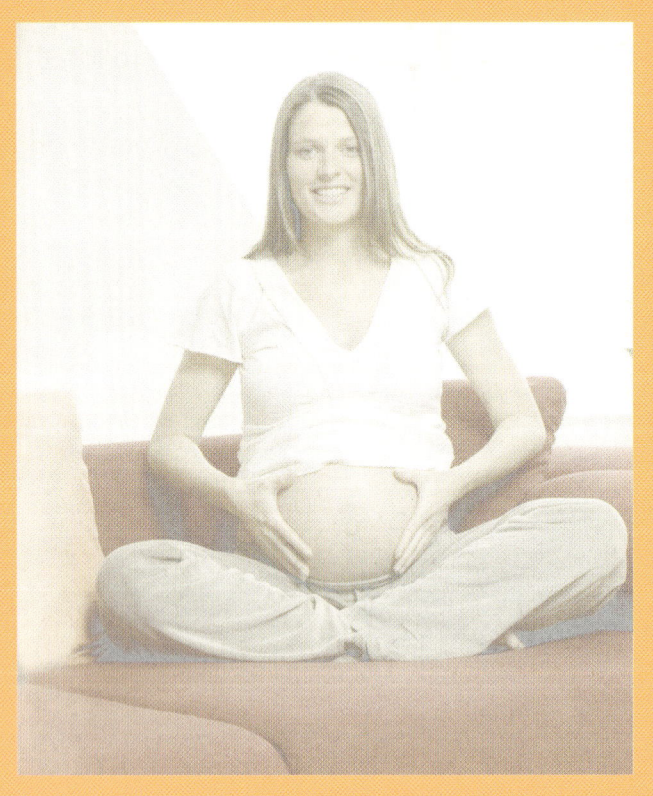

Einige Überlegungen vorab

Sie stehen vor einem der wahrscheinlich schönsten und aufregendsten Abschnitte Ihres Lebens!

Und Sie überlegen, Ihr Kind zu Hause zur Welt zu bringen? Möchten Sie selbstbestimmt gebären und dem Baby einen ungestörten Empfang bereiten?

Vielleicht haben Sie bereits ein Kind und damals bei dessen Geburt in der Klinik schlechte Erfahrungen gemacht oder spüren einfach, dass Sie »das« auch zu Hause schaffen? Vielleicht beschleichen Sie aber auch Zweifel, ob es klug ist, auf die Möglichkeiten moderner Geburtsmedizin zu verzichten?

Als Partner haben Sie sich bei der ersten Geburt vielleicht außen vor gefühlt und wünschen sich, diesmal zu Hause aktiver sein zu können? Oder Sie stehen dem Wunsch Ihrer Frau nach einer Hausgeburt eher kritisch gegenüber?

Vielleicht werden Sie auch Großeltern und wundern sich, wieso Ihre Kinder heutzutage auf die Idee kommen, eine Hausgeburt zu planen?

Oder Sie haben ein fachliches Interesse an diesem Thema?

Dieser Teil des Buches will Sie über die Chancen und Grenzen einer zeitgemäßen Hausgeburtshilfe informieren. Die Basis sind wissenschaftliche Untersuchungen und meine Erfahrungen aus 25 Jahren Hebammentätigkeit, davon zwölf Jahre Hausgeburtshilfe.

Ich hoffe, Ihnen Hebammenhilfe leisten zu können auf dem Weg, Ihre ganz persönliche Entscheidung zu treffen.

Sie möchten Ihr Kind zu Hause zur Welt bringen?

Eigentlich ist eine Geburt die natürlichste Sache der Welt. Auch Schwangerschaft, Geburt und Wochenbett sind alles andere als krankhafte Vorgänge im Leben einer Frau. Ganz im Gegenteil: Sie sind Zeichen von Vitalität und gelebter Sexualität. Wozu also medizinische Begleitung und Behandlung?

Wie Sie wissen, werden die meisten Babys bei uns nicht mehr zu Hause geboren – so wie die meisten Menschen nicht mehr zu Hause sterben, sondern in Heimen und Kliniken. Auch die Geburtshilfe ist Teil unserer Kultur und gesellschaftliche Veränderungen und Sichtweisen gehen nicht spurlos an ihr vorüber: So ist Geburtshilfe vielerorts zur Geburtsmedizin geworden.

Auch lesen Sie in vielen Medien, dass es besser sei, zur Geburt in die Klinik zu gehen, im Fernsehen hören Sie sogar Ärzte/Ärztinnen, die den Wunsch nach einer Hausgeburt als egoistisch bezeichnen. Dann wiederum sehen Sie Geburts-Doku-Soaps, die Sie in Ihrem Wunsch nach einer geschützten, ruhigen Atmosphäre und Selbstbestimmung bestärken.

Wenn Sie Wert auf eine fachlich kompetente Meinung legen: Die Weltgesundheitsorganisation WHO vertritt den Standpunkt, dass eine Klinikgeburt nach einer normalen Schwangerschaft nicht sicherer ist als eine Hausgeburt – und andersrum.

Die Vorteile einer Hausgeburt

> Sie wählen eine kontinuierliche Betreuung in der Schwangerschaft, während der Geburt und im Wochenbett durch eine Hebamme. Diese staatlich examinierte Fachkraft haben Sie sich selbst ausgesucht und sind mit ihr vertraut geworden. Die Kontinuität in der Betreuung führt nachgewiesenermaßen zu weniger stationären Aufnahmen in der Schwangerschaft, zu weniger Schmerzmittelbedarf und Dammschnitten bei der Geburt und zu einer deutlich größeren Zufriedenheit der Frauen/Paare.

> »Eins-zu-eins-Betreuung«: Diese Hebamme betreut während Ihrer Wehen einzig Sie und muss nicht zwischen mehreren Geburten hin- und herspringen. Auch gibt es keinen Schichtwechsel während Ihrer Geburt.

> Den Vorteil der kontinuierlichen Betreuung gibt es auch bei hebammengeleiteten Geburten in Kliniken. Vielleicht sind diese Kliniken eine Alternative für Sie? Es gibt hierzulande jedoch nur sehr wenige hebammengeleitete Kreißsäle, in denen es eine Betreuungskontinuität mit Eins-zu-eins-Betreuung gibt.

> Eventuell können Sie für die Hausgeburt einen Arzt/eine Ärztin hinzuziehen, der/die Ihnen von den Vorsorgeuntersuchungen her bekannt ist. Auch diesen/diese haben Sie sich selbst ausgesucht.

> Menschen, die eine Hausgeburt begleiten, beachten in aller Regel die psycho-sozialen Aspekte des ganz individuellen Geburtsprozesses und schützen ihn.

> Bei einer Hausgeburt haben Sie Hausrecht, die HelferInnen sind Gäste. Sie bestimmen selbst, was die Gestaltung der Geburt, der Umgebung und die Anwesenheit weiterer Personen angeht.

> Die vorgenannten Punkte geben Ihnen die Kontrolle über das »Setting« der Geburt, d. h. Sie bestimmen, wer, wann, wo, wie dabei ist, welche Musik, welches Essen es z. B. gibt. Das kann besonders wichtig sein, wenn Sie schlechte Erfahrungen mit Ärzten, medizinischem Personal oder mit Krankenhäusern allgemein gemacht haben. Übergriffe und Erlebnisse sexualisierter Gewalt in Ihrer Vorgeschichte können weitere Gründe für eine Hausgeburt sein; hier haben Sie den geschützten Rahmen, der es Ihnen ermöglicht, mit einfühlsamer Begleitung zu

gebären und den mit einer Geburt einhergehenden Kontrollverlust als nicht negativ zu erleben.

> Wenn Sie Ihr zweites, drittes oder viertes Kind erwarten, sind Sie nicht von Ihren anderen Kindern getrennt. Sie wissen sie gut betreut im Nebenraum oder auf einem langen Spaziergang. Eventuell sind sie sogar bei der Geburt dabei oder begrüßen das Neugeborene kurz nach der Geburt.

> Sie müssen nicht bei Geburtsbeginn aus Ihrer vertrauten Umgebung in eine fremde Umgebung, die Klinik, wechseln. Ebenso müssen Sie nicht – bei einer ambulanten Geburt – Stunden nach der Geburt wieder ins Auto steigen, um nach Hause zu fahren.

> Sie bleiben in Ihrer eigenen Wohnung, in der Sie sich wohlfühlen. Sie legen sich für ein Entspannungsbad in die eigene Wanne, benutzen die eigene Toilette. Das hat mit Sicherheit eine positive Wirkung auf Ihre Entspannung und die Fähigkeit, Kontrolle abzugeben. Sie essen und trinken das, was Ihnen bekommt und schmeckt, und zwar dann, wann Sie möchten. Sie hören Ihre Lieblingsmusik und riechen Ihre Düfte.

> Sie und Ihr Kind haben ein deutlich niedrigeres Infektionsrisiko. Zu Hause gibt es harmlose Keime, die Ihnen vertraut sind. Die Haut und der Verdauungstrakt Ihres Babys werden nur mit diesen Familienkeimen besiedelt. Im Krankenhaus gibt es neben vielen fremden Keimen anderer Menschen auch Stämme, die gegen Antibiotika und Desinfektionsmittel resistent geworden sind und Ihnen oder Ihrem Kind gefährlich werden könnten. Wahrscheinlich wissen Sie, dass viele Patienten sich im Krankenhaus infizieren. Neugeborene sind in dieser Hinsicht besonders empfindlich!

> Sogar wenn Sie nach einer begonnenen Hausgeburt noch in die Klinik umziehen müssen, profitieren Sie: Meistens reißt sich das Klinikpersonal dort die Beine aus, um Ihnen zu zeigen, dass auch eine Klinikgeburt eine runde Sache sein kann. Es ist allen klar, dass Sie keine unnötigen Maßnahmen und Medikamente wünschen, dass Sie Ihr Baby bei sich behalten und stillen wollen. Auch Ihr Wunsch nach einer ambulanten Geburt trifft dann auf Verständnis.

All diese genannten Vorteile münden in eine größere Zufriedenheit: In einer Befragung gaben nur 65 % der Frauen, die eine Klinikgeburt hatten, an, sie würden diesen Geburtsort beim nächsten Mal wieder wählen. 86 % der Frauen, die eine ambulante Geburt hatten, gaben an, dies wiederholen zu wollen. Bei den Hausgeburten waren es 100 %!

Die Nachteile einer Hausgeburt

Wenn Sie sich für eine Hausgeburt entscheiden, sollten Sie sich darüber im Klaren sein, dass eine Hausgeburt im Vergleich zu einer guten Klinikgeburtshilfe auch Nachteile haben kann:

> Zu Hause gibt es nur begrenzte Auswahlmöglichkeiten an schmerzlindernden Medikamenten. Sie können keine Opiate und auch keine Periduralanästhesie (PDA; eine rückenmarksnahe Anästhesie, die vorübergehend den Unterkörper und die Beine nahezu vollständig betäubt) bekommen.

> Bei dramatischen Zwischenfällen wie z. B. einer vorzeitigen Plazentalösung kann der Zeitverlust, der durch eine Verlegung in die Klinik entsteht, die Situation verschlechtern. Diese Vorkommnisse treten zwar sehr selten auf und ihre Wahrscheinlichkeit wird durch das konsequente Beachten der Maßnahmen zur Risikominimierung (s. Risikolisten) weiter reduziert, aber es gibt hier, wie bei allem Lebendigen, keine 100 %ige Sicherheit.

> In unserer Gesellschaft ist die Hausgeburt eine Außenseiterentscheidung; das setzt Sie und Ihre Hebamme unter einen gewissen Leistungsdruck. Überlegen Sie, ob Sie das Gefühl haben, Ihrer Umgebung etwas beweisen zu müssen. Eventuell können auch die Bedingungen für eine sichere Hausgeburt (z. B. Geburt nicht später als zehn Tage nach dem errechneten Termin) Druck auslösen.

> Es kann auch ein Nachteil sein, dass es im Gegensatz zur Klinikgeburt keinen Schichtwechsel der Hebammen gibt. So kann eine Hebamme bei einer langen Geburt oder wenn sie in der vorigen Nacht bereits einer Frau beigestanden hat – und tagsüber ihre Hausbesuche durchgeführt sowie Kurse abgehalten hat, schlichtweg erschöpft sein. Bei einer schwierigen Geburt kann auch der Hebamme mal der Mut sinken und da ist es von Vorteil, wenn eine frische Hebamme mit neuem Optimismus dem Geburtsverlauf eine Wendung gibt, wie das in der Klinik mit Schichtwechsel alle acht Stunden der Fall ist.

> Sie sind sehr auf die Kompetenz, Zuverlässigkeit und Sympathie einer Hebamme angewiesen. Sollte sich die Beziehung während der Schwangerschaft anders entwickeln als erwartet, stehen Sie vielleicht vor einem Problem, da es in vielen Regionen Deutschlands keine größere Auswahl an Hausgeburtenhebammen gibt bzw. diese bereits ausgebucht sind. Ähnliches gilt für eine Erkrankung der Hebamme oder für den Fall, dass zwei geplante Hausgeburten gleichzeitig vonstatten gehen.

Ist das Geburtshaus eine Alternative zur Hausgeburt?

Ein Geburtshaus bietet Ihnen weder die Vorteile Ihrer häuslichen Umgebung noch die Möglichkeiten einer Klinik.

Trotzdem kann es eine Alternative sein:

> Wenn Sie sehr verkehrsungünstig wohnen und lieber in Ruhe bei Geburtsbeginn die Fahrt ins Geburtshaus antreten als eventuell mit kräftigen Wehen einen langen Weg in die Klinik fahren müssen.

> Wenn Sie das Gefühl haben, sich zu Hause wegen der Nachbarn oder Ihrer anderen Kinder nicht gehen lassen zu können.

> Wenn Sie sehr provisorisch oder beengt wohnen und sich darauf freuen, sich im Geburtshaus frei bewegen, die Wanne oder den Garten während der Wehen genießen zu können.

> Wenn Sie zu den Hebammen dort einen besseren Draht oder mehr Vertrauen haben als zu der örtlichen Hausgeburtenhebamme.

Eine Geburt im Geburtshaus bietet in aller Regel medizinisch nicht mehr Möglichkeiten als die, die einer Hebamme zu Hause zur Verfügung stehen.

Auch im Geburtshaus müssen Sie Ihr Baby aus eigener Kraft zur Welt bringen. Manchmal entscheiden sich Frauen für eine Geburtshaus-Geburt, die sich eine Hausgeburt nicht »zutrauen«. – Sie wären dann jedoch in aller Regel in einer guten Klinik besser aufgehoben. Dies ist vielleicht ein Grund, warum mehr begonnene Geburten aus Geburtshäusern in eine Klinik verlegt werden (25,9 % der Erstgebärenden), als dies bei begonnenen Hausgeburten (23,6 % der Erstgebärenden) der Fall ist.

Manche Geburtshäuser arbeiten so, dass Sie einige Hebammen kennenlernen, aber nicht genau wissen, wer von ihnen die Geburt begleiten wird. Der Vorteil für die Hebammen ist ein halbwegs geregeltes Privatleben. Der Vorteil für Sie ist eine ausgeruhte Hebamme, wenn Ihre Geburt oder die davor sehr lange dauern sollte. Die persönliche Beziehung zu den Hebammen ist jedoch nicht so eng wie bei einer Hausgeburt.

Die Hausgeburt heute

1950 fanden in Deutschland 43 % der Geburten in Kliniken statt. Die Hausgeburt war also sehr üblich. Erst Anfang der 60er-Jahre übernahmen die Krankenkassen die Kosten für eine Klinikgeburt auch dann, wenn keine medizinischen Risiken diese erforderlich machten. 1965 erblickten dann schon 83,3 % der Babys das Licht der Welt in einem Kreißsaal. 1980 waren es 99,3 %, 1995 dann 98,2 %.

Heute werden 2 % der Babys außerhalb von Kliniken, also in Geburtshäusern und zu Hause geboren. In Großstädten mehr, in ländlichen Regionen weniger. 2004 waren dies circa 12.500 Kinder.

Die Unterschiede zu Hausgeburten in früheren Jahrhunderten sind beträchtlich: Heute interessieren sich vor allem gut informierte Frauen/Paare, die in einer stabilen Partnerschaft leben, gute Wohn- und Ernährungsverhältnisse haben sowie eine willkommene Schwangerschaft durchleben, für diese Form der Geburt. Ihre Wohnungen sind mit Heizung, fließend sauberem Wasser, elektrischem Licht und Telefon ausgestattet. Toilette und Dusche/Badewanne sind in den meisten Wohnungen eine Selbstverständlichkeit. Diese Wohnungen sind in aller Regel nicht überbelegt, sodass die Gebärende eine private Atmosphäre genießen kann.

Durch Vorsorgeuntersuchungen kann nahezu sichergestellt werden, dass nur gesunde Frauen zu Hause gebären. Ultraschalluntersuchungen filtern viele der zum Glück sehr wenigen Kinder heraus, die aufgrund von Herzfehlern oder anderen Handicaps gleich nach der Geburt kinderärztliche Betreuung benötigen.

Den gut ausgebildeten Hebammen stehen bei einer Hausgeburt auch elektronische Gerätschaften zur Überwachung der kindlichen Herztöne, Medikamente, Infusionen und Sauerstoff zur Verfügung. Auch Gebärhocker und transportable Bassins für Wassergeburten kommen zum Einsatz.

Die Hebamme einer Hausgeburt taucht nicht wie früher erst zum Ende der Geburt auf, nachdem der werdende Vater schon vorher ihre Gerätschaften abgeholt hat, sondern heute betreut die Hebamme die Eltern während der ganzen Geburt. Sollte eine Verlegung in eine Klinik notwendig sein, stehen schnelle Kraftfahrzeuge mit Sonderrechten und manchmal sogar Hubschrauber zur Verfügung.

Ist eine Hausgeburt sicher?

Diese skeptische Frage kommt häufig von Männern, deren Partnerinnen sich beim zweiten Kind aus dem Bauch heraus für eine Hausgeburt entscheiden.

Nach der Hausgeburt schildern sie dann meist ihren Eindruck, dass diese Geburt medizinisch besser begleitet und überwacht wurde als die des ersten Kindes im Krankenhaus. In den Medien wird die Sicherheit bei einer Hausgeburt sehr kontrovers und höchst emotional diskutiert. Eine sachliche Stellungnahme findet meist nicht statt.

Wissenschaftliche Untersuchungen zur Sicherheit der Hausgeburt sind eher rar und auch schwer durchzuführen, wenn sie wissenschaftlichen Standards standhalten sollen. Ein Verfahren dafür wäre, bei Geburtsbeginn per Zufallsgenerator zu entscheiden, ob Sie Ihr Baby zu Hause oder in der Klinik zur Welt bringen werden! Doch welche Mutter mag sich darauf einlassen?

Hebammenverband steht zur Hausgeburtshilfe

> Die Betreuung der Schwangerschaft, der Geburt und des Wochenbettes gehört laut Hebammengesetz vom 4.6.1985 zum Aufgabenbereich der Hebamme, solange es sich um regelrechte Verläufe handelt. Einer zunehmenden Pathologisierung, Technisierung und Medikalisierung dieser Lebensphasen muss im Interesse der Frauen, Kinder und Familien entschieden entgegengetreten werden.

> Schwangerschaft, Geburt und Wochenbett sind nicht einfach körperliche Abläufe, sondern ebenso psychosexuelle und soziale Prozesse, für deren ungestörten Verlauf emotionale Sicherheit und Geborgenheit unabdingbar sind. Die freie Wahl einer Hebamme und eines Arztes/einer Ärztin sowie das Wachsen einer Vertrauensbeziehung durch die ganzheitliche Betreuung in der Schwangerschaft, unter der Geburt und im Wochenbett begünstigen einen ungestörten Ablauf dieses wichtigen Lebensabschnittes.

> Hausgeburt, Geburtshaus- und Praxisgeburt sowie ambulante oder stationäre Klinikentbindung stehen mit jeweils spezifischen Vor- und Nachteilen gleichberechtigt nebeneinander. Es gilt, gemeinsam mit den werdenden Eltern, die ihren Wünschen und Möglichkeiten angemessene Geburtsform zu wählen. Dabei hat die Auswahl nach geburtshilflichen Kriterien Priorität vor psychologischen oder sozialen Aspekten.

> Die heutigen Möglichkeiten der Schwangerschaftsvorsorge und Geburtsüberwachung sowie die sozialen Veränderungen haben günstige Voraussetzungen für Hausgeburtshilfe geschaffen. Frauen, die heute eine Hausgeburt planen, haben signifikant weniger anamnestische Risiken. Sie bereiten sich intensiv auf die Geburt vor und nehmen die Vorsorgeuntersuchungen durch Hebamme und/oder Arzt/Ärztin wahr.

> Nach komplikationslosem Schwangerschaftsverlauf, angemessener Vorsorge und guter Überwachung der Geburt kommt es extrem selten zu akuten Notsituationen während der Geburt. Wir appellieren an alle in der Hausgeburtshilfe Tätigen, bei sich anbahnenden Abweichungen vom regelrechten Verlauf frühzeitig die Klinik aufzusuchen. Wir fordern alle in der Klinik Tätigen auf, vorurteilsfrei mit Hausgeburtshebammen zusammenzuarbeiten.

Wir wünschen eine partnerschaftliche Zusammenarbeit mit Frauen- und Kinderärztinnen in Anerkennung der jeweiligen Kompetenzen.

Zum anderen dürfen die Ergebnisse von Hausgeburten nur mit Klinikgeburten mit einem niedrigen Risiko verglichen werden. Bei verschiedenen Untersuchungen in den USA wurde festgestellt, dass Hausgeburten zu weniger oder gleich vielen kindlichen Todesfällen führen wie Klinikgeburten mit niedrigem Ausgangsrisiko. Wenn Hausgeburten allerdings bei auftretenden Schwierigkeiten zu selten in die Klinik verlegt werden, ist die kindliche Mortalität deutlich höher.

Die beiden Berufsverbände der Hebammen haben sich zu der Arbeitsgruppe »Qualitätssicherung in der Geburtshilfe« (QUAG e.V.) zusammengeschlossen. Diese analysiert jedes Jahr Statistik- und Berichtsbögen, die von den Hausgeburts- und Geburtshaushebammen ausgefüllt werden. So werden jedes Jahr 70–88 % der außerklinischen Geburten erfasst. Die Auswertung bescheinigt den allermeisten Hebammen eine sehr verantwortungsbewusste Tätigkeit und der außerklinischen Geburtshilfe sehr gute Ergebnisse. Unter www.quag.de können Sie sich ausführlich informieren. QUAG gibt auch klare Empfehlungen, wann Geburten besser nicht zu Hause durchgeführt werden sollten.

Die Arbeitsgruppe QUAG hat fast alle Geburten untersucht, die in Deutschland in den Jahren 2000 bis 2004 außerhalb von Klinken stattfanden; es waren insgesamt 42.000 Geburten, davon 22.000 zu Hause. Die Ergebnisse dieser Fünf-Jahres-Studie sind in der Broschüre »Zu Hause und im Geburtshaus« veröffentlicht worden, die Sie über geschaeftsstelle@quag.de bestellen können.

Vorbedingungen für eine Hausgeburt

> Sie müssen während der Geburt und im frühen Wochenbett gut versorgt, d. h. von jeglicher Hausarbeit befreit sein. Besprechen Sie frühzeitig mit Ihrem Partner, ob er dazu bereit ist bzw. welche Unterstützung er durch Geschwister, Freundinnen, professionelle Dienste bekommen kann. Diesen Punkt müssen Sie ohnehin klären: Im Falle einer Klinikgeburt werden Sie meist schon am dritten Tag entlassen und sollten dann auch noch nicht die alltägliche Hausarbeit übernehmen.

> Die Betreuung und Versorgung etwaiger Geschwisterkinder muss gewährleistet sein.

> Sie müssen sich für die Geburt ungestört und ungehemmt fühlen können. Wenn Ihre Wohnung Sie eher einengt und Sie sich Gedanken machen, ob es Ihnen vor den Nachbarn peinlich sein könnte, wenn Sie während der Geburt laut werden, sollten Sie vielleicht eher ein Geburtshaus für Ihre Geburt in Betracht ziehen.

> Bei den Möglichkeiten, die wir heute in unserer Gesellschaft haben, sollte zu Hause nur eine ganz normale Geburt stattfinden. Echte Risikogeburten gehören in eine gute Klinik.
> Bei Ihren Überlegungen, ob Sie sich für eine Hausgeburt entscheiden, spielt auch die Entfernung zur nächsten Klinik eine Rolle. Auf jeden Fall sollten Ihre Kriterien, ob Sie das Kind lieber doch in der Klinik zur Welt bringen, umso strenger sein, je weiter Sie von einer Klinik entfernt wohnen. Berücksichtigen Sie dabei auch die Jahreszeiten! (Schnee, Glatteis)

Die Rolle des Partners![1]

Wenn die Entscheidung für eine Hausgeburt stimmig ist, fühlen sich auch die meisten Männer bei der Geburt zu Hause wohler als in der Klinik. Zum einen sind sie in ihrer eigenen Umgebung, haben sozusagen Hausrecht, zum anderen übernehmen sie Versorgungsaufgaben wie z. B. Tee kochen, Kerzen aufstellen, nach der Heizung sehen, Badewanne reinigen, ein Entspannungsbad einlassen, Babykleidung anwärmen etc. Und bei einer langwierigen Geburt können sie sich zwischendurch problemlos etwas zurückziehen und auftanken.

Eine wesentliche Aufgabe des Mannes wird das Massieren, Stützen, gemeinsam Atmen, Mut-Zusprechen sein. Sie haben die Möglichkeit, ihrer Frau ganz nah zu sein und drücken dies auch zu Hause unbefangener aus.

Viele Männer bringen ihre Ängste und ein unheimliches Gefühl gegenüber den körperlich-animalischen Aspekten einer Geburt im Vorgespräch mittels der etwas schnodderigen Frage: »Muss hinterher renoviert werden?«, zum Ausdruck. Nein, es muss nicht! Dank der heutigen Wegwerfmaterialien beschränken sich die Aufräumarbeiten auf eine Maschine 60° C Wäsche und eine Plastiktüte voll Abfall.

Nebenbei entfällt die bei den meisten werdenden Vätern ungeliebte Aufgabe, in dunkler Nacht die Liebste rechtzeitig, sanft und sicher in die Klinik zu fahren mit der Angst im Nacken: »Und was mach ich, wenn ...«

Eine Befragung von Hausgeburtenvätern hat ergeben, dass auch diese besonders die kontinuierliche, ruhige und kompetente Begleitung durch die bekannte

---

1 In diesem Buch wird vom Partner gesprochen. Ich bin mir bewusst, dass einige Frauen mit ihrer Partnerin ein Baby bekommen; bitte fühlen auch Sie sich angesprochen!

Hebamme, die familienorientierte Betreuung zu Hause und die gewohnte Umgebung zu schätzen wussten. Sie fühlten sich souverän in ihrer Geburtsbegleitung.

Die Risikodiskussion in der außerklinischen Geburtshilfe

Bei Gesprächen um das Thema Hausgeburt taucht hierzulande sehr schnell der Begriff »Risiko« auf. Dabei fällt auf, dass es Risiken gibt, die gesellschaftlich akzeptiert sind und andere, die es nicht sind. Risiken, die mit dem individuellen Straßenverkehr einhergehen, nimmt jeder in Kauf – entweder aktiv und passiv oder auch nur passiv.

Was verstehen wir eigentlich unter Risiko? Wir versuchen mit diesem Begriff eine mögliche Gefahr zu beschreiben und in ihrer Wahrscheinlichkeit zu quantifizieren. Wir möchten die Gefahr gerne kontrollieren. Aber geht das? Und, falls ja, welchen Preis zahlen wir dafür? Flotte Sätze wie: »Das Leben ist tödlich«, oder: »No risk – no fun« berühren da wichtige Aspekte. Oft gilt es auch, verschiedene Risiken gegeneinander abzuwägen. Welche beziehungsweise wie viele Nachteile wiegt ein bestimmter Vorteil auf?

Deutlich wird auch, dass erst mit den Wahlmöglichkeiten die Risikoabschätzung virulent wird. In Zeiten, in denen alle Frauen zu Hause geboren haben, musste diese schwierige Abwägung zwischen verschiedenen Vor- und Nachteilen nicht getroffen werden. Das ist heute anders: sowohl in der Pränataldiagnostik als auch bei der Frage des Geburtsortes trifft Sie die Qual der Wahl.

In unserem Fall der Hausgeburtshilfe wird in der Diskussion oft davon ausgegangen, dass die Klinikgeburtshilfe immer sicherer sei. Das ist nicht der Fall: Jede siebte Patientin fängt sich im »kranken Haus« eine Infektion ein. Oft gibt es zu wenig Personal; häufig sind Ärzte übermüdet. Oft müssen Hebammen mehrere Geburten gleichzeitig betreuen.

Es geht also eher darum, sein persönliches Risikoverhalten zu überdenken: Nehme ich für eine bestimmte Lebensqualität ein bestimmtes Risiko in Kauf? Ist es mir das wert? Übernehme ich selbst Verantwortung für mein Handeln und trage gegebenenfalls die Konsequenzen? Delegiere ich die Verantwortung an andere?

Dabei ist es ganz legitim, sowohl eine rational-kognitive als auch eine emotional-intuitive Herangehensweise zu haben. Eventuell empfinden Sie es als besonders erschwerend, hier nicht nur eine Entscheidung für sich, sondern auch für einen anderen Menschen – Ihr Kind – treffen zu müssen.

Es bleibt festzuhalten, dass Schwangerschaft und Geburt höchst normale und gesunde Zustände sind, aber auch Gefahren beinhalten. Hinweise auf mögliche Gefahren und Möglichkeiten zur Risikominimierung geben Risikolisten.

Risikolisten

Es gibt Gegebenheiten und Situationen, bei denen es vernünftiger ist, das Kind in einer Klinik zur Welt zu bringen. Hausgeburtshilfe heutzutage und hierzulande muss mit den Möglichkeiten guter Klinikgeburtshilfe verglichen werden. Schließlich möchten auch Sie nicht nur ein harmonisches, selbstbestimmtes Geburtserlebnis mit einem freundlichen, ungestörten Empfang für Ihr Kind, sondern vor allem: ein gesundes Kind.

Die Risikolisten, die an verschiedenen Stellen in diesem Buch vorkommen, sollen dazu dienen, Ihnen eine Orientierung dafür zu geben, wann Sie keine Hausgeburt machen sollten. Auf den ersten Blick mögen Ihnen diese Listen lang und abschreckend vorkommen. Bedenken Sie aber, dass hier Situationen aufgelistet sind, die sehr selten vorkommen. Das können Sie gleich für sich selbst bei der ersten Liste zu den mütterlichen Vorerkrankungen überprüfen.

Die Risikolisten in diesem Buch können nur ein Anhaltspunkt für Sie sein; klären Sie Ihre ganz individuelle Situation mit Ihrem Arzt/Ihrer Ärztin, Ihrer Hebamme, Ihrem Partner. In Grenzfällen spielt es eine wichtige Rolle, wie weit die nächste Klinik entfernt ist, ob ein erfahrener Arzt/eine erfahrene Ärztin zur Geburt hinzugezogen werden kann, wie viel Berufserfahrung (Kreißsaaltätigkeit) Ihre Hebamme hat, wie gut ihre Zusammenarbeit mit einer Klinik ist. Sie selbst nehmen dann eine individuelle Risikoabwägung vor.

Detailliertere Risikolisten, die auch diese Aspekte mit einbeziehen, enthält die Broschüre »Hebammengeleitete Geburtshilfe« der Hebammenberufsverbände.

Vielleicht haben Sie auch gar kein Bedürfnis, sich über seltene Risiken zu informieren. Vielleicht haben Sie das Gefühl, dies würde Sie eher verunsichern und von Ihrem guten Kontakt zu Ihrem Körper und seiner natürlichen Kompetenz abbringen. Sie haben ein Recht auf »Nichtwissen« und können die Risikolisten in diesem Buch überspringen. Sprechen Sie mit Ihrer Hebamme darüber. Teilen Sie ihr mit, was Ihnen in Bezug auf medizinische und emotionale Sicherheit wichtig ist. Wenn es für Sie stimmig ist, können Sie sich ganz vertrauensvoll ihrer Führung überlassen.

Aber Sie sollten sich allgemein damit auseinandersetzen und sich darauf einstellen, dass zu den unterschiedlichsten Zeitpunkten eine Situation eintreten kann, in der es besser ist, von einer Hausgeburt abzusehen. Wenn Sie das schaffen, wird eine eventuelle Verlegung in die Klinik kein Schock für Sie sein. Ich habe Paare betreut, die nach einer abgebrochenen Hausgeburt so überrascht über die gute Betreuung in der Klinik waren, dass sie ihr zweites Kind gleich dort ambulant geboren haben. Viele Klinikkolleginnen entwickeln nämlich richtig Ehrgeiz, Eltern, die eigentlich eine Hausgeburt wollten, zu zeigen, dass auch in der Klinik familienfreundlich gearbeitet werden kann. Eine Zahl als Anhaltspunkt: ca. 12 % der begonnenen Hausgeburten werden in der Klinik beendet; dabei trifft dies deutlich mehr Erst- als Mehrgebärende.

Mütterliche Vorerkrankungen

Bei diesen mütterlichen Vorerkrankungen sollten Sie von einer Hausgeburt Abstand nehmen:

> Bei einer schweren Allgemeinerkrankung im Bereich Herz, Lunge, Niere.
> Bei einer schweren Infektion, z. B. HIV. In diesem Falle sollte Ihr Kind per Kaiserschnitt geboren werden.
> Bei Diabetes; Ihr Baby braucht dann nach der Geburt Blutzuckerbestimmungen und eventuell kinderärztliche Betreuung.
> Bei Blutgerinnungsstörungen; Sie brauchen vielleicht nach der Geburt Infusionen oder Blutkonserven. Ihre Blutwerte müssen im Labor kontrolliert werden.
> Wenn Sie Drogen/Methadon nehmen, ein Alkoholproblem haben oder stark rauchen; dann kann es während der Strapazen der Wehen zu einer Notsituation für Ihr Kind kommen, die schnelle ärztliche Hilfe erfordert.
> Bei Uterusfehlbildungen und großen Myomen; hier kann es zu Störungen in der Nachgeburtsphase mit Blutungen kommen.
> Wenn Sie bereits einen Kaiserschnitt oder eine andere Operation an der Gebärmutter hatten. In ganz seltenen Fällen kann die alte Operations-Narbe aufgehen; dies ist sowohl für das Kind als auch für Sie gefährlich. Es muss dann unverzüglich ein Kaiserschnitt durchgeführt werden. Außerdem kommt es nach einem Kaiserschnitt bei einer Folgeschwangerschaft eher zu einem sehr tiefen Einnisten der Plazenta; dies kann in seltenen Fällen zu starken Blutungen führen.
> Wenn Sie mehrere Curettagen/Ausschabungen der Gebärmutter hatten, z. B. nach Fehlgeburten oder Schwangerschaftsabbrüchen. Dann kann es eher zu Problemen bei der Lösung der Nachgeburt (Plazenta) mit starken Blutungen kommen. Das ist zwar selten, kann aber bedrohlich sein. In der Klinik kann dann schnell mit einer Operation und/oder Infusionen geholfen werden.

> Wenn Sie Ihr erstes Kind mithilfe von Zange oder Saugglocke geboren haben. Sie sollten auf jeden Fall klären, ob dies an der Ungeduld der Geburtshelfer lag oder ob das Kind Mühe hatte, sich den Weg durch Ihr Becken/Ihren Beckenboden zu bahnen. Meist besteht dieses Problem beim zweiten Kind nicht mehr, aber eine Verlegung zu diesem späten Zeitpunkt im Geburtsverlauf wäre sehr unangenehm für Sie.

> Wenn es bei vorausgegangenen Geburten zu schweren Blutungen gekommen ist, sollten Sie auf jeden Fall von einer Hausgeburt absehen. Es besteht ein Wiederholungsrisiko – auch wenn Sie den Eindruck haben, dass es dazu kam, weil die Überwachung und Pflege bei der ersten Geburt nicht optimal war.

> Musste bei der ersten Geburt die Nachgeburt operativ entfernt werden (manuelle Plazentalösung) oder war sie unvollständig und es mussten unter Betäubung Reste entfernt werden (Nachcurettage), so besteht auch bei einer folgenden Geburt ein entsprechendes Risiko.

Das Versorgungsnetz

Die Hebamme

Die Hebamme steht Ihnen und Ihrem Partner als Fachfrau für den Lebensabschnitt Schwangerschaft, Geburt, Wochenbett, Stillzeit mit Rat und Tat zur Seite. Sie berät Sie bei allen Fragen, die auftauchen bzw. lotst Sie an zuständige Stellen, die Ihnen weiterhelfen. Sie können mit ihr Ihre Freuden, aber auch Sorgen und Ängste teilen. Wenn Sie sich für eine Hausgeburt verabreden, so bespricht und plant die Hebamme mit Ihnen zusammen die Vorbereitungen und geht dann einige Wochen vor dem errechneten Termin für Sie in Rufbereitschaft. Die meisten Hebammen bieten Ihnen auch Geburtsvorbereitungskurse, Hilfe bei Schwangerschaftsbeschwerden und auch Vorsorgeuntersuchungen an. Die Hausgeburtenhebamme unterstützt und betreut Sie während der ganzen Geburt und überwacht auch die Nachgeburtsphase. Sie versorgt das Baby nach der Geburt, übernimmt dessen erste Vorsorgeuntersuchung und führt die von Ihnen gewählten Prophylaxen aus.

Im Wochenbett untersucht die Hebamme Mutter und Kind und berät die jungen Eltern. Treten größere Schwierigkeiten auf, so zieht die Hebamme einen Kinder- oder Frauenarzt/-ärztin zurate. Bei Stillproblemen oder Fragen zur Einführung zusätzlicher Kost für Ihr Kind steht Ihnen Ihre Hebamme auch in den folgenden Monaten zur Seite.

Das Vorgespräch

Wenn Sie mit einer Hausgeburt liebäugeln, sollten Sie so früh wie möglich Kontakt zu einer Hausgeburtenhebamme aufnehmen. Fragen Sie, ob sie um Ihren errechneten Termin noch Kapazitäten frei hat oder beispielsweise Urlaub plant. Die Hebamme wird Sie wahrscheinlich fragen, wo Sie wohnen, das wievielte Kind Sie erwarten und ob es jetzt schon Gründe gibt, die gegen eine Hausgeburt sprechen könnten. Dann verabreden Sie ein persönliches Kennenlerngespräch. An diesem ersten Gespräch sollte auch Ihr Partner teilnehmen. Sie haben dann beide die Möglichkeit, im Gespräch Sicherheit darüber zu gewinnen, ob eine Hausgeburt tatsächlich für Sie das Richtige ist.

Wichtige Fragen für ein erfolgreiches Vorgespräch

> Erzählen Sie der Hebamme, welche Motive, Fragen und Wünsche Sie haben. Wenn Sie schon geboren haben, berichten Sie von Ihren Erfahrungen: wie Sie die letzte Schwangerschaft, die Geburt, das Wochenbett und die Stillzeit erlebt haben. Was hat Ihnen an der Betreuung beim Frauenarzt/bei der Frauenärztin, im Kreißsaal, auf der Wochenbettstation gefallen, was nicht? Bereiten Sie sich auf dieses Gespräch vor und machen Sie sich Notizen. Einiges an Unangenehmem haben Sie damals vielleicht weggepackt und es tut gut, es nun mit der Hebamme aufzuarbeiten, sodass Ihnen keine verdrängten, schlechten Erinnerungen mehr im Wege stehen für ein neues, gutes Erlebnis.

> Klären Sie mit der Hebamme die Rahmenbedingungen: Was kann sie Ihnen an Hebammenleistungen anbieten? Vorsorgeuntersuchungen, Geburtsvorbereitung, Wochenbettbesuche?

> Arbeitet sie mit einer Kollegin zusammen, die sie im Krankheitsfalle oder falls zwei Geburten parallel verlaufen, vertritt? Kommt diese zweite Kollegin auch am Ende Ihrer Geburt hinzu? Werden Sie diese Kollegin auch vorher kennenlernen?

> Wie ist die Hebamme mit Überwachungsgeräten, Medikamenten zur Schmerzlinderung und für Notfälle ausgestattet? Bringt sie einen Gebärhocker oder eine Wassergeburtswanne mit? Bis wann sollten Sie sich definitiv für diese Hebamme bzw. für eine Hausgeburt entscheiden? Wie und ab wann ist die Hebamme dann jederzeit für Sie erreichbar? Wie hoch ist die Rufbereitschaftsgebühr für diese Leistung?

> Arbeitet die Hebamme mit einem Frauen- oder Kinderarzt/einer -ärztin zusammen? Kommen jene auch zur Geburt?

> Wie viele Geburten hat die Hebamme in der Klinik, wie viele zu Hause betreut? Welche Erfahrungen hat sie im Umgang mit Notfallsituationen? Besucht sie

> regelmäßig Fortbildungen, in denen die adäquate Behandlung dieser seltenen Ereignisse geübt wird?
> > Ist die Hebamme für den Fall der Fälle durch eine umfassende Berufshaftpflicht-versicherung abgesichert?
> > Wie häufig und in welchen Situationen verlegt die Hebamme in die Klinik? Mit welcher Klinik arbeitet sie zusammen? Welche Erfahrungen hat sie dort gemacht? Begleitet die Hebamme Sie im Verlegungsfall in die Klinik? Kann sie dort eventuell als Beleghebamme die Geburt weiterbetreuen?

Sie müssen diese Fragen nicht alle beim ersten Gespräch klären. Wählen Sie die aus, die Ihnen am wichtigsten sind. Die weiteren klären sich bei folgenden Treffen. Es geht nun eher darum, dass Sie ein Gefühl dafür entwickeln, ob Sie mit dieser Hebamme die gleiche Wellenlänge haben und sich vorstellen können, mit ihr die Geburt zu erleben. Wenn nicht, haben Sie die Möglichkeit, sich nach einer anderen Hebamme umzusehen.

Es kann auch hilfreich sein, wenn Sie mit Ihrem Partner in Ruhe das Erstgespräch nachklingen lassen, offene Fragen notieren und die Hebamme um ein zweites Vorgespräch bitten. Sagen Sie offen, was eventuell an Vorbehalten geblieben ist. Meistens sind beide Seiten beim zweiten Kontakt schon etwas lockerer und Ihre Bedenken lösen sich auf.

Die Rufbereitschaft

Zu einer sicheren Hausgeburtshilfe gehört eine zuverlässige Rufbereitschaft. Das bedeutet, dass Ihre Hebamme ab einem bestimmten Zeitpunkt immer für Sie erreichbar ist und in relativ kurzer Zeit auch bei Ihnen zu Hause sein kann.

Diese Rufbereitschaft stellt für die Hebamme einen erheblichen Aufwand bzw. auch Verzicht auf bestimmte Aspekte von Lebensqualität dar. Sie können sich jegliche private Situation vorstellen – Tiefschlaf, Familienessen, Kindergeburtstag, Kuschelstunden, Ehestreit, Lieblingshobby, Mannschaftssport –, eine Hebamme, die Hausgeburten begleitet, muss immer bereit sein, die Situation abzubrechen, sich umzustellen und eine Geburt von ungewisser Dauer zu begleiten. Bei schönstem Sommerwetter kann eine Hausgeburtenhebamme keine weiten Ausflüge machen; sie muss in einer knappen Stunde mitsamt ihrer Ausrüstung bei Ihnen sein können.

> Die meisten Hebammen vereinbaren eine Rufbereitschaft ab dem Zeitraum 37./38. Schwangerschaftswoche bis 10/14 Tage über den errechneten Geburtstermin. In diesem Zeitraum ist Ihre Hebamme für Sie übers Handy oder einen Pieper erreichbar.

Bitte bedenken Sie, dass Sie die Geburtsruf-Nummer der Hebamme nicht für eine Terminabsprache oder Ähnliches benutzen sollten. Möglicherweise stören Sie bei einem Hausbesuch oder einem Kurs. Und: Auch Hebammen brauchen Privatzeiten, die nicht durch Anrufe, die auch Zeit bis zum nächsten Vormittag gehabt hätten, gestört werden. Am besten besprechen Sie mit Ihrer Hebamme, wie Sie sich in welcher Situation verhalten sollten.

Es ist üblich, die Leistung der Rufbereitschaft mit einer Pauschale von ca. 300,– Euro zu honorieren. Leider ist dies keine Leistung der gesetzlichen Krankenkassen.

Die Ausrüstung

In den folgenden Abschnitten werden Medikamente und Gerätschaften, die die Hausgeburtenhebamme mitbringt, aufgeführt.

Medikamente, die die Hebamme zur Hausgeburt mitbringt, sind beispielsweise:

> Betäubungsmittelfreie krampflösende und/oder schmerzstillende Mittel, meist als Zäpfchen. Hierbei kommen Mittel aus der Allopathie, Naturheilkunde und Homöopathie zum Einsatz. Viele Hebammen setzen auch Akupunktur oder Neuralreflextherapie (»Quaddeln«) zur Schmerzlinderung ein.

> Ampullen mit Kontraktionsmitteln, die bei stärkeren Blutungen nach der Geburt eingesetzt werden (z. B. Oxytocin, Methergin). Während der Geburt sollten zu Hause keine Wehenmittel gegeben werden; sie stellen eine starke Manipulation der Geburt dar, sind nicht ohne Risiko für das Kind und Ärzten vorbehalten. Wenn wirklich Wehenmittel gebraucht werden, muss die Geburt in eine Klinik verlegt werden.

> Wehenhemmende Medikamente als Spray zum Einatmen (Aerosol) oder in Ampullenform. Mit diesen Medikamenten können Wehen gestoppt werden, wenn das Baby sie nicht mehr verträgt und eine Verlegung in die Klinik vorbereitet wird. Das Baby erholt sich dann und für Sie ist der Transport ohne starke Wehen angenehmer.

> Infusionslösungen zum Einsatz bei stärkeren Blutungen und Kreislaufproblemen. Sie dienen als Überbrückung, bis Sie in der Klinik eingetroffen sind.

nicht mehr die Tropffläschchen, die umstrittene Konservierungsmittel enthalten.

> Einprozentige Silbernitratlösung, wenn Sie die Credé'sche Augenprophylaxe wünschen.

> Lokalanästhetika als Spray und zum Spritzen für den Fall, dass Verletzungen nach der Geburt genäht werden müssen.

Gerätschaften, die die Hebamme zur Hausgeburt mitbringt, sind beispielsweise:

> Ein Gebärhocker. Hier gibt es verschiedene Modelle, die Sie bei der Geburt sehr unterstützen können. Sollte Ihre Hebamme keinen Gebärhocker besitzen, so können Sie sich in der Eröffnungsphase immer wieder für circa 20 Minuten mit vorgebeugtem Oberkörper auf die Toilette setzen. In der Austreibungsphase setzen Sie sich dann auf die gespreizten Oberschenkel Ihres Partners.

> Manche Hebammen besitzen auch ein aufblasbares Wassergeburtenbecken. Hier sollten Sie vorher abklären, ob Ihr Fußboden so viel punktuelles Gewicht trägt!

> CTG, Sonicaid (tragbares Herztonmessgerät mit Ultraschall) und Hörrohr zur Kontrolle der kindlichen Herztöne

> Eine Sauerstoffflasche, einen Beatmungs-(Ambu-)Beutel, weiche Masken in verschiedenen Größen, Absaugmöglichkeiten

> Ein Stauschlauch (ein Band, mit dem der Blutfluss gestaut wird, bevor eine Vene punktiert wird), ein Blutdruckgerät

> Ein Stethoskop und ein Kinderstethoskop

> Ein Maßband, eine Waage, ein Fieberthermometer

> Weitere Instrumente und Materialien für die Hilfe bei der Geburt, die Versorgung des Neugeborenen sowie zur Hilfe bei Zwischenfällen

Der Einsatz von Saugglocken und Gebärzangen ist hierzulande sowie in Österreich und der Schweiz Ärzten vorbehalten; sie gehören deshalb nicht zum Equipment von Hebammen.

Der Arzt/die Ärztin

Vielleicht denken Sie sich: »Ich bin doch nicht krank, im Gegenteil! Brauche ich überhaupt einen Arzt/eine Ärztin?« Die juristische Antwort auf diese verständliche Frage ist ein klares »Jein«.

Im deutschen Hebammengesetz ist geregelt, dass die Hebamme eigenverantwortlich Schwangerschaft, Geburt und Wochenbett begleiten darf, solange alles physiologisch verläuft. Sobald Abweichungen vom normalen Verlauf auftreten, muss die Hebamme einen Arzt/eine Ärztin hinzuziehen.

Der Arzt/die Ärztin wiederum darf keine Geburt allein betreuen; er/sie ist vom Gesetz her verpflichtet, zu jeder Geburt eine Hebamme hinzuzuziehen.

Immer wieder erleben Hebammen, dass das Erscheinen des Arztes/der Ärztin, sein/ihr Verhalten und seine/ihre Aktivitäten zu Störungen des Geburtsverlaufes führen. Die Anschauungen darüber, was ein normaler Geburtsverlauf ist, d. h. wann und wie eingegriffen werden muss, gehen dann eventuell auseinander. Die unterschiedliche berufliche Sozialisation – hier der Krisenmanager, der Komplikationen für höchst wahrscheinlich hält, dort die Begleiterin eines natürlichen Lebensabschnittes – beinhaltet oft ein unterschiedliches Angstniveau.

Untersuchungen bestätigen, dass Geburten reibungsloser verlaufen, wenn kein Arzt/keine Ärztin zugegen ist. Inzwischen hat diese Erkenntnis dazu geführt, dass immer mehr Kliniken »Hebammengeleitete Kreißsäle« einführen. Solange die Geburt normal verläuft, betritt kein Arzt/keine Ärztin den Raum; er ist aber schnell verfügbar, falls dies notwendig werden sollte. Ähnliches wäre in der Hausgeburtshilfe wünschenswert.

Wahrscheinlich haben Sie sich entschieden, einige Vorsorgeuntersuchungen von Ihrem Frauenarzt/Ihrer Frauenärztin vornehmen zu lassen. Oder Sie haben sich für ein oder zwei Ultraschalluntersuchungen entschieden; diese führt Ihr Frauenarzt/Ihre Frauenärztin durch. Besprechen Sie bei dieser Gelegenheit mit ihm/ihr, ob er/sie bereit wäre, zur Geburt zu kommen oder ob Sie ihn/sie rufen dürfen, wenn eine schwierige Naht zu machen ist. Dies bedeutet, dass Ihr Arzt/Ihre Ärztin für Sie Tag und Nacht erreichbar sein muss. Vielleicht möchten Sie auch wissen, wie viel Erfahrung in der Geburtshilfe Ihr Arzt/Ihre Ärztin hat, in welcher Funktion er/sie vor der Praxiseröffnung in der Klinik gearbeitet hat, wann er/sie zuletzt tatsächlich Geburten begleitet hat oder wie er/sie ausgerüstet ist.

Ich habe die meisten Hausgeburten mit Unterstützung einer ganzen Reihe von Ärzten und Ärztinnen durchgeführt, einige mit einer zweiten Hebamme zusammen und nur wenige ganz allein. Nach meiner Erfahrung ist es gut, auf jeden Fall am Ende der Geburt zu zweit zu sein, da im Notfall zwei bis drei Personen zu betreuen sind und auch noch das Telefon bedient werden muss.

Zudem habe ich gern die Verantwortung geteilt und mich selbst als entspannter erlebt, wenn eine weitere, kompetente Fachperson zugegen war. Dies kam natürlich auch der Gebärenden zugute.

Da die Versicherungsprämien für Ärzte, die Geburtshilfe leisten, inzwischen horrend hoch sind, rechnet sich Geburtshilfe nur noch für Ärzte, die in Kliniken sehr viele Geburten mitbetreuen. Ärzte, die eine Praxis betreiben, können diese Versicherungssummen durch die Betreuung von Hausgeburten gar nicht wieder erwirtschaften. Leider wurde für die Höhe der Versicherungsprämien der Ärzte nicht zwischen klinischer und außerklinischer Geburtshilfe unterschieden, obwohl die meisten »Schäden« in Kliniken auftreten. Aus diesem Grunde haben sich viele Hausgeburtenhebammen fortgebildet, sodass sie inzwischen Nähte selbst setzen können und zumindest theoretisch mit der Behandlung von seltenen Notfallsituationen vertraut sind. Die meisten Hausgeburtenhebammen ziehen zum Ende einer Geburt eine zweite Kollegin hinzu. Manche tun dies auch nur bei Erstgebärenden.

Die Klinik

Die Studie der QUAG ergab, dass durchschnittlich 12 % der begonnenen Hausgeburten in eine Klinik verlegt wurden, bei Erstgebärenden waren es mehr (23,6 %), bei Frauen, die das zweite oder dritte Kind geboren haben, weniger (5,3 %).
Setzen Sie sich damit auseinander, dass es für Sie so kommen kann; packen Sie eine Kliniktasche, öffnen Sie sich für diese Möglichkeit – und erhöhen Sie so Ihre Chance, eine wundervolle Hausgeburt zu erleben!

Wenn Sie eine Hausgeburt planen, sollten Sie sich auch in einer Klinik anmelden. Zum einen kann es sein, dass Sie doch die Hilfe einer Klinik brauchen. Zum anderen sollten Sie sich gerade beim ersten Kind mit Ihrer Haltung zur Klinikgeburt beschäftigen. Wenn Ihre Motivation zur Hausgeburt nämlich vor allem darin besteht, dass Sie Angst und Abneigung gegenüber einer Klinikgeburt verspüren, bauen Sie sich den Leistungsdruck auf: Es muss auf jeden Fall zu Hause klappen. Das ist keine gute Voraussetzung für eine entspannte Hausgeburt.

Wenn Ihre Entscheidung für die Hausgeburt vor allem mit Angst vor der Geburt an sich zu tun hat, sollten Sie genau daran arbeiten und Ihre Entscheidung nochmals überdenken.

Suchen Sie sich Ihre Wunschklinik, in die Sie fahren können, wenn sich im Schwangerschaftsverlauf Entwicklungen einstellen, die eine Geburt im Krankenhaus erforderlich machen, oder wenn Ihre Hebamme Ihnen bei Geburtsbeginn zu einer Klinikgeburt rät. Es wird Sie entlasten, wenn Sie feststellen, dass auch dort freundliche, kompetente Hebammen arbeiten und dass die

Gebärzimmer gar nicht mehr so aussehen, wie Sie es sich vielleicht vorgestellt haben.

Melden Sie sich aber auch in der nächstgelegenen Klinik an und machen Sie sich mit den Gegebenheiten dort vertraut; diese Klinik wird der Krankenwagen anfahren, wenn Sie relativ spät während der Geburt verlegt werden müssen.

Hinweise auf ungünstige Entwicklungen und Befunde für eine Hausgeburt

Bei folgenden Entwicklungen oder Befunden im Schwangerschaftsverlauf wird Ihnen die Hebamme raten, von einer Hausgeburt Abstand zu nehmen:

> Bei Zwillingen; bei diesem Glück im Doppelpack kann es eher vorkommen, dass die Kleinen nicht optimal liegen (s. u.). Bei der Geburt sollte eine Intervallüberwachung mit zwei CTG-Geräten erfolgen. Manchmal gerät der zweite Zwilling in Not, weil nach der Geburt des ersten sich die Plazenten bereits lösen; dann muss schnell eingegriffen werden. Für die Frau besteht auch ein erhöhtes Blutungsrisiko nach der Geburt, weil die Gebärmutter erschöpft ist. Eine Zwillingsgeburt ist auf jeden Fall eine Geburt, die eine Hebamme nicht ohne ärztliche Unterstützung betreuen darf. Die Arbeitsgruppe Qualitätssicherung in der außerklinischen Geburtshilfe (QUAG) hat bei der Auswertung von Geburtsverläufen festgestellt, dass ein erheblicher Teil der Zwillingsgeburten nach der Geburt des ersten Kindes in die Klinik verlegt werden musste. Das ist auf jeden Fall eine dramatische Verlegung mit Gefahren für das zweite Kind und für die Mutter. Auch für den Partner sowie das erste Baby ist dies alles andere als ein guter Start.

> Bei Beckenendlage, d. h. wenn das Kind mit den Füßen und/oder dem Po nach unten liegt; bei dieser besonderen Lage braucht es eventuell fachärztliche Unterstützung in Form spezieller Handgriffe oder eventuell eine schnelle Operation, weil das sprichwörtlich dicke Ende, der Kopf, nachfolgt und dieser in wenigen Minuten geboren werden muss, damit das Kind keine Sauerstoffmangelschäden davonträgt. Die notabwendenden Handgriffe haben die meisten Hebammen nur theoretisch gelernt. Eine Beckenendlagengeburt ist auf jeden Fall eine Geburt, die eine Hebamme nicht ohne ärztliche Unterstützung betreuen darf. Auch QUAG sieht Beckenendlagengeburten zu Hause als problematisch an.

> Bei Querlage, d. h. wenn das Kind waagrecht und nicht senkrecht nach unten liegt; dieses Kind muss von einem Facharzt/einer Frauenärztin gewendet oder per Kaiserschnitt auf die Welt geholt werden.

> Bei einem Hydramnion; darunter verstehen wir sehr viel Fruchtwasser. Dies kann ein Hinweis auf eine Erkrankung des Kindes sein, die eine schnelle kinderärztliche Betreuung nach der Geburt erfordert. Zudem kann der durch das viele Fruchtwasser übermäßig gedehnte Uterus nach der Geburt Schwierigkeiten

haben, sich zusammenzuziehen; dies birgt die Gefahr von starken Blutungen bei der Frau.

> Wenn bei Ihnen eine Hypertensive Schwangerschaftserkrankung/Gestose diagnostiziert wird. Sie haben dann einen hohen Blutdruck, der eventuell bei der Geburt noch weiter ansteigt. Besprechen Sie mit Ihrer Hebamme, welche Werte in den verschiedenen Phasen der Geburt noch tolerabel sind und ziehen Sie auf alle Fälle einen Arzt/eine Ärztin zur Geburt hinzu.

> Wenn Sie die Blutgruppe »rh-negativ« und Antikörper entwickelt haben.

> Wenn Sie in einem schlechten gesundheitlichen Allgemeinzustand sind, z. B. an einer Anämie leiden.

> Wenn Sie eine aktive Herpes-Infektion im Genitalbereich haben; dann muss das Baby eventuell per Kaiserschnitt geboren werden.

> Gleiches gilt für eine HIV-Infektion.

> Wenn die Plazenta (Nachgeburt) vor der Muttermundsöffnung liegt (Plazenta praevia); dann wird entweder ein Kaiserschnitt nötig oder es besteht die Gefahr von Blutungen während oder nach der Geburt. Dies hängt davon ab, ob der Mutterkuchen vollständig oder nur teilweise vor dem Muttermund liegt.

> Bei Verdacht auf intrauterine Dystrophie; das bedeutet, dass es Hinweise gibt, dass Ihr Baby von der Plazenta nicht optimal versorgt wird. Damit steigt das Risiko, dass die Plazenta auch während der Wehen nicht optimal arbeitet und Ihr Baby dies nicht mehr kompensieren kann.

> Es kann auch das Gegenteil festgestellt werden: Dass Ihr Baby sehr groß ist. Große Kinder kommen bei Hausgeburten sogar häufiger vor als zu kleine Kinder, weil es meist erwünschte, gut gepflegte Schwangerschaften sind. Das Problem ist, dass es bei sehr großen Kindern manchmal am Ende der Geburt Schwierigkeiten geben kann, z. B. wenn die Schultern geboren werden sollen. Es gibt eigentlich keine absolute Gewichtsobergrenze, weil die Relation zwischen dem Kind und dem Körper der Mutter hier entscheidend ist.

> Wenn bei den Vorsorgeuntersuchungen der Verdacht entsteht, Ihr Kind könnte eine Erkrankung oder eine Besonderheit/Behinderung aufweisen. Dies hängt davon ab, wie dringlich es nach der Geburt kinderärztlich behandelt werden muss.

> Wenn Ihr Baby zu früh kommen will (vor der 38. Schwangerschaftswoche) bzw. sich sehr lange Zeit lässt (mehr als zehn Tage über den Termin).

Die Rettungsdienste

Wenn im Geburtsverlauf Schwierigkeiten auftreten, die einen Transport in die Klinik geboten erscheinen lassen, so geschieht diese Verlegung häufig mit dem eigenen Auto, aber je nach Dringlichkeit auch mit einem Krankenwagen (KTW), Rettungswagen (RTW), Notarztwagen (NAW) oder ganz selten mit einem Rettungshubschrauber (RTHub).

Wenn Sie sehr ländlich wohnen, so erkundigen Sie sich bitte vor Beginn der Rufbereitschaft, welcher Rettungsdienst Tag und Nacht für Sie zuständig ist und wie lange es dauert, bis ein Wagen bei Ihnen eintrifft. Dies können Sie über die Notrufnummer 112 bei der Rettungsleitstelle tun. Vielleicht möchten Sie auch wissen, ob Sie es dann mit hauptberuflichen Rettungsassistenten oder mit Freizeit-Rettungssanitätern zu tun haben.

Ihre Hausgeburtenhebamme ist gegenüber den Rettungsassistenten und -sanitätern, egal ob vom Roten Kreuz, der Feuerwehr oder einer anderen Organisation, weisungsbefugt. Sie wird den Transport an Ihrer Seite begleiten. Bezahlt wird der Transport per Rettungsdienst von Ihrer Krankenkasse.

Die Hebammenbetreuung bei der Vorbereitung der Hausgeburt

Vorbereitende Hausbesuche

Vielleicht möchten Sie das allererste Gespräch mit der Hebamme gleich bei sich zu Hause führen, weil Sie sich da wohler und sicherer fühlen, vielleicht ist Ihnen das aber auch zu nah.

Auch Hebammen haben dazu unterschiedliche Einstellungen: Manche möchten angehende Hausgeburteneltern gern gleich in ihrem Umfeld kennenlernen; andere ziehen die eigenen Praxisräume vor, weil das unverbindlicher oder im Hebammenalltag besser zu organisieren ist. Wie auch immer Sie sich einigen: Nach Ihrem ersten persönlichen Gespräch mit der Hebamme und Ihrer darauffolgenden Entscheidung, mit dieser Hebamme eine Hausgeburt anzugehen, wird diese Kollegin mindestens einen Hausbesuch vor Beginn der Rufbereitschaft durchführen. Eventuell verabreden Sie aber auch mehrere Vorbesuche; sei es, um sich besser kennenzulernen; sei es, um Vorsorgeuntersuchungen bei Ihnen zu Hause machen zu lassen.

Wenn Sie Ihr zweites, drittes oder viertes Kind erwarten, brauchen Sie eventuell keinen Geburtsvorbereitungskurs mehr, aber Sie sollten dann dafür mehrere

Hausbesuche mit der Hebamme verabreden, um miteinander vertraut zu werden und sich auch auf diese Geburt einzustimmen.

Der Hausbesuch zu Beginn der Rufbereitschaft

Drei bis vier Wochen vor dem errechneten Geburtstermin steht auf jeden Fall ein Hausbesuch von Ihrer Hebamme an. Dieser Besuch ist eine wichtige geburtsvorbereitende Maßnahme; er sollte deshalb in aller Ruhe stattfinden und dauert meistens anderthalb bis zwei Stunden. Diese Zeit ist notwendig, weil es viel zu besprechen und anzugucken gibt.

Falls die Hebamme bisher noch nicht bei Ihnen zu Hause war, dient dieser Besuch auch dazu, den Anfahrtsweg und die Anfahrtszeit zu erkunden sowie Ihre Wohnung aufzufinden. Die Hebamme wird sich dann vergewissern, dass Ihr Name sichtbar an der Tür steht und die Hausnummer auch nachts zu lesen ist – falls doch ein Krankenwagen angefordert werden muss.

Dieser Vorbesuch stellt auch eine weitere Möglichkeit dar, außerhalb des Geburtsvorbereitungskurses in aller Ruhe zu dritt noch anstehende Fragen, Wünsche oder Ängste zu erörtern.

Wenn Sie als Mehrgebärende nicht an einem Kurs teilgenommen haben, ist jetzt Gelegenheit, Ihr Wissen aufzufrischen, den Ablauf der Hausgeburt zu besprechen und sich über das Vorgehen bei eventuell auftretenden Schwierigkeiten zu informieren. Sie fühlen sich dann sicher und wissen, dass die Hebamme bei der Geburt Ihre Wünsche berücksichtigt.

Sie gehen auch gemeinsam die Einkaufsliste für die Hausgeburt durch (diese finden Sie auf Seite 146) und besprechen, was Sie zu Beginn der Rufbereitschaft (siehe Seite 147) bzw. bei Geburtsbeginn (siehe Seite 148) vorbereiten sollten. Eine gute Idee ist, schon kurz vor diesem letzten Vorbesuch eingekauft und vorbereitet zu haben, sodass Sie auftauchende Unklarheiten gleich besprechen können.

Falls Ihre Hebamme nicht auch die Vorsorgeuntersuchungen durchgeführt hat, wird sie jetzt noch einmal einen Blick in Ihren Mutterpass werfen, um ihren Eindruck abzurunden. Gegebenenfalls bittet sie durch einen eingelegten Kurzbrief Ihren Arzt/Ihre Ärztin, bei der nächsten Vorsorge noch einmal einen Ultraschall zu einer bestimmten Fragestellung zu machen oder ein Rezept für die Anti-D-Prophylaxe auszustellen, falls Sie rh-negativ sind.

Ist Ihr Hb, der sogenannte Eisenwert, nicht optimal, haben Sie unangenehm viel Wasser eingelagert oder andere Beschwerden, so gibt Ihnen Ihre Hebamme jetzt wertvolle Hinweise und Tipps für die letzte Zeit vor der Geburt.

Dann führt die Hebamme eine Untersuchung durch, bei der sie Ihr Becken und die Gebärmutter abtastet (Fundusstand), die Lage des Kindes erfühlt und sein voraussichtliches Geburtsgewicht abschätzt. Auch die Herztöne des Kindes werden abgehört. Eventuell nimmt die Hebamme auch eine Untersuchung durch die Scheide vor, um nach dem Höhenstand des Köpfchens und nach der Muttermundsöffnung zu tasten.

Bei dieser Gelegenheit können Sie vielleicht schon einmal den Gebärhocker ausprobieren oder sehen, welche weiteren bequemen Untersuchungsmöglichkeiten Ihr Schlafzimmer bietet.

In aller Regel brauchen Sie nicht umzuräumen; das Bett muss nicht von allen Seiten zugänglich sein, da sich die Hebamme ohnehin mit auf das Bett begibt; auch ein Matratzenlager am Boden ist völlig in Ordnung – die übliche Betthöhe ist nicht rückenschonender. Ein Hochbett als Geburtsplatz kommt allerdings nicht infrage.

Vielleicht entscheiden Sie sich auch gemeinsam für einen anderen Raum Ihrer Wohnung, weil dieser besser beheizbar oder gemütlicher ist. Haben Sie einen innerhalb Ihres Hauses höher gelegenen Raum für Ihre Geburt vorgesehen, so prüft die Hebamme, ob dann für den Fall einer Verlegung der Transport auf einer Krankentrage möglich ist; andernfalls schlägt sie Ihnen vielleicht vor, für die letzte Phase der Geburt einen Raum im Erdgeschoss vorzubereiten.

Gemeinsam mit der Hebamme sehen Sie nach Heiz- und Beleuchtungsmöglichkeiten; manchmal werden Verlängerungsschnur und Verteiler benötigt.

Machen Sie nachts einen Heizungs-Probelauf: Die meisten zentral gesteuerten Anlagen werden nachts heruntergefahren. Für die Geburt ist eine Raumtemperatur von 24 °C optimal.

Für die Geburt wird die Hebamme einen sogenannten Reanimationsplatz vorbereiten, falls Ihr Baby nach der Geburt medizinisch versorgt werden muss. Später ist dies wahrscheinlich der Wickelplatz. Wenn möglich, sollte dieser Platz mit Wärmestrahler im Geburtsraum sein, damit Sie sehen können, was die Hebamme macht und diese auch Sie im Blick behalten kann.

Haben Sie den Wickelplatz im Badezimmer (weil es dort am wärmsten ist) oder im schon existierenden Kinderzimmer geplant, tut es auch der bei Geburtsbeginn frei geräumte Schreibtisch samt Schreibtischlampe mit Wickelauflage oder Wolldecken und Handtüchern. Besprechen Sie, wie das Bett für die Geburt vorbereitet werden soll: Laken – Folie – Laken. Das ganze Bett sollte geschützt sein, nicht nur Ihre Hälfte. Spannbettlaken sind günstig. Werden Laken in Normalgröße verwendet, legen Sie diese nicht längs, sondern besser quer.

Beispiel für einen Behandlungsvertrag zur Hausgeburt

Aufklärung zur geplanten Hausgeburt

Ich habe die Fragen der Hebamme zu meiner Vorgeschichte und den häuslichen Verhältnissen wahrheitsgemäß beantwortet.

Ich bin darüber informiert worden, dass es in der Schwangerschaft Entwicklungen geben kann, die es gebieten, von einer geplanten Hausgeburt abzusehen (z. B. Gestose, Übertragung).

Ebenso kann dies bei Geburtsbeginn eintreten (z. B. Beckenendlage, grünes Fruchtwasser) sowie im Geburtsverlauf (z. B. Herztonveränderungen, Geburtsstillstand) oder nach der Geburt (z. B. Anpassungsschwierigkeiten des Kindes, stärkere Blutung der Frau).

Meine Fragen zu diesen Situationen, ihrer Häufigkeit und ihren Konsequenzen sind ausreichend und verständlich beantwortet worden.

Mit Dr. ### habe ich vereinbart, dass er/sie während der Rufbereitschaftszeit jederzeit erreichbar ist.

Mit der Hebamme ### habe ich vereinbart, dass sie während der Rufbereitschaftszeit als zweite Hebamme /Vertretungshebamme erreichbar ist.

Die Entscheidung, ob und wann eine Verlegung in die Klinik notwendig ist, trifft die Hebamme bzw. der Arzt/die Ärztin.

Vorsorglich habe ich mich in der ### Klinik angemeldet.

Mit der Überwachung der kindlichen Herztöne – auch unter Zuhilfenahme medizinisch-technischer Geräte – und ggf. einem Scheidendammschnitt bin ich einverstanden.

Eigene Vorbereitung:

Ich habe eine Liste der von mir rechtzeitig zu treffenden Vorbereitungen sowie der Notfalltelefonnummern und der Telefonnummern der Hebamme erhalten. Die Versorgung der bereits vorhandenen Kinder während der Geburt bzw. während einer eventuellen Verlegung in die Klinik ist gesichert.

Honorar:

Für die von der Hebamme/den Hebammen zu erbringende Rufbereitschaft (38. SSW bis 10 Tage nach dem errechneten Termin) haben wir eine Pauschalzahlung in Höhe von EUR ### vereinbart. Diese Zahlung wird mit Beginn der Rufbereitschaft fällig.

Die Angaben zu meiner Krankenversicherung habe ich wahrheitsgemäß gemacht.

| Datum | Unterschrift der Frau | Unterschrift des Mannes |

Der Abschluss eines Behandlungsvertrags

Eventuell haben Sie bereits zu Beginn der Betreuung durch Ihre Hebamme einen schriftlichen Behandlungsvertrag mit ihr abgeschlossen.

Ansonsten tun Sie dies wahrscheinlich nun bei einem Hausbesuch speziell für die Hausgeburt. Der Vertrag gibt beiden Seiten – Ihnen und Ihrer Hebamme – die Sicherheit, sich über alle wesentlichen Punkte geeinigt zu haben. Der Vertragsabschluss hilft dabei, noch offene Fragen aufzuspüren, die Erreichbarkeit zu klären, spezielle Wünsche und finanzielle Absprachen verbindlich zu fixieren. Wie bei allen Verträgen wird dieser Behandlungs- und Aufklärungsvertrag erst im Streitfall wichtig.

Eigene Vorbereitungen

Gespräche und Übungen mit dem Partner

Tauschen Sie sich mit Ihrem Partner darüber aus, wie Sie sich eine Hausgeburt vorstellen, worauf Sie sich freuen und was Ihnen eventuell Sorgen macht. Erzählen Sie ihm genau, welche Wünsche Sie an ihn haben und fragen Sie nach seinen. Falls Sie Ihr zweites oder drittes Kind erwarten: Was sollte dieses Mal anders laufen als in der Klinik oder bei der letzten Hausgeburt?

Bitten Sie Ihren Partner, Sie bei den Übungen zu unterstützen. Vielleicht richtet er das Abendbrot und Sie machen währenddessen eine Einheit Beckenbodenübungen? Vielleicht hilft er Ihnen bei der Dammmassage?

Massieren Sie seine Computerschultern und bitten ihn dann um eine Kreuzbeinmassage. Mit Tennis- oder Igelbällen kann das jeder Mann, auch wenn er sich für unbegabt halten sollte!

Wiederholen Sie gemeinsam die Paarübungen, die Sie im Geburtsvorbereitungskurs gelernt haben. Probieren Sie zu Hause mit Ihrem Mobiliar die verschiedenen Geburtspositionen nochmals aus.

Arbeiten Sie gemeinsam die Checkliste bzw. die Einkaufsliste, die Ihre Hebamme Ihnen geben wird, ab. Nehmen Sie Ihren Partner in die Verantwortung, sich im Haushalt auszukennen. Das ist nicht nur für die Geburt, sondern besonders für die Wochenbettzeit wichtig. Mein Vorschlag: Vereinbaren Sie ein Probe-Wochenende, währenddessen Sie von Freitagabend bis Montagmorgen keinen Finger rühren.

Bei der Entscheidung zur Hausgeburt verzichten Sie weitgehend auf schmerzlindernde Medikamente. Besprechen Sie mit Ihrem Partner Ihre Haltung dazu.

Arbeitsblatt zum Thema »Umgang mit Schmerzen«

Wann hast Du schon einmal Schmerzen gehabt?
Was hast Du dann gemacht?
Können Schmerzen einen Sinn haben?
Unterscheiden sich Geburtsschmerzen für Dich von anderen?
Welche verschiedenen Arten von Schmerzen stellst Du Dir während der Geburt vor?
Wie möchtest Du mit den Schmerzen umgehen?
Welche Unterstützung erhoffst Du Dir von Deinem Partner/der Hebamme?
Wie hoch schätzt Du Deine Bereitschaft ein, Medikamente zu nehmen?
Warum bist Du Medikamenten zu- bzw. abgeneigt?
Welche Assoziationen hast Du zu dem Wort »Schmerzen«?

Atemübungen

Wenn Sie Ihr Baby zu Hause zur Welt bringen möchten, so bedeutet dies, dass Sie es aus eigener Kraft gebären wollen, ohne pharmazeutische oder operative Unterstützung. Ihr Atem ist dabei eine große Hilfe.

Schon in der Schwangerschaft können Sie mithilfe des Atems die Versorgung und das Wohlbefinden Ihres Kindes steigern: Bauen Sie Momente mit ruhigem, bewusstem Atem in Ihren Alltag ein oder nutzen Sie das häufige nächtliche Erwachen, um mithilfe ruhiger Atemübungen wieder in den Schlaf zu finden.

Übungen für einen ruhigen, tiefen Atem

In die Partnerhände atmen

Setzen Sie sich bequem hintereinander. Ihr Partner legt beide Hände von hinten auf Ihre Schulterblätter. Nehmen Sie die Wärme der vertrauten Hände wahr und schicken Sie Ihren Atem ohne Anstrengung in diesen Raum.

Bitten Sie Ihren Partner dann, die Hände tiefer, auf Nierenhöhe, aufzulegen. Genießen Sie die Wärme hier und geben Sie Ihrem Atem dieses neue Ziel.

Dann legt Ihr Mann seine Hände auf Ihren unteren Rücken und Sie atmen dorthin. Strengen Sie sich dabei nicht an, sondern stellen Sie sich vor, Sie wollten so stundenlang weiteratmen. Stellen Sie sich vor, Ihr Kreuzbeinbereich dehne sich mit jedem Atemzug aus.

Es kann sein, dass Sie das Gefühl haben, gar nicht so tief in den Körper hinunterzuatmen zu können. Stellen Sie es sich vor und bleiben Sie dran; Sie werden den Effekt Ihres Übens schnell bemerken!

Nun verändert Ihr Partner seine Position: er setzt sich an Ihre Seite, sodass er eine Hand auf Ihren Bauch, zum Kind, legen kann; die andere Hand liegt auf Ihrem Kreuzbein.

Schicken Sie Ihren Atem wieder in die vertrauten, warmen Hände. Nehmen Sie wahr, wie Ihr Körper sich mit dem Einatmen ausdehnt und mit dem Ausatmen wieder zusammenzieht.

Üben Sie sich im Visualisieren

Stellen Sie sich beispielsweise vor, wie mit Ihrem Atemstrom Licht, ein Regenbogen, eine glitzernde Wasserwelle um Ihr Kind herumfließen. Sie hüllen Ihr Kind in das Licht und/oder in eine warme Farbe ein.

Visualisieren Sie auch, durch den Beckenboden ein- und auszuatmen. Als zweiten Schritt nehmen Sie dann aktive An- und Entspannung im Beckenbodenbereich hinzu. Wechseln Sie dabei die Atemphase, in der Sie an- bzw. entspannen. Was fällt Ihnen leichter?

An der Wirbelsäule entlang atmen

Visualisieren Sie, wie der Atemstrom die einzelnen Wirbelkörper in leichte Schwingungen versetzt und stellen Sie sich am Schluss vor, dass Sie zum Beckenboden hinausatmen können; entspannen Sie dabei den Beckenboden ganz bewusst. Zum Abschluss dieser Übung spannen Sie bitte einmal kurz den Beckenboden an, er soll Sie ja weiter stützen!

Yoga-Atmung

Legen Sie Daumen und Ringfinger locker an je ein Nasenloch. Ein Nasenloch verschließen, durch das andere einatmen, dieses Nasenloch verschließen, das erste öffnen, dort ausatmen und wieder einatmen, Nasenloch verschließen, das andere öffnen, dort aus- und einatmen usw. Das braucht etwas Übung, aber Sie werden schnell Fortschritte machen.

Atemübungen, wenn die Wehen anstrengend werden

Die Pferdeatmung

Feuchten Sie Ihre Lippen etwas an. Schnauben Sie dann durch weiche, aufgeplusterte, nach außen gestülpte Lippen aus. Es entsteht ein starkes Vibrieren. Atmen Sie wieder langsam durch die Nase ein. Diese Atmung gelingt nicht sofort, sondern muss ein bisschen geübt werden.

Lu – Mi – Na

Durch den Mund einatmend, den Atem einsaugend, sprechen Sie die Silben »Lu« und »Mi«, ausatmend ein langes »Naaa«. Diese Silben stehen symbolisch für »Volumen«.

Die Panikatmung

Atmen Sie »He-He-Haaaa«: zweimal kurz durch den Mund Luft einatmen, dann lang ausatmen.

Tönen oder Vokalsingen

Dabei müssen Sie gar nicht richtig singen können, es geht nicht um eine Melodie, sondern darum, beim Ausatmen Ihre Stimme auf den Atemstrom zu legen. Das hilft sehr gegen den Impuls, die Luft anzuhalten. Die Vokale werden bestimmten Energiezentren (Chakren) zugeordnet. Besonders »Aaaaa« und »Ooooo« haben eine öffnende Wirkung; auch das »Uuuu« tief aus dem Becken ist hilfreich, fällt aber vielen Frauen schwer. Wichtig ist, dass Sie ohne Anstrengung tönen, der Ton setzt sich auf den Atemstrom, gewinnt Lautstärke und ebbt dann wieder ab. Singen Sie so, als ob Sie das über Stunden fortsetzen wollten. Vielleicht hilft es Ihnen gegen Anfangshemmungen, unter der Dusche oder im geschlossenen Auto zu tönen. Besonders schön ist es, das Vokalsingen zu zweit oder in der Geburtsvorbereitungsgruppe zu üben. Sie können es auch mit leise seufzenden »Haaaa«-Tönen versuchen, wenn Sie es nicht laut mögen.

Atemübungen, wenn das Kind gleich kommt

Pressatmung

Sehr wahrscheinlich werden Sie, wenn das Köpfchen des Babys schon im Scheidenausgang zu sehen oder zu fühlen ist, ein ganz starkes Bedürfnis verspüren, zu schieben oder zu pressen. Folgen Sie den Impulsen Ihres Körpers; für Ihr Baby sind kurze, wiederholte Schübe am schonendsten. Lang andauerndes, heftiges Pressen mit angehaltener Luft verkürzt die Geburt nicht und kann zu Beckenbodenschädigungen führen, weil Sie auf einen angespannten Beckenboden drücken.

Manchmal, beispielsweise wenn Sie schon sehr erschöpft sind, große Angst vor dem Durchtritt haben oder der Kopf noch nicht tief genug zum Auslösen des Schiebereflexes liegt, kann es sein, dass Sie mehr mit Mut und gutem Willen drücken müssen. Die Hebamme wird Sie dann ganz genau anleiten.

Es gibt verschiedene Möglichkeiten, das Kind hinauszuschieben:

ausatmend oder tönend mit Bauchpresse

Richtig üben können Sie das in der Schwangerschaft nicht; aber versuchen Sie trotzdem folgende Trockenübung: Legen Sie eine Hand auf Ihren Oberbauch, nehmen Sie Ihre andere Hand wie einen imaginierten Flaschenhals vor Ihren Mund und pusten Sie fest hinein. Was passiert unter Ihrer Bauchhand? Genau – Ihre Bauchmuskeln, die sogenannte Bauchpresse – werden fest. Sie können also ausatmend schieben, pressen. Versuchen Sie das ab heute beim Stuhlgang: nicht die Luft anhalten, sondern ausatmend sanft mitschieben.

Und dann versuchen Sie dies mit einem lauten Aaaa oder einem weichen Ooo. Der Mund ist dabei ganz entspannt und gut geöffnet. Sie werden spüren, dass die Bauchmuskeln arbeiten, aber der Beckenboden dabei entspannt bleiben kann.

mit angehaltener Luft

Wenn Sie selbst den Impuls verspüren, die Luft anzuhalten und so zu pressen, ist das auch in Ordnung. Achten Sie aber darauf, nur eine kleine Portion Luft einzuatmen und anzuhalten, damit Sie diese Luft in Ihrer Vorstellung an der Wirbelsäule entlang nach unten schieben können, bis sie beim Kind angekommen ist und Sie dieses so weiter zum Ausgang bugsieren. Wenn Sie sich randvoll mit Luft tanken, diese dann anhalten und sich vorstellen, Sie wollten nun nach unten pressen, dann kann – bildlich gesprochen – der Luftballon nur platzen. Vielleicht haben Sie schon einmal gehört, dass frau vom Pressen kleine geplatzte Äderchen im Gesicht oder in den Augen bekommen kann. Dann hat frau wie eben beschrieben in den Kopf gepresst. Das ist nicht gefährlich, befördert das Baby aber nicht weiter. Wenn Ihnen das passiert: ausatmen und einen neuen Anlauf mit weniger Luft nehmen.

Hecheln, Kerzen anpusten und »Ha-Ha-Huuu«

Das Hecheln, von dem Sie wahrscheinlich schon bizarre Dinge gehört haben, ist eine sehr künstliche Atemtechnik, die eigentlich nur gebraucht wird, wenn Sie vorher auf Kommando der Hebamme aus Leibeskräften mit angehaltenem Atem gepresst haben und nun dies nicht mehr tun sollen. Wenn Sie ganz nach Ihren eigenen Impulsen schieben, oft auch mit Tönen, werden Sie von sich aus höchstwahrscheinlich im Moment des Durchtritts des Köpfchens ein, zwei laute Schreie (im weitesten Sinne ein »natürliches« Hecheln) von sich geben. Und das ist gut so: Dann tritt das Köpfchen langsamer durch. So geschieht der Druckabfall für Ihr Baby langsamer und Ihr Gewebe wird geschont.

Sie sollten das Hecheln auf jeden Fall einmal üben: Stellen Sie sich einen kleinen Hund vor, der an einem heißen Augusttag stundenlang seinem roten Ball hinterhergejagt ist und nun dem Wassernapf entgegenhechelt. Seine Zunge hängt etwas aus dem Mund und mit sehr kleinen, schnellen Atemzügen führt er sich etwas Kühlung zu.

Bei dieser Atmung blockiert allerdings das Zwerchfell. Deshalb sollten Sie lieber folgende Alternativen erproben: Stellen Sie sich eine Geburtstagtorte mit vielen Kerzen vor. Diese Kerzen wollen Sie nun nicht aus-, sondern nur einzeln anpusten. Sie spüren gleich, wie Ihr Zwerchfell schwingt.

Oder, wenn Ihnen die »Panikatmung« weiter oben schon gefallen hat, versuchen Sie einmal einatmend zwei kurze »Ha«s und ausatmend ein langes »Huuuu«.

Beckenbodenübungen

Es ist wichtig, dass Sie sich mit den Muskeln, die Ihr Becken nach unten abschließen und die Ihr Baby während der Geburt überwinden muss, vertraut machen. So bekommen Sie ein besseres Empfinden für An- und Entspannung dieses Bereiches. Besonders die Entspannung ist wichtig für die Geburt.

Hier einige Übungsvorschläge:

1. Stellen Sie sich vor, Sie könnten mit den Schamlippen zarte Grashalme auszupfen. Eine ganz sanfte, kleine Bewegung ohne Anstrengung.
2. Nun blinzeln Sie einmal mit den Augenlidern und versuchen dann eine ähnliche Bewegung mit den Schamlippen. Was blinzelt schneller?
3. Sprechen Sie einmal laut »Pick« und ziehen dabei die Schließmuskel zusammen; lassen Sie sie dann mit einem langen »Baaah« wieder los.
4. Stellen Sie sich vor, Sie würden durch den Beckenboden einatmen und dabei den Beckenboden leicht anheben; atmen Sie dann durch den Beckenboden aus und entspannen ganz bewusst alle Muskeln rings um Harnröhre, Scheide und After.
5. Machen Sie sich Ihre beiden Sitzbeinhöcker bewusst, indem Sie vielleicht auf einem harten Stuhl hin- und herruckeln. Dann ziehen Sie diese Knochen mithilfe der Dammmuskeln ein Stückchen aufeinander zu – und lassen wieder los. Zwischen diesen Knochen muss Ihr Baby durchschlüpfen und Sie können ihm helfen, indem Sie möglichst viel Platz schaffen, also entspannen.

Führen Sie diese Übungen in verschiedenen Positionen durch. Sie werden dann deutlich spüren, dass z. B. die tiefe Hocke die Beckenbodenentspannung sehr unterstützt (siehe auch Seite 48f. und 60f.).

Dammmassage

Durch Massage kann der Damm auf die ungewohnte Dehnung bei der Geburt vorbereitet und so die Wahrscheinlichkeit eines Dammrisses oder Dammschnittes verringert werden. Eine Dammmassage macht das Muskelgewebe um die Vagina herum weicher und dehnt es. Ein intakter Damm bereitet nach der Geburt weniger Schmerzen, weniger Beeinträchtigungen beim Sitzen und natürlich auch beim Sex. Eine Untersuchung hat gezeigt, dass zudem die Rate von Zangen- und Saugglockengeburten nach vorbereitender Dammmassage sinkt. Das ist für Sie besonders wichtig, weil Ihnen diese Hilfsmöglichkeiten bei einer Hausgeburt nicht zur Verfügung stehen.

Damit Sie sich den Effekt der Dammmassage noch besser vorstellen können, hier eine kleine Motivationsübung:
Legen Sie einmal beide Handflächen aneinander und spreizen Sie dann die Daumen ab. Wahrscheinlich können Sie beide Daumen gleich weit abspreizen. Nun kneten, reiben, massieren Sie das Gewebe zwischen Daumen und Zeigefinger an einer Hand kräftig mit dem Daumen und Zeigefinger der anderen Hand. Legen Sie anschließend noch einmal die Hände aneinander und spreizen Sie die Daumen ab. Überzeugt?

Vielleicht mögen Sie auch Ihren Partner um Hilfe bitten; er kann dann mit Zeige- und Mittelfinger massieren. Sie dirigieren ihn dann in Stärke, Richtung und Dauer der Massage – dabei können Sie bequem liegen. Am besten führen Sie diese Massage in den letzten vier Wochen vor dem Geburtstermin jeden zweiten Tag durch.

So können Sie Ihren Damm massieren:

Achten Sie bitte auf sorgfältig gewaschene Hände mit kurzen, sauberen Fingernägeln. Nehmen Sie eine entspannte, mit Kissen gestützte Position ein und halten Sie einen Spiegel und unbehandeltes, unparfümiertes Öl bereit (vielleicht Mandelöl, Weizenkeimöl oder auch ein spezielles Dammmassageöl von Stadelmann oder Weleda). Füllen Sie etwas Öl in ein kleines Schälchen, damit Sie nicht mit den Fingern, die bereits den Körper berührt haben, erneut die Flaschenöffnung anfassen.

> Machen Sie sich mit der Lage und dem Aussehen Ihrer Venuslippen, Ihrer Scheide und Ihres Dammes vertraut.
> Nehmen Sie etwas Öl auf Ihre Finger.
> Führen Sie Ihre Daumen ungefähr bis zu den Knöcheln in den unteren Abschnitt der Scheide ein und drücken Sie erst sanft, dann etwas kräftiger in Richtung After. Streichen Sie unter Beibehaltung des Dehnens zu beiden Seiten. Es kann ein intensives Ziehen oder leichtes Brennen entstehen. Halten Sie dies ein bis zwei Minuten. Dann wiederholen Sie die Bewegung und variieren dabei die Position der Daumen.
> Dehnen Sie entsprechend ein bisschen höher, auch in Richtung seitlich-außen. Bitte dehnen und massieren Sie nicht im Bereich der Harnröhre!
> Sie können auch den eingeölten Daumen am hinteren Scheideneingang von einer Seite zur anderen bewegen und dabei in die Tiefe dehnen.
> Mit dickem Bauch ist es manchmal gar nicht leicht, den Damm zu erreichen. Sie müssen ausprobieren, ob es vielleicht auf der Toilette sitzend besser geht, in der Badewanne oder im Stehen mit einem Finger von hinten. Es kann auch hilfreich sein, ein Bein auf den Badewannenrand oder einen Hocker zu stellen.

Die Vorbereitung der Geschwisterkinder

Lassen Sie Ihr Kind auf alle Fälle die Bewegungen des Babys im Bauch spüren und unterhalten Sie sich gemeinsam mit dem Wesen da drinnen, singen Sie vielleicht auch gemeinsam Lieblingslieder für das Baby. Beziehen Sie Ihr Kind auch in die geburtsvorbereitenden Übungen mit ein: Machen Sie gemeinsam Schwangerschaftsgymnastik und Yogaübungen; Ihr Kind spielt sicher gern »Kuh-Katze« und übt mit Ihnen den »Pferdeatem«. Auch das Tönen bei der Geburt ist nicht mehr so befremdlich, wenn Ihr Kind es vorher schon einmal gehört und mitgemacht hat.

> Es hängt natürlich vom Alter der Kinder ab, welche Vorbereitung zu welchem Zeitpunkt angemessen ist. Überlegen Sie sich, ob Sie für Ihr älteres Kind ein tolles Geschenk bereithalten wollen, das es anlässlich der Geburt seines Geschwisterchens bekommt; vielleicht eine Puppe/einen Teddy mit Kinderwagen oder Tragetuch. Oder ein anderes, heiß ersehntes Geschenk.

Bei den vorbereitenden Hausbesuchen sollte Ihr Kind auch die Hebamme kennenlernen. Mit ihrer Hilfe können gemeinsam die Herztöne des Babys gehört werden; vielleicht hat das Kind auch Lust, die eigenen Herztöne zu hören, sei es mit einem Stethoskop oder dem Doptone (siehe Seite. 154). Auch Probesitzen auf dem Gebärhocker erfreut sich großer Beliebtheit.

Besonders wenn Sie die Anwesenheit von Geschwistern bei der Geburt planen, müssen diese die Hebamme kennen und mögen. Schließlich sollen sie nicht bei der Geburt das Gefühl haben, dass die Hebamme ihrer Mutter Schmerzen zufügt!

Gleichzeitig sollten Sie den Kontakt zu der Person, die Ihr Kind während der Geburt betreuen wird, intensivieren – egal, ob Sie es bei der Geburt dabeihaben möchten oder es in einem anderen Raum oder zu der Betreuungsperson bringen wollen, sobald es losgeht. Auch für den Fall, dass die Geburt doch in der Klinik endet, ist es wichtig, dass Ihr Kind schon einmal bei der Betreuungsperson war, dort sogar vielleicht schon einmal übernachtet hat.

Bereiten Sie Ihr Kind darauf vor, dass Sie eventuell in die Klinik fahren und dort einige Tage bleiben, während Oma, Opa oder Patentante auf Ihre »Großen« aufpasst. Das Kind soll sich nicht abgeschoben fühlen, sondern sich auf den Besuch bei Oma, Patentante, Onkel freuen!

Manche Kliniken, Elternschulen oder Hebammenpraxen bieten auch Geschwisterkurse an, in denen kleine Fertigkeiten eingeübt werden, sodass die Kinder später »Mamas/Papas große Hilfe« sein können, und auch etwas über die Bedürfnisse von Babys lernen.

Wenn Sie schwanger geworden sind, während Sie noch das Geschwisterkind stillen, stehen Sie eventuell vor einer schwierigen Entscheidung: Können Sie sich vorstellen, beide Kinder zu stillen? Wenn nicht, sollten Sie nun langsam abstillen, damit dieser Schritt nicht erst erfolgt, wenn das nächste Kind geboren wird – und dieses dann als der böse Verursacher angesehen wird.

Wenn doch, sollten Sie mit dem älteren Kind feste Stillzeiten vereinbaren, z. B. dass Sie es nur morgens nach dem Aufwachen oder abends vor dem Einschlafen stillen.

Sollten Geschwisterkinder bei der Geburt dabei sein?

Vielleicht war ein Hauptmotiv für Ihre Entscheidung zur Hausgeburt, dass Sie nicht von Ihrem Erstgeborenen getrennt sein wollten, sich sogar überlegen, das kleine-große Kind an der Geburt teilhaben zu lassen.

Ich habe damit fast nur gute Erfahrungen gemacht – unter folgenden Bedingungen:

- Es ist eine vom Kind geliebte Vertrauensperson dabei, damit Ihr Partner ganz für Sie da sein kann. Und schließlich soll er ja auch die Geburt erleben können und nicht hin- und hergerissen sein. Diese Betreuungsperson ist mit Ihrem Kind so vertraut, dass Sie fast alle Gedanken abgeben können, auch wenn Ihr Kind einmal weint oder Sie sogar in die Klinik umziehen müssen.
Geht die Geburt in der Nacht los, so sollten Sie Ihr Kind nicht wecken, sondern die Betreuungsperson herbeitelefonieren. Schläft Ihr erstes Kind durch, so kann die Betreuungsperson, wenn es z. B. Ihre beste Freundin oder Schwester ist, bei der Geburt dabei sein, oder sie sitzt im Standby in der Küche, immer mit einem Ohr im Kinderzimmer.
- Das Kind bestimmt selbst Nähe und Distanz; viele Kinder sind sehr aufmerksam und ruhig bei der Geburt dabei, andere gucken öfter mal kurz vorbei und gehen dann wieder ihren eigenen Beschäftigungen nach, andere »müssen« partout im spannendsten Moment in die Küche gehen, um etwas zu trinken ... In seinem gewohnten Umfeld kann sich das große Kind frei bewegen, in einer Klinik sähe das anders aus.

- Die Hebamme sollte dem Kind bereits bekannt sein. Das Kind muss das Vertrauen haben, dass diese eigentlich fremde Frau ihren Eltern hilft, egal, was sie in der Akutsituation tut.
- Sie bereiten Ihr Kind durch Gespräche und Bilderbücher auf das Ereignis vor.

Es gibt nach meinen Erfahrungen kein Mindestalter als Voraussetzung für die Anwesenheit von Kindern bei einer Geburt. Ich habe den Eindruck gewonnen, dass sich jüngere Kinder oft leichter tun als ältere. Die Kleinen nehmen es in der häuslichen Atmosphäre einfach, wie es ist; Mädchen kurz vor/in der Pubertät beziehen das Geschehen eher perspektivisch auf sich selbst, halten gern mehr Distanz und wollen erst gerufen werden, wenn das Baby geboren ist.

Die Einkaufsliste für eine Hausgeburt

- ein Paket Vlieswindeln
- weiches Toilettenpapier
- eine Rolle weiches Küchenpapier
- Wärmestrahler (Baumarkt)
- eine dünne Malerfolie (eine dickere ist rutschig und knistert)
- Badezusatz nach Wahl
- Babywaage (in der Apotheke ausleihen)
- Tees, Saft, Selters, Sekt (auch alkoholfrei), Fruchtschnitten, Müsli etc.
- Kerzen, Streichhölzer
- Massageöl und Öle für die Duftlampe
- dicke Wollsocken
- Wärmflasche
- einen hochempfindlichen Film, sodass Sie nicht blitzen müssen
- Radiator oder ähnlichen Heizkörper (kein »Püster«, der ist nämlich relativ laut und unhygienisch, weil er Staub und Schmutz in die Luft bläst, die dann eingeatmet wird bzw. auf Wunden landen kann)
- Eventuell eine Verlängerungsschnur und Ersatzglühbirnen

Setzen Sie sich auch damit auseinander, dass Sie die Anwesenheit Ihrer Kinder bei der Geburt eventuell hemmt loszulassen oder laut zu werden. Es sollte auf jeden Fall für eine Betreuung gesorgt sein, die mit Ihren großen Kindern das Haus verlassen kann!

Die Vorbereitung Ihrer Räumlichkeiten in der Rufbereitschaftsphase

> Stellen Sie sicher, dass Ihre Hausnummer auch nachts zu lesen ist und der richtige Name an der Klingel steht. Vielleicht haben Sie ja erst kürzlich geheiratet und den Namen geändert? Ihre Hebamme kennt bereits Ihr Zuhause, aber auch weitere Helfer (Arzt/Ärztin, zweite Hebamme, Rettungsdienste) sollten Sie ohne Zeitverlust finden können.

> Sorgen Sie dafür, dass Treppenaufgänge nicht mit Fahrrädern, Kinderwagen etc. zugestellt sind. Für den Fall einer Verlegung sollten die Sanitäter Sie mit einer Trage oder einem Transportstuhl durchs Treppenhaus transportieren können.

> Befestigen Sie eine Telefonliste mit den Nummern der Hebamme, der zweiten Hebamme, des Arztes/der Ärztin, des Krankenwagens, der Klinik am Telefonplatz. Bei Bedarf kommen dazu die Nummern der Großeltern/des Babysitters etc. für Ihre anderen Kinder. Legen Sie eine Liste auch in den Mutterpass.

> Überlegen Sie, in welchem Raum Sie wahrscheinlich Ihr Kind gebären möchten. Haben Sie dort genug Bewegungsmöglichkeiten? Möglichkeiten, sich aufzustützen, anzulehnen etc.? Was benötigen Sie noch, damit Sie sich wohlfühlen?

> Haben Sie die Möglichkeit, in diesem Raum auch den Wickelplatz für Ihr Baby einzurichten? Das wäre günstig, weil dies auch der Platz sein wird, an dem – falls wider Erwarten nötig – die Hebamme oder der Arzt/die Ärztin das Kind nach der Geburt behandelt. Notfalls kann der Wickelplatz auch außerhalb des Geburtsraumes sein. Der Nachteil ist dann, dass der Arzt/die Ärztin/die Hebamme im Falle der Notwendigkeit von Reanimationsmaßnahmen den Geburtsraum verlassen muss und Sie nicht mitbekommen, was passiert.
> Über dem Wickelplatz sollten Sie auf alle Fälle einen Wärmestrahler montieren. Sie brauchen ihn ohnehin in den ersten Monaten nach der Geburt, damit das Baby nicht bei jedem Windelwechsel weint. Und für die Hausgeburt ist er als Vorsorge unverzichtbar, weil ein Baby, das von der Geburt sehr gestresst ist, sehr viel Wärme braucht.

> Leihen Sie sich eine geeichte Babywaage aus der Apotheke, falls die Hebamme keine mitbringt.

> Basteln Sie sich ein Steißkissen: Stecken Sie dazu einen gefüllten Aktenordner (der aber noch eine Keilform hat) in eine Plastiktüte, kleben Sie diese zu, wickeln Sie alles in ein Handtuch und kleben Sie es wieder zu oder fixieren Sie es mit einigen Stichen. Dieses Steißkissen kommt vielleicht zur Geburt der Schultern oder beim Nähen zum Einsatz.

Vergessen Sie bei der Vorbereitung Ihrer Hausgeburt auch Folgendes nicht:

> Informieren Sie Mitbewohner im Haus über Ihre Pläne.
> Bereiten Sie einen Aushang vor, in dem Sie darum bitten, die Haustür in dieser Nacht nicht zu verschließen. Dann wissen die Nachbarn auch, was los ist, falls es etwas lauter werden sollte.
> Klären Sie vor Beginn der Rufbereitschaft ab, ob Ihre Zentralheizung nachts runtergefahren wird. Machen Sie eventuell einen Probelauf, ob Sie auch nachts die wünschenswerte Temperatur von 24 °C erreichen bzw. welche Zusatzmittel Sie dazu brauchen.

Die Hausgeburt

Sie haben das Gefühl, es geht los? Überdenken Sie, was Ihre Hebamme Ihnen zu den Anzeichen des Geburtsbeginns gesagt hat.

Fragen Sie sich, ob Sie Ihre Hebamme informieren sollen? Viele Hebammen wünschen sich eine frühe Information, damit sie die eventuelle Geburt in ihren Tagesablauf und in ihre täglichen Aufgaben einplanen können.

Ob Sie gleich mit den folgenden Vorbereitungen starten oder erst einmal die Untersuchung durch die Hebamme abwarten, hängt davon ab, das wievielte Kind Sie bekommen, wie stark die Wehen sind und wie weit der Anfahrtsweg Ihrer Hebamme ist.

Die Vorbereitung der Wohnung bei Wehenbeginn

> Räumen Sie den Geburtsraum auf; entfernen Sie alles, was im Wege steht und nicht Ihrem Wohlbefinden dient.
> Heizen Sie tüchtig ein! Die Fenster können immer noch geöffnet werden. Legen Sie vier, fünf Moltontücher/Luren für das Kind auf die Heizung oder unter den Wärmestrahler.
> Beziehen Sie Ihr »Geburtsbett« neu: Breiten Sie ein Spannbettlaken und eine dünne Malerfolie über das ganze Bett aus und stecken Sie diese unter der Matratze fest; legen Sie dann ein zweites, frisches Laken darüber. So kann nach der Geburt einfach das nasse Laken mit der Folie entfernt werden und Sie haben dann ohne Umstände wieder ein frisches Bett.
> Legen Sie möglichst viele Kissen mit waschbaren Bezügen zum Aufstützen bereit. Halten Sie eine alte Wolldecke, einige zusätzliche Laken und einen Folienrest bereit,

um für eine Geburt im Stehen oder auf dem Boden den Teppichboden schützen zu können.

> Holen Sie alles herbei, was Sie oder die Hebamme brauchen können: einen Sitzball, einige Kissen, Wärmflasche, Waschschüssel, Abfalleimer mit großer Plastiktüte, Vlieswindeln, eine Rolle weiches Küchenpapier, eine zusätzliche Heizquelle, eine zusätzliche Lampe samt Verlängerungsschnur, sodass die Lichtverhältnisse den unterschiedlichen Notwendigkeiten angepasst werden können.

> Bereiten Sie den Wickelplatz im Geburtsraum vor: Legen Sie Handtücher, Waschlappen, Erstlingskleidung bereit sowie die Babywaage, wenn die Hebamme Sie gebeten hat, eine aus der Apotheke auszuleihen. Befestigen Sie eine Klemmleuchte o. ä. am Wickelplatz.

> Eventuell hat Ihre Hebamme Sie auch gebeten, ein »Steißkissen« zu basteln. Legen Sie dieses auch an seinen Platz.

> Bereiten Sie Ihren Geburtsraum auf das Fest der Geburt vor: Legen Sie Ihre Musik, Ihre Kerzen, Blumen, Düfte, Massageöle, Essen und Trinken bereit.

Für eine Hausgeburt ungünstige Situationen zu Beginn der Geburt

Bei folgenden Situationen zu Beginn der Geburt sollten Sie eine Klinikgeburt vorziehen:

> Wenn sich Ihr Baby schon sehr früh auf den Weg machen will, d. h. früher als drei Wochen vor dem errechneten Termin. In der Klinik sind Sie besser aufgehoben, falls Ihr Baby Probleme mit dem selbstständigen Atmen haben sollte.

> Wenn Ihr Kind trödelt, d. h., wenn es zehn Tage nach dem errechneten Termin immer noch nicht kommen will. Je weiter Sie über den Termin gehen, desto höher wird das Risiko, dass die Plazenta bei kräftigen Wehen Ihr Kind nicht mehr optimal versorgen kann. Es kann dann zu plötzlichen Herztonabfällen kommen, die ein schnelles Eingreifen erforderlich machen. Oder Ihr Baby gerät in Stress, die Darmperistaltik schiebt den ersten Stuhl ins Fruchtwasser und Ihr Kind bekommt bei den ersten Atembewegungen noch in der Scheide dieses Kindspech in die Atemwege. Untersuchungen haben gezeigt, dass es bei übertragenen Schwangerschaften mit mekoniumhaltigem Fruchtwasser gehäuft zu kindlichen Todesfällen kommt.

Nach meiner Erfahrung brauchen Frauen und Kinder, die bis zehn Tage nach dem errechneten Termin nicht geboren haben / geboren worden sind, wesentlich häufiger geburtsmedizinische Unterstützung – und die gibt es in einer guten Klinik.

Das Problem bei den beiden genannten Punkten ist, dass jedes Kind seine individuelle Tragzeit hat und der Geburtstermin bei aller Mühe nicht wirklich exakt bestimmt werden kann. Erst nach der Geburt kann man sehen, ob das Baby wirklich deutlich vor dem Termin geboren wurde bzw. Übertragungszeichen hat. Deshalb wird Ihre Hebamme mit Ihnen zusammen beim ersten oder zweiten Treffen (nochmals) genau den Termin, also den Zeitraum der zu erwartenden Geburt, bestimmen.

- Ganz selten wird erst bei Geburtsbeginn festgestellt, dass Zwillinge unterwegs sind oder dass das Baby ungünstig liegt: beispielsweise Beckenendlage oder Querlage (siehe Seite 131). Bei den wenigen dokumentierten Zwillingsgeburten zu Hause musste ein relativ hoher Prozentsatz zur Geburt des zweiten Zwillings in die Klinik verlegt werden. Das ist der ungünstigste Moment für eine Verlegung und für alle Beteiligten sehr stressig.
- Viele Geburten (ca. 15 %) beginnen mit einem Blasensprung, d. h. es geht ein Teil des klaren oder milchigen Fruchtwassers ab. In den darauffolgenden Stunden setzen dann spürbar Wehen ein – das Kind kündigt sich an. Manchmal kommt es allerdings zu diesem vorzeitigen Blasensprung, ohne dass Wehen einsetzen. Ihre Hebamme wird dann versuchen, Wehen anzuregen. Je mehr Zeit dabei vergeht, umso größer wird das Risiko, dass das Baby eine Infektion bekommt bzw. dass Sie geburtsmedizinische Unterstützung brauchen (z. B. einen Wehentropf). In meiner Hausgeburtenpraxis war der vorzeitige Blasensprung ohne Wehen sowohl bei Erst- als auch bei Mehrgebärenden der häufigste Grund, in die Klinik umzuziehen.

Mein Vorschlag: Warten Sie gemeinsam mit Ihrer Hebamme, ob innerhalb von zwölf Stunden Wehen einsetzen. Ist es Nacht, so versuchen Sie, noch etwas zu schlafen; Ihre Hebamme wird immer wieder die kindlichen Herztöne hören und kontrollieren, ob Sie Fieber bekommen. Am Tag wird sie Ihnen Ratschläge geben, wie Sie selbst die Wehen in Gang bringen können. Nach meiner Erfahrung sollten Sie nicht länger als maximal 24 Stunden ohne Fieber oder grünes Fruchtwasser (s. u.) und mit Hebammenbetreuung zu Hause abwarten, damit Sie nicht völlig übermüdet und erschöpft in der Klinik ankommen.

- Wenn das Kind Stress bekommt, fängt seine Darmperistaltik an zu arbeiten. Es setzt dann den ersten Stuhl ins Fruchtwasser ab. Weil darin sehr viel Galle ist, verfärbt sich das Fruchtwasser grünlich. Am Ende der Geburt oder direkt nach der Geburt ist dies völlig normal. Zu Beginn der Geburt ist es ungünstig, weil die härteste Arbeit ja noch vor dem Kind liegt. Verstärkt sich der Stress, so kann es in seltenen Fällen passieren, dass das Baby grünes Fruchtwasser in die Atemwege bekommt und nach der Geburt kinderärztlich versorgt werden muss.

- Gibt es zu Beginn der Geburt Herztonauffälligkeiten, so sollten Sie in die Klinik umziehen, da die Belastung für das Kind während der Geburt noch größer wird.
- Reagiert Ihr Blutdruck extrem, bekommen Sie also sehr hohe oder sehr niedrige Werte, Kreislaufschwierigkeiten, Schwindel, Sehstörungen, Ohnmachtsanfälle, so sind Sie in einer Klinik besser aufgehoben.
- Eine vaginale Blutung, die stärker als Regelstärke ist, muss in der Klinik abgeklärt werden. Eine schwache Blutung ist dagegen ein Zeichen, dass sich der Muttermund öffnet.
- Wenn Sie Fieber haben oder entwickeln, besonders wenn es bereits zum Blasensprung gekommen ist, kann das auf eine Infektion Ihres Kindes hinweisen bzw. zu seiner Infektion führen und bedarf der ärztlichen Untersuchung und Behandlung in einer Klinik.
- Wenn Ihre Hebamme bei der ersten Untersuchung feststellt, dass die Nabelschnur des Kindes vor dem Köpfchen liegt bzw. nach einem Blasensprung in die Scheide vorgefallen ist, wird sie Sie notfallmäßig mit dem Rettungswagen in die nächste Klinik verlegen.

Der Umgang mit den Wehen

Bei einer Hausgeburt können Sie zu Beginn der Wehen erst einmal so tun, als ob gar nichts sei – und damit die gefühlte Dauer verkürzen.

Gehen Sie einfach Ihren ganz normalen Alltagsaktivitäten nach: Erledigen Sie Hausarbeit, räumen Sie den Geburtsraum auf, spielen Sie mit Ihrem großen Kind, schreiben Sie Tagebuch, essen und trinken Sie nach Bedarf oder hören Sie Musik.

Irgendwann werden die Wehen kräftiger und fordern Sie. Nun können Sie ein Entspannungsbad nehmen, Ihre Atemübungen durchgehen, vielleicht mit dem Tönen beginnen. Versuchen Sie es mit Wärmeanwendungen: Wärmflasche, Kirschkernkissen, Kreuzbeinmassagen mit wärmenden Salben.

Vielleicht hilft Ihnen auch Bewegung: Machen Sie einen Spaziergang mit Ihrem Partner oder einer Freundin. Laufen Sie im Haus herum, steigen Sie Treppen, machen Sie Bauchtanzbewegungen – gern mit Musik.

Informieren Sie nun Ihre Hebamme!

Hilfreiche Gebärpositionen

Gebärpositionen in der Eröffnungsphase

Sie unterstützen die Öffnung des Muttermundes, wenn Sie die Schwerkraft wirken lassen; dann drückt der Kopf des Babys auf den Muttermund und die Wehe kann effektiver arbeiten. Statistisch wird die Öffnung so um circa eine Stunde verkürzt. Also: Bleiben Sie – wenn es Ihnen möglich ist – aufrecht, in den Pausen immer wieder in Bewegung und stützen Sie sich während einer Wehe gern nach vorn auf ein Sideboard o. Ä. Erwiesenermaßen ist auch Ihre Atmung und damit letztlich die Sauerstoffversorgung des Kindes in vertikalen Positionen besser; es kommt dann nicht so schnell zu unnötigen Herztonabfällen.

Gebärpositionen in der Übergangsphase

Sie können aufrecht und in Bewegung bleiben; vielleicht verspüren Sie auch das Bedürfnis, sich zwischendurch hinzulegen. Wenn Sie dies tun, sollten Sie sich auf die Seite legen, weil Ihr Kind dann besser mit Sauerstoff versorgt wird. Falls Sie schon einen Pressdrang verspüren, obwohl der Muttermund noch nicht ganz geöffnet ist, können Sie sich diese für Sie unangenehme Situation erleichtern, indem Sie auf alle viere gehen, sich auf die Unterarme stützen und den Po in die Höhe recken: So wird Druck vom Muttermund genommen. Außerdem zieht sich so eine vordere Muttermundslippe besser zurück und macht Ihrem Kind den Weg frei.

Gebärpositionen in der Austreibungsphase

Nutzen Sie wieder die Schwerkraft: Setzen Sie sich auf einen Gebärhocker, auf die Oberschenkel Ihres Partners, hocken Sie sich mithilfe Ihres Mannes oder halten Sie sich zum Hocken an den beiden Klinken einer Tür fest. Hocken beschleunigt das Tiefertreten und den Austritt des Köpfchens.

Oder hängen Sie sich im Stehen an Ihren Mann. Das heißt nicht unbedingt, dass Sie im Stehen gebären müssen: Sie nutzen einfach die Schwerkraft, bis das Köpfchen Ihres Kindes nicht mehr zurückrutscht. Dann können Sie sich auf die Oberschenkel Ihres Partners setzen oder in den Vierfüßlerstand gehen.

Die Geburt des Kindes im Vierfüßlerstand entlastet den Damm. Wenn Sie sich mit dem Oberkörper gut abstützen, können Sie selbst eine Hand am Köpfchen Ihres Babys haben und sehr genau fühlen, wie Sie es hinausschieben.

Geburten auf dem Geburtshocker oder im Vierfüßlerstand reduzieren die Notwendigkeit eines Dammschnitts drastisch. Keinen Dammschnitt zu bekommen ist bei unkomplizierten Geburten der beste Schutz vor einem größeren Riss (z. B. vor einem Dammriss dritten Grades, in dem der Afterschließmuskel mitbetroffen ist), der eventuell zu Hause nicht optimal versorgt werden kann.

Bei einer Geburt im Stehen oder in abgestützter Hocke wird der Austritt Ihres Kindes erheblich beschleunigt. Diese Positionen sind wahrscheinlich ungewohnt und anstrengend für Sie, aber sie ersetzen manchmal bei einem großen Kopf oder schlechten Herztönen des Kindes ganz am Ende der Geburt die Gebärzange.

Positionen für die Plazentageburt (Nachgeburt)
Wenn Sie mit dem Baby im Arm oder schon an der Brust merken, dass wieder leichte Wehen einsetzen, gehen Sie am besten kurz in die Hocke; vielleicht rutscht die Nachgeburt von ganz allein heraus. Der Nachteil einer Plazentageburt im Liegen ist, dass häufig an der Nabelschnur gezogen oder auf Ihrem Bauch herumgedrückt wird, was unangenehm sein kann. Eventuell bittet Sie die Hebamme zur Unterstützung der Plazentageburt, einmal zu husten bzw. zu schieben.

Die Überwachung der kindlichen Herztöne
Eine natürliche Geburt ist nicht nur für Sie anstrengend, sondern auch für Ihr Baby. Die allermeisten Babys überstehen die Geburt unbeschadet, ja, der Wehenstress macht sie fit fürs Leben, fördert z. B. ihre Atemmöglichkeit und ihre spätere Frustrationstoleranz.

Heutzutage gibt es mehrere Möglichkeiten, die Herztöne des Babys zu überwachen und dem Kind gegebenenfalls schneller zu helfen.
- Mit dem Hörrohr aus Holz oder Metall. Es bietet eine gute Möglichkeit für die geübte Hebamme, den Zustand des Kindes zu beurteilen.
  Vorteile: Es werden keine Elektronik und kein Ultraschall eingesetzt. D. h. es gibt kein lautes, eventuell störendes Puckern und Sie werden nicht beunruhigt, wenn am Ende der Geburt die Herztöne ab und zu langsamer werden, was ganz normal ist. Zudem bleibt die Hebamme ständig in Ihrer Nähe, denn sie muss zur Herztonkontrolle anwesend sein.
  Nachteile: Es kann nur in der Wehenpause gehört werden, sodass allererste Stressreaktionen, die während der Wehe auftreten, nicht sofort wahrgenom-

men werden können. Dies könnte aber wichtig sein, wenn Sie beispielsweise einen längeren Weg in die Klinik haben. Zudem müssen Sie eventuell Ihre Position verändern, damit die Hebamme das Hörrohr auf Ihrem Bauch platzieren und hören kann. Und Sie müssen Vertrauen in Ihre Hebamme haben, denn nur sie hört die Herztöne. Dies Vertrauen ist allerdings eine Grundvoraussetzung für eine gelungene Kooperation ...

- Mit dem Sonicaid oder Doptone. Mit diesem kleinen transportablen Gerät werden die Herztöne per Ultraschall abgeleitet.
  Vorteile: Es ist auch möglich, Herztöne zu hören, wenn Sie beispielsweise im Vierfüßlerstand sind oder stehen. Die Herztöne können auch während der Wehen abgehört werden. Dadurch kann die Hebamme früher Warnzeichen des Kindes empfangen. Auch Sie können die Herztöne hören.
  Nachteile: Es wird per Ultraschall gehört. Sie hören auch langsamer werdende Herztöne, was Sie eventuell beunruhigen kann.
- Mit dem CTG (Cardiotokograf), dem Herztonwehenschreiber. Er arbeitet wie ein Sonicaid, dokumentiert aber zusätzlich die Herztöne und Wehen auf Papier. Dies dient einerseits der juristischen Absicherung, andererseits lassen sich im Zusammenspiel von Herztönen und Wehentätigkeit Aussagen über das Wohlbefinden des Ungeborenen machen. Werden die Herztöne z. B. während einer Wehe langsamer und erholen sich dann schnell, so ist das wesentlich günstiger, als wenn die Herztöne erst mit dem Abklingen der Wehe langsamer werden.
  Nachteil: Sie werden verkabelt und sind somit in Ihrer Bewegungsfreiheit eingeschränkt. Sie können aber vor dem Gerät stehen oder auch im Vierfüßlerstand sein.
  Über Nutzen und Schaden der Herztonüberwachung mittels CTG wurde in den letzten Jahren trefflich gestritten. Für die Hausgeburtshilfe ist meines Erachtens der bewusste Einsatz des CTGs eine Möglichkeit, früh Alarmzeichen des Kindes zu erkennen und gegebenenfalls in aller Ruhe in die Wunschklinik umzuziehen.
  Der Einsatz des CTGs in der Hausgeburtshilfe könnte so aussehen: Zu Beginn der Geburt verschafft sich die Hebamme mit einer halbstündigen Aufzeichnung die Gewissheit, dass Ihr Baby optimal versorgt wird. Nun kann – während eines Spaziergangs oder Bades – länger auf die Herztonkontrolle verzichtet werden. (Bei Überwachung nur mit Sonicaid soll in der Eröffnungsphase konsequent alle 15 Minuten ausgezählt werden.) Dann überwacht die Hebamme weiter mit dem Hörrohr. In der Übergangsphase wird noch einmal 20–

30 Minuten CTG geschrieben und beim ersten Kind erneut in der Austreibungsphase. Es könnte aber auch so aussehen, dass das CTG nur zum Einsatz kommt, wenn die Hebamme mit Hörrohr oder Doptone Auffälligkeiten hört und sich dann mittels CTG ein genaueres Bild verschaffen will. Besprechen Sie Ihre Fragen und Wünsche hinsichtlich der Herztonüberwachung relativ früh in der Schwangerschaft mit Ihrer Hebamme, sodass Sie gegebenenfalls Bedenkzeit haben und sich weitere Informationen einholen können.

Medikamente während der Geburt

Wahrscheinlich möchten Sie Ihr Baby gern ohne die Hilfe von Medikamenten zur Welt bringen. Aber gerade beim ersten Kind sind Sie vielleicht unsicher, ob Sie das schaffen; Sie wissen ja nicht, wie sich Wehen anfühlen und haben so manches gehört ...

Da ist es für viele Frauen ein gutes Gefühl zu wissen, dass die Hebamme etwas im Koffer hat: »Wenn es noch doller wird, könnte ich ...« Dieses Wissen hilft oft, nichts zu benötigen!

Viele Hausgeburtenhebammen haben sich im Bereich der Homöopathie, der Akupunktur oder Aromatherapie fortgebildet und setzen bevorzugt diese Methoden zur Schmerzreduzierung und Entspannungsunterstützung ein. Auch die Neuralreflextherapie (»Quaddeln«) kann sehr hilfreich sein, z. B. bei Wehen, die sich als Rückenschmerzen bemerkbar machen, oder wenn bei kräftigen Wehen der Muttermund sehr angespannt ist. Bei dieser Methode werden mit einer sehr dünnen Kanüle an Akupunkturpunkten physiologische Kochsalzlösung oder auch homöopathische Mittel in bzw. unter die Haut gespritzt. Der Vorteil gegenüber dem Setzen von Akupunkturnadeln ist, dass Sie sich ohne Einschränkungen bewegen können, z. B. auch in die Badewanne gehen können. Auch können die Punkte bei Massagen berührt werden.

An Schmerzmitteln darf die Hebamme ansonsten leichte entkrampfende Mittel (Spasmolytica) und schmerzreduzierende Medikamente (Analgetika) einsetzen. Opiathaltige Schmerzmittel und die Periduralanästhesie (PDA) sind der Klinikgeburtshilfe vorbehalten.

Wenn die Entscheidung für eine Hausgeburt stimmig ist, werden äußerst selten wehenfördernde Medikamente benötigt, da die Hormone frei fließen können. Unterstützung kann durch Wärme, Kräutertees, Bachblüten oder homöopathische Kügelchen erfolgen.

Wehenfördernde allopathische Medikamente darf die Hebamme nur in Notfällen zur Behandlung starker Blutungen nach der Geburt des Kindes einsetzen.

In der Eröffnungsphase und in der Austreibungsphase ist dies ärztliche Aufgabe. Zudem sollte diese Maßnahme in der Klinik erfolgen, da sie nicht ohne Risiken ist. Nach der Geburt kann es allerdings sinnvoll sein, bei einem weichen Uterus ein Kontraktionsmittel zu spritzen, bevor es zu einer bedrohlichen Blutung kommt.

Wehenbremsende Mittel in Form von Asthma-Sprays oder einer Spritze bzw. einer Infusion werden in der Hausgeburtshilfe nur angewendet, um die Verlegung in die Klinik für Mutter und Kind zu erleichtern.

Wann ist während der Geburt eine Verlegung in die Klinik nötig?

Bei folgenden Vorkommnissen im Geburtsverlauf wird Sie Ihre Hebamme in eine Klinik verlegen.

> Wenn es zu einem sogenannten Geburtsstillstand kommt. Dieser Geburtsstillstand kann unterschiedlich aussehen:
>   1. Es gibt keinen Fortschritt in der Eröffnung des Muttermundes bei guten Wehen über vier Stunden.
>   2. Es kommt zu keiner Zunahme in der Stärke oder Häufigkeit der Wehen über circa acht Stunden, auch wenn Sie die Wehen bereits als anstrengend empfinden.
>   3. Das Köpfchen Ihres Babys tritt nicht tiefer, obwohl der Muttermund bereits 60 Minuten vollständig geöffnet ist.

In den drei genannten Fällen kann es sein, dass Sie Unterstützung durch einen Wehentropf oder eine stärkere medikamentöse Schmerzreduzierung benötigen. Vielleicht haben Sie sich auch einfach »zu viel vorgenommen« – es ist nicht so leicht, in einer Gesellschaft, die Hausgeburten eher ablehnend gegenübersteht, entspannt zu bleiben ... Dann kann ein Ortswechsel wahre Wunder wirken und Sie brauchen in der Klinik vielleicht keinerlei medizinische Unterstützung mehr.

Es ist aber auch möglich, dass der Geburtsstillstand größere Schwierigkeiten ankündigt, die eventuell sogar zu einer operativen Entbindung führen. Dann ist es gut, die Situation nicht zu Hause auszureizen, bis ein akuter Notfall eingetreten ist, sondern vernünftigerweise rechtzeitig und in Ruhe in die Klinik umzuziehen.

Des Weiteren wird eine Verlegung in die Klinik empfohlen:

> Bei einem überlangen (protrahierten) Geburtsverlauf nach Blasensprung mit Wehen
> Bei auffälligen Herztönen Ihres Babys
> Wenn Ihr Kind sein Köpfchen ungünstig hält und dies die Geburt erschwert, z. B. ein »Sternengucker« ist, sein Gesicht also zu Ihrem Schambein und nicht zu Ihrem Steißbein gewandt ist.
> Bei auffälligen Blutungen während oder nach der Geburt
> Wenn sich die Plazenta nicht oder nicht vollständig löst.
> Wenn es zu Geburtsverletzungen gekommen ist, die zu Hause nicht gut versorgt werden können. Dies hängt davon ab, ob ein erfahrener Arzt/eine erfahrene Ärztin für schwierigere Nähte hinzugezogen werden kann, und auch davon, was Sie nach der Geburt noch ertragen können; in seltenen Fällen, z. B. bei komplizierten Verletzungen, kann es hilfreich sein, zum Nähen eine PDA oder eine kurze Vollnarkose zu geben.

Die meisten Verlegungen in eine Klinik geschehen in Ruhe, nur sehr wenige als echte Notfälle. Stellen Sie sich darauf ein, dass Klinikhebammen und Ärzte sich zunächst ein genaues Bild von der Situation machen und dann die klinischen Hilfsmöglichkeiten einsetzen werden. Es hat wenig Sinn, jetzt noch auf einer »natürlichen Geburt« zu bestehen. Allerdings haben Sie ein Recht darauf, dass Ihnen alles genau erklärt wird und dass Ihr Plan einer Hausgeburt mit Respekt behandelt wird. Gerade, weil Sie und Ihre Hebamme verantwortungsbewusst handeln, sind Sie ja bei auftretenden Schwierigkeiten in die Klinik gefahren.

Was die Hebamme tun wird, wenn es das Baby besonders eilig hat:

> Sie versucht, die Ruhe zu bewahren. Wenn es so schnell geht, geht es auch gut!
> Sie versucht nicht, das Baby zurückzuhalten.
> Sie legt Ihnen das Baby auf Ihre warme Haut und deckt es mit Handtüchern, Laken, Wolldecken zu.
> Ein Baby, das schreit, atmet auch. Wenn es das nicht tun sollte, rubbelt sie seinen Rücken und massiert seine Fußsohlen. Sie fasst mit einem Finger in seinen Mund, um sicherzustellen, dass sich keine Eihäute vor seinen Atemwegen befinden. Andernfalls entfernt sie diese mit ihren Fingern.
> Sie nabelt das Baby nicht ab.
> Inzwischen sind die Helfer eingetroffen.

Notfallalarmierung

Sollte eine Verlegung in die Klinik notwendig werden, so telefoniert in aller Regel die Hebamme mit dem Rettungsdienst und der Klinik.

In ganz seltenen Fällen kommt diese Aufgabe dem Partner zu, sei es, weil die Hebamme damit beschäftigt ist, Mutter und/oder Kind medizinisch zu betreuen oder weil alles so schnell geht, dass sie noch gar nicht bei Ihnen ist. Für diese sehr seltenen Fälle gebe ich Ihnen ein Hilfeschema mit den Punkten, die Sie dem Rettungsdienst durchgeben sollten:

1. Nennen Sie Ihren Namen (der an der Klingel steht) und Ihre Adresse und eventuell Anfahrtsbesonderheiten.
2. Sagen Sie, ob eine Hebamme oder ein Arzt/eine Ärztin bereits bei Ihnen ist.
3. Beschreiben Sie, was los ist. In der wievielten Schwangerschaftswoche ist Ihre Frau? Geht es Ihrer Frau gut? Ist das Baby bereits geboren? Atmet/schreit es?
4. Legen Sie nicht auf, sondern warten Sie auf Nachfragen der Leitstelle.

Beauftragen Sie dann eine andere Person (Nachbarn), die Rettungskräfte einzuweisen, den Fahrstuhl zu blockieren, Türen aufzustellen, das Treppenhaus leer zu räumen etc.

Die Begrüßung Ihres Babys

- Decken Sie Ihr Baby mit vorgewärmten roten, rotbraunen oder rosafarbenen Tüchern warm zu. So hat es ein Licht, das dem im Mutterleib ähnelt. Also keine blitzweißen, blendenden Tücher verwenden!
- Lassen Sie die Lampe mit einem roten Tuch abdecken; Achtung: Brandgefahr, wenn das Tuch zu dicht an der Glühbirne ist.
- Halten Sie Ihr Baby fest umarmt; das gibt ihm wieder die Geborgenheit, den Halt aus der Gebärmutter.
- War die Geburt sehr anstrengend für Ihr Kind, so streicheln Sie ihm über Rücken und Fußsohlen, das stimuliert seine Reflexzonen und vitalisiert es.
- Wenn Sie mögen, sprechen Sie mit Ihrem Baby; es kennt Ihre Stimme ja schon! Tun Sie dies besonders, wenn es sehr erschrocken ist und weint.
- Lassen Sie sich die Zeit, die Sie brauchen, um Kontakt zu Ihrem Baby aufzunehmen. Vielleicht müssen Sie sich erst einmal von den Naturgewalten der Wehen erholen. Es ist völlig in Ordnung, wenn in dieser Zeit des Durchatmens das Baby einfach bei Ihnen oder Ihrem Partner warm zugedeckt auf dem Bauch liegt.

- Lassen Sie sich Zeit mit allen weiteren Maßnahmen; auch deshalb haben Sie ja eine Hausgeburt gewählt. Die Hebamme wird leise ihre Gerätschaften sortieren und am Geburtsprotokoll schreiben, während sie Sie und Ihr Baby im Blick hat. Untersuchungen und das Vermessen können gut eine Stunde warten.
- Wenn Sie möchten, können Sie oder Ihr Partner die Nabelschnur durchschneiden.
- Bevor das Baby zum Wiegen kurz von Ihnen entfernt wird, sollten Sie ihm auf jeden Fall zum ersten Mal die Brust anbieten. Das Kind darf so lange saugen, wie es möchte. Die Hebamme unterstützt Sie dabei, darauf zu achten, dass das Kleine viel von Ihrem Warzenhof mit im Mund hat. Eine ungünstige Anlegetechnik kann nämlich zu wunden Brustwarzen führen.
- Wenn Sie oder Ihr Partner möchten, können Sie das Baby in einer auf dem Boden stehenden Wanne baden. Überlegen Sie sich aber, ob Sie nicht vielleicht mehr davon haben, wenn Sie dieses Ritual des ersten Bades einige Tage später durchführen, wenn Sie vielleicht nicht mehr so aufgeregt oder erschöpft sind.
- Wenn Sie sich entschieden haben, dem Baby Augentropfen geben zu lassen, so sollte dies innerhalb der ersten zwei Stunden geschehen.
- Wenn Sie sich für die Vitamin-K- Prophylaxe entschieden haben, so sollte dies Medikament aus einer Ampulle (nicht aus einer Tropfflasche mit umstrittenen Konservierungsstoffen) aufgezogen und am ersten Lebenstag in den Mund getropft werden.

Wann ist nach der Geburt eine Verlegung in die Klinik nötig?

Die Verlegung des Kindes

Bei folgenden Vorkommnissen wird Ihre Hebamme Ihr Baby in eine Kinderklinik verlegen:

- Wenn das Kind so krank ist, dass es eine Operation oder eine andere Behandlung braucht.
- Wenn das Kind Anpassungsstörungen hat und Unterstützung beim Atmen benötigt.

Bei einer guten Vorsorge und bei guter Überwachung der Geburt ist sehr selten bei Hausgeburten eine Verlegung des Kindes nötig. QUAG e.V. führt für 2004 an, dass nur 1,3 % der zu Hause geborenen Kinder nach der Geburt verlegt werden mussten.

Die Verlegung geschieht am besten mit einem Transportinkubator (Brutkasten) per Kranken- oder Rettungswagen, weil dadurch sichergestellt wird, dass das empfindliche Neugeborene nicht auskühlt und es auch möglich ist, dem Kind Sauerstoff anzubieten, falls dies nötig wird.

In den meisten Großstädten gibt es einen Neugeborenennotdienst (NND); hier begleiten ein Neonatologe/eine Neonatologin (Kinderarzt/-ärztin mit Spezialgebiet Neugeborene) und eine Kinderkrankenschwester den Transport. Sie führen auch erste Behandlungen noch bei Ihnen zu Hause durch, falls dies notwendig ist.

Ihr Mann kann etwas später dem Rettungsdienst hinterherfahren und trifft dann in der Kinderklinik ein, wenn die ersten Untersuchungen vorgenommen wurden und die Ärzte mitteilen können, welche Hilfen Ihr Baby braucht. Ihr Partner oder, sobald es Ihnen möglich ist, auch Sie, können in der Kinderklinik mit aufgenommen werden, sodass Sie sehr nah bei Ihrem Kind sind und meist früh an der Versorgung teilhaben können.

Ihre Hebamme wird Sie in der Klinik besuchen und Ihre Betreuung übernehmen. Sollte die Kinderklinik sehr weit von Ihrem Wohnort entfernt sein, so sorgt Ihre Hebamme dafür, dass eine ortsansässige Kollegin Sie betreut.

Die Verlegung der Mutter

Bei folgenden Vorkommnissen wird Ihre Hebamme Sie nach der Geburt in eine Klinik verlegen:

- Bei starken Blutungen. Hier muss abgeklärt werden, ob die Blutungen von einem Plazentarest herrühren oder von Geburtsverletzungen, die der Hebamme nicht zugänglich sind, z. B. am Muttermund. Diese Verletzungen entstehen eher bei Saugglocken- und Zangengeburten, d. h. sie sind bei Hausgeburten sehr selten. Auch muss eventuell Ihr Blutverlust behandelt werden.
- Bei einer unvollständigen Plazenta. Dies kann zu starken Blutungen, aber auch zu Infektionen Wochen nach der Geburt führen. Hier muss eine Ultraschalluntersuchung durchgeführt werden und eventuelle Reste müssen mittels einer Ausschabung/Curettage entfernt werden.

Laut QUAG wurden 2004 weniger als 3 % der Mütter nach der Geburt zu Hause in eine Klinik verlegt.

Nach der Geburt

Endlich halten Sie Ihr Baby glücklich im Arm. Herzlichen Glückwunsch! Nun breitet sich eine friedliche, verzauberte Stimmung aus. Gemeinsam mit Ihrem Partner bestaunen Sie das kleine Wesen und legen es zum ersten Mal an Ihre Brust. Vielleicht hat Ihr Kind den Weg dorthin auch schon allein gefunden ...

Die Hebamme zieht sich ein bisschen zurück, kramt leise im Hintergrund, schreibt an ihrer Dokumentation, guckt immer wieder unauffällig nach Atmung und Hautfarbe des Babys und tastet vorsichtig nach Ihrem Uterus, der sich gut zusammenziehen muss, damit die Blutung nicht zu stark wird.

Später untersucht sie ganz sorgfältig Ihre Geburtswege und entscheidet, ob zu nähen ist oder kleine Schürfungen ohne Naht besser heilen.

Danach untersucht sie das Baby vollständig, misst und wiegt es und nimmt die Prophylaxen (Augentropfen und/oder Vitamin K) vor, für die Sie sich entschieden haben. Wenn Sie es wünschen, können Sie das Baby auch gemeinsam baden und anziehen. Vielleicht wollen Sie oder Ihr Partner es aber auch nackt auf Ihrer nackten Haut behalten und decken es nur warm zu. Wie schön, dass Sie jetzt nicht ins Auto steigen müssen, um nach Hause zu fahren!

Das Wochenbett zu Hause

Bei den anfangs täglichen Besuchen der Hebamme lassen Sie die Geburt noch einmal gemeinsam Revue passieren. Ein bisschen von dem Zauber des gemeinsam Erlebten hängt noch im Raum.

Sechs bis acht Wochen nach der Geburt findet eine Abschlussuntersuchung bei Ihrem Arzt/Ihrer Ärztin oder Ihrer Hebamme statt. Dabei wird nochmals über die Schwangerschaft, die Geburt und den Wochenbettverlauf gesprochen; Sie werden untersucht und Sie bekommen Empfehlungen zur Rückbildungsgymnastik, zur Familienplanung und zum Stillen.

Ihre Hebamme wird auch über die Wochenbettzeit hinaus bei Bedarf für Sie da sein, z. B. wenn Sie Fragen zum Abpumpen von Muttermilch oder zu zusätzlicher Beikost für Ihr Baby haben.

Wenn es nicht Ihr erstes Baby ist, das gerade geboren wurde, läuft sehr wahrscheinlich der Familienalltag mit all seinen Anforderungen weiter: regelmäßige Mahlzeiten, Spielzeiten, zum Kindergarten bringen und abholen ... Ihr »großes« Kind braucht nun besonders viel Aufmerksamkeit, Nachsicht und Kuscheleinheiten, denn der Prinz/die Prinzessin ist gerade vom Thron gestürzt worden. Da können Sie bzw. Ihr Partner sich schnell überfordert und zerrissen fühlen. Bedenken Sie, dass die Kleinfamilie eine sehr junge Einrichtung ist, dass Menschen viel, viel länger in Großfamilien gelebt haben und die Primaten dies immer noch tun. In Großfamilien ist eine junge Mutter nie allein, sondern hat immer einige erfahrene Frauen in ihrer Nähe, die helfen. Nehmen Sie also jegliche Unterstützung an, die Ihnen angeboten wird und bitten Sie auch darum! Vielleicht sind die Großeltern genau die richtigen, vertrauten Personen, um mit Ihrem großen Kind den Zoo zu besuchen, auf den Spielplatz zu gehen etc. Wenn Sie aber das Gefühl haben, die eigene Mutter sei keine gute Idee (vertrauen Sie Ihrem Gefühl, im Wochenbett sind Sie sehr empfindlich!), so engagieren Sie eine Haushaltshilfe.

Die Haushaltshilfe

Im Wochenbett können Sie Hilfe gut gebrauchen. Beim ersten Kind, weil alles so neu und aufregend ist; bei weiteren Kindern, weil auch der ganze normale Alltag weitergeht.

> Im § 199 RVO ist geregelt, dass die gesetzlichen Krankenkassen eine Haushaltshilfe bezahlen, wenn dadurch Klinikaufenthalt vermieden wird, der Partner nicht zu Hause und ein Kind unter acht Jahren zu versorgen ist.
> Hat Ihr Mann für die ersten Tage oder Wochen unbezahlten Urlaub genommen, so erstatten manche Kassen den Verdienstausfall bis zur Höhe der ansonsten gewährten Haushaltshilfenkosten. Wird die Haushaltshilfentätigkeit von Verwandten geleistet, so übernimmt die Krankenkasse nur die Fahrtkosten.

Für die ersten Tage nach der Geburt, die Dauer des üblichen Klinikaufenthaltes (3–5 Tage), kann Ihnen Ihre Hebamme eine Bescheinigung für eine Haushaltshilfe ausstellen. Sollten medizinische Gründe vorliegen, dass Sie länger Hilfe benötigen, so muss die Bescheinigung von Ihrem Hausarzt/Ihrer Hausärztin oder Gynäkologen/Gynäkologin erstellt sein. Mögliche Gründe wären starker Blutverlust, größere Geburtsverletzungen oder Erschöpfung.

Besorgen Sie sich am besten bereits in der Schwangerschaft die entsprechenden Anträge bei Ihrer Kasse.

Halten Sie in Ihrem Umfeld auf alle Fälle beispielsweise nach einer Studentin oder einer arbeitslosen Person Ausschau, die Lust hat, Haushaltstätigkeiten für Sie zu übernehmen. Verabreden Sie einen Hausbesuch und besprechen Sie sehr detailliert, was Sie als Unterstützung erwarten. Und generell: Auch ohne Kostenübernahme durch Ihre Kasse sollten Sie sich eine Haushaltshilfe gönnen!

Die Anmeldung des Kindes beim Standesamt

Einige Tage nach der Geburt müssen Sie bzw. Ihr Partner die Geburt des Kindes beim Standesamt anmelden. Zuständig ist das Einwohnermeldeamt des Geburtsortes. Ihre Hebamme wird Ihnen vorbereitete Papiere – Geburtsbescheinigung und Vornamenszettel – geben. Für die Wahl des Namens haben Sie übrigens bei längerem Beratungsbedarf einige Wochen Zeit.

Wochenbett –
Die ersten 8 Wochen
nach der Geburt

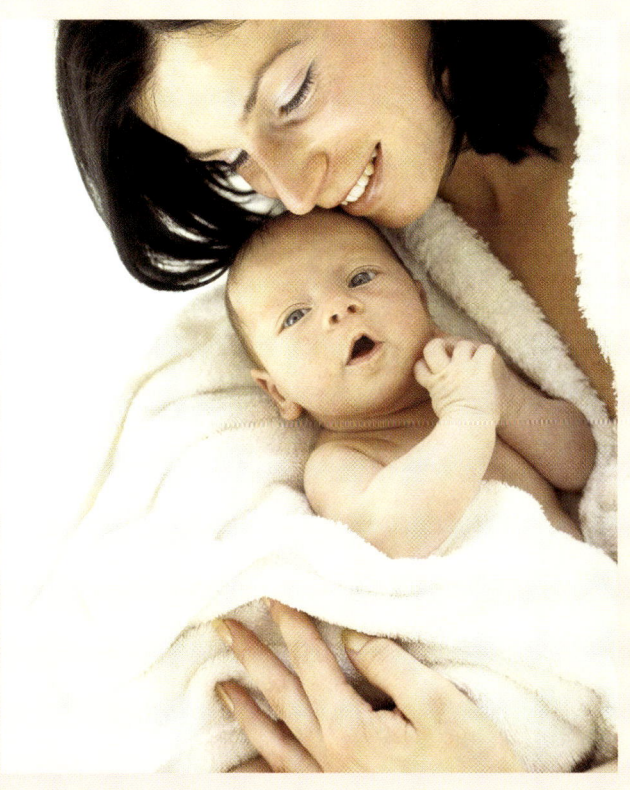

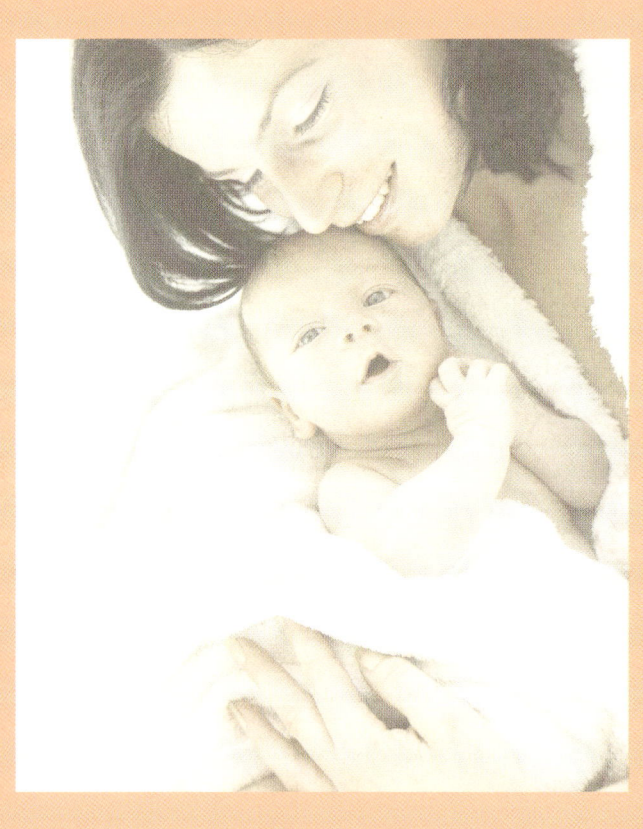

Ein parr Worte vorab

Was ist eigentlich unter dem etwas altmodischen Begriff »Wochenbett« zu verstehen? Auf diese Frage bekomme ich in meinen Geburtsvorbereitungskursen nur zögerlich Antworten wie »Rückbildung der Gebärmutter«, »Blutungen« oder »das Stillen«.

Kaum eine Schwangere kann sich die vielfältigen und großen Leistungen, die im Wochenbett von Müttern erbracht werden, vorstellen. Denn das Wochenbett bezeichnet eine Zeit nach der Geburt und für schwangere Frauen ist dann die schwierigste Hürde, die Geburt, überstanden. Folglich betrachten viele Schwangere häufig alles, was danach kommt, eher als einfach, fast schon als banal.

Dies ändert sich natürlich in den ersten Tagen und Wochen, kaum dass der neue Erdenbürger auf der Welt ist. Vieles hatte man sich ganz anders vorgestellt, man ist eben nicht sofort wieder ganz die »Alte«, und die neuen Familienstrukturen brauchen mehr Zeit und benötigen oft viel mehr Kraft von den Partnern als erwartet.

Während meiner Arbeit mit Elternpaaren in dieser Zeit, ist mir die Wichtigkeit dieses Lebensabschnitts bewusst geworden. Nach der Geburt beginnt das eigentliche, reale und greifbare Leben mit dem neugeborenen Kind.

Ich will Ihnen die Abläufe der Zeit nach der Geburt und die in dieser Zeit auftretenden wunderbaren Vorgänge erklären. Ich möchte Ihnen ganz bewusst Hilfestellung anbieten und hoffe, dass das folgende Kapitel dieses Buches Ihnen Antworten auf all Ihre diesbezüglichen Fragen gibt.

Allgemeines zum Wochenbett

Die Wochenbettzeit, kurz gesagt »das Wochenbett«, beginnt mit der Geburt der vollständigen Plazenta, dem Mutterkuchen. Über die Dauer des Wochenbetts findet man in der Literatur verschiedene Angaben, man geht meistens von mindestens 6–8 Wochen aus; der Gesetzgeber genehmigt bei einer Früh- oder Mehrlingsgeburt auch eine Verlängerung auf 12 Wochen.

Die Zeit des Wochenbetts umfasst im eigentlichen Verständnis den Zeitraum der vollständigen Wiederherstellung des Zustandes vor der Geburt. Genaugenommen ist dieser aber erst mit dem Eintreten der ersten Periodenblutung wieder gegeben, insofern kann die Wochenbettzeit bei stillenden Frauen auch mehrere Monate dauern.

Physiologisch spielen sich alle Anpassungsvorgänge des Körpers nach der Geburt in der Zeit des Wochenbetts ab, wie beispielsweise hormonelle Umstellungen, die Wundheilung, das Zurückführen der durch die Schwangerschaft verdrängten Organe in ihre ursprüngliche Position, die Rückbildung der Gebärmutter, die Milchbildung usw. Nach den offiziell genannten 6–8 Wochen sind längst noch nicht alle Umstellungsprozesse abgeschlossen. Die körperliche Umstellung nach der Geburt dauert meist so lange, wie die Umstellung in der Schwangerschaft bis zur Geburt dauerte, das heißt 9 Monate. Diesen Zeitraum sollten Sie auch im Auge haben, wenn Sie an Ihre vorhergehende Figur denken. Auch Ihre Psyche benötigt meist diese Zeit, um sich wieder umzustellen.

In unserer modernen, aufgeklärten Zeit hat das Wochenbett und haben dessen wichtige Prozesse leider nicht mehr die große Bedeutung, die sie haben sollten. Man möchte möglichst sofort wieder in die alte Kleidung passen und stellt sich vor, ohne Baby im Bauch die alte Beweglichkeit schnell wieder zu erlangen. Das Leben nach Schwangerschaft und Geburt sollte nach Möglichkeit in kürzester Zeit wieder so weitergehen, wie man es vorher gewohnt war. Man gönnt sich wenig »Schwäche« und will alte Ordnungen wiederhergestellt wissen.

Noch vor wenigen Jahrzehnten mussten die Wöchnerinnen mindestens für 1–2 Wochen das Bett hüten und wurden von ihrem Umfeld dementsprechend versorgt. Alle schweren und mühsamen Arbeiten wurden ihnen von der Familie, aber auch von anderen Frauen aus der Nachbarschaft abgenommen. Die schwere Arbeit der Geburt wurde so entsprechend gewürdigt. In anderen Kulturen, gerade im asiatischen Raum, werden Wöchnerinnen heute noch traditionell mehrere Wochen lang mit einem speziellen Essen versorgt und sind angehalten, möglichst im Bett zu bleiben. Sie werden ebenfalls in dieser Zeit mit viel Hingabe von ihrer Familie und ihrem Freundes- und Bekanntenkreis betreut.

Bei uns in der heutigen Zeit ist eine solche Pause nur noch schwer vorstellbar. Doch ganz ehrlich: Wäre es nicht schön, sich noch einige Zeit erholen zu können? Das Essen serviert und das frisch gewickelte Kind zum Stillen ans Bett gebracht zu bekommen? Sich nicht kümmern zu müssen um organisatorische Abläufe eines Haushaltes wie Einkaufen, Waschen, Kochen und so vieles mehr?

Idealerweise kümmert sich der junge Vater um seine Frau und sein neugeborenes Kind und deren mögliche Geschwisterkinder. Jedoch findet bei uns im westlichen Europa leider der Lebenspartner häufig nach der Geburt nur noch sehr kurz, wenn überhaupt noch die Möglichkeit, sich einige Tage Urlaub zu nehmen, um sich entsprechend um seine neue Familie zu kümmern. Zu groß ist oft der Konkurrenz- und Arbeitsdruck. Dies ist eine sehr beunruhigende Tatsache, denn sie spiegelt auch die Wertigkeit von Familie in unserer Bevölkerung wider.

Frauen, die ihr Kind zu Hause geboren haben, kennen diese Probleme in der Regel nicht. Die ersten Wochen nach der Geburt sind meist gut organisiert, denn sie setzen sich in einer ganz anderen Art und Weise mit der Zeit nach der Geburt auseinander. Frauen, die ihr Kind im Krankenhaus geboren haben, haben oft den Eindruck, dass der auf die Geburt folgende Aufenthalt im Krankenhaus so lange dauert, bis sie wieder ganz fit sind und die anfallenden Aufgaben zu Hause meistern können. Da die Verweildauer im Krankenhaus aber in der Regel nach einer normalen Geburt nur 3 Tage beträgt, kann davon keine Rede sein! Hier gilt es, bereits im Vorfeld entsprechend zu planen!

Mein Rat: Gönnen Sie sich eine »Auszeit«! Nehmen Sie angebotene Hilfe an! Bitten Sie Ihren Partner, Sie mindestens 14 Tage lang zu unterstützen. In Deutschland erlebt ein Paar diesen Prozess im Durchschnitt 1,3-mal im Leben. Finden Sie nicht, dass Ihnen dafür genügend Zeit zur Verfügung stehen sollte?

Die Zeit des Wochenbetts sollte es Ihnen ermöglichen, sich von äußeren Einflüssen ungestört in Ihre neue Rolle als Mutter eines oder mehrerer Kinder einfinden zu können. Sollten Sie bereits Mutter von einem oder mehreren Kindern sein, ist es ebenso wichtig, sich genügend Zeit zu gönnen, auch wenn es hier schon sehr viel schwieriger wird, diesen Vorsatz zu verwirklichen.

Eine ruhige und entspannte Wochenbettzeit wird Ihnen helfen, besser und gelassener auf die kommenden Schwierigkeiten und Probleme des Alltags zu reagieren. Und eine ausreichende körperliche wie mentale Erholungszeit fördert ein besseres Verständnis aller Familienmitglieder untereinander.

Der körperliche Umstellungsprozess im Wochenbett

Viel Energie erfordert die Umstellung im Stoffwechsel der Wöchnerin. Der gesteigerte Blutverlust bei der Geburt (circa 300 ml) bestimmt in den ersten Tagen nach der Geburt eine Erhöhung des Blutvolumens: beim Blutplasma um 40 % und bei den Blutkörperchen um 20 %. Die Normalisierung dieser erhöhten Produktion tritt erst nach circa einer Woche ein. Zusätzlich wird eine enorme Energieleistung für das Stillen benötigt. Die von der Wöchnerin für den Stillvorgang aufgebrachte Energieleistung wird mit circa 25 % des täglichen Energieverbrauchs einer Frau mit einer mittleren Arbeitsleistung angegeben.

In der Schwangerschaft hat die werdende Mutter im Durchschnitt 12–14 Kilogramm an Gewicht zugelegt. Kind, Plazenta, Uterus, Brust und Fruchtwasser, gesteigertes Blutvolumen betrugen davon nur ungefähr die Hälfte des Gewichtes, also 6–7 Kilogramm. Jedes weitere Kilogramm ist eingelagertes Wasser, das in den ersten Tagen nach der Geburt wieder aus dem Gewebe ausgeschwemmt werden muss. Dies geht mit enormem Schwitzen und häufigem Wasserlassen einher.

Die Abheilung der Geburtswunden, die Rückbildung der Gebärmutter und der Wochenfluss werden in den folgenden Kapiteln im Einzelnen genauer beschrieben.

Die Gebärmutter und deren Rückbildung

Die Gebärmutter (Uterus) ist ein faszinierendes Organ! Wiegt sie vor der Schwangerschaft gerade einmal 50–70 Gramm, so hat sie am Ende der Schwangerschaft circa 1000 Gramm Gewicht erreicht. Sie ist elastisch wie ein großer Ballon und wächst während der Schwangerschaft mit dem Baby, der Plazenta und der Fruchtwassermenge mit. Auch nach der Geburt passt der Uterus seine Größe dem Inhalt im Inneren an. Sobald das Baby geboren ist, zieht sich die Gebärmutter durch Kontraktionen auf etwa die Hälfte ihrer Größe zusammen. Durch dieses starke Zusammenziehen kommt es zu einer Flächenverschiebung zwischen der Plazenta und der Gebärmutterinnenfläche. Diese Kontraktionen und die damit einhergehende Flächenverschiebung lösen mit verschiedenen anderen Faktoren die Nachgeburt, diese fällt in das untere Ende der Gebärmutter, und es kommt abermals zu Kontraktionen, wodurch sich die Gebärmutter verkleinert und stark zusammenzieht. Dieser Prozess ist lebenswichtig, denn er reguliert die Blutung nach der Geburt: Durch die massive Verkleinerung der Gebärmutter werden große Gefäße, die bis dahin die Gebärmutter und über die Plazenta das Ungeborene versorgt haben, zusammengedrückt und die Blutung so massiv gestillt.

Die Gebärmutterhöhle besteht nach der Geburt aus einer großen Wunde. Diese entsteht durch die Ablösung der Plazenta und deren Eihäute, ebenso durch die Enden der großen komprimierten Blutgefäße, die mit Blutgerinnseln verschlossen sind. Nach der Geburt der Plazenta ist die eigentliche Ablösestelle der Plazenta etwa einen Handteller groß, nach zwei Wochen 3 mal 4 Zentimeter und nach 3 Wochen beginnt der Aufbau einer neuen Gebärmutterschleimhaut. Die Wundheilung der Gebärmutter dauert etwa 4–6 Wochen.

Nach der Geburt steht die Gebärmutter je nach Größe des Kindes, Zwillings-schwangerschaft und Fruchtwassermenge knapp in Nabelhöhe und wandert dann täglich schrittweise wieder in ihre ursprüngliche Ausgangsposition zurück. Jeden Tag sollte sich die Gebärmutter einen Querfinger weiter Richtung Scham-bein (Symphyse) bewegen. Am 5. Tag nach der Geburt tastet man die Gebär-mutter meist schon zwischen Nabel und Symphyse, nach 10–14 Tagen ist die Ge-bärmutter wieder hinter der Symphyse verschwunden.

> Alle Prozesse im Wochenbett sind eng miteinander vernetzt. Eine gute Rückbil-dung der Gebärmutter hängt von vielen verschiedenen Faktoren ab. Stillen ist durch die Ausschüttung des Wehenhormons Oxytocin ein wichtiger Faktor bei der Gebärmutterrückbildung, ebenso Mobilität, eine regelmäßige Verdauung und der gute Abfluss des Wochenflusses.

Was können Sie tun, um die Rückbildung der Gebärmutter anzuregen?

> Regelmäßiges Stillen ist wichtig für die Gebärmutterrückbildung.
> Wichtig ist auch regelmäßiges Wasserlassen am Anfang und die große Toilette ungefähr am 3. Tag!
> Bevorzugen Sie beim Schlafen die Bauchlage, wenn es der Busen noch zulässt.
> Machen Sie sanfte Gymnastik!
> Unternehmen Sie kleine Spaziergänge!
> Eine weitere Maßnahme ist eine Massage des Unterbauches mit Öl, evtl. einem speziellen Uterusöl, das bestimmte Zutaten aus der Aromatherapie beinhaltet.

Auch Akupunktur durch Hebamme oder Arzt/Ärztin ist hilfreich, wenn sich die Gebärmutter verzögert rückbildet! Bewährt hat sich auch, eine spezielle Teemi-schung (Rückbildungstee) zu trinken.

Wenn alle oben aufgeführten Maßnahmen nicht greifen, müssen eventuell syn-thetische Kontraktionsmittel in Form von Spritzen oder Tropfen angewendet werden. Eine andere Möglichkeit sind homöopathische Mittel, die Ihnen Ihre Hebamme oder Ihr Arzt/Ihre Ärztin gerne empfiehlt.

Ein Wort zu den »leidigen« Nachwehen

Nachwehen sind Kontraktionen, die, wie schon beschrieben, den Uterus zusammenziehen. Dies kann entweder als leichtes Ziehen oder als heftig schmerzend gerade beim Stillprozess verspürt werden.

Erstgebärende haben in der Regel keine Nachwehen. Mit zunehmender Kinderzahl werden die Nachwehen jedoch stärker. Das hat den Grund, dass es der Uterus durch die mehrmaligen Überdehnungen deutlich schwerer hat, sich wieder zusammenzuziehen, darum muss er nach jedem Kind mehr arbeiten. Stellen Sie sich vielleicht einen Luftballon vor, den Sie mehrmals vollständig aufgeblasen haben. Dieser wird zwar wieder klein werden, aber niemals in die ursprüngliche Form zurückkehren. Ebenso ergeht es der Gebärmutter.

Ein Trost: Die Nachwehen stillen Blutungen und verhelfen Ihnen zu einer guten und schnellen Rückbildung! Außerdem sind die Nachwehen in der Regel nach dem 3. Tag nach der Geburt vorüber.

> **TIPP** Bleiben Sie nicht im Bett liegen, versuchen Sie Blase und Darm zu entleeren, gehen Sie wie bei der Geburt umher. Oft entleert sich dann ein Blutpfropfen, den die Gebärmutter mit Kontraktionen immer wieder versucht, durch den schon wieder sehr eng gewordenen Muttermund zu schieben.
> Hilfreich sind auch Ammi-visnaga-Zäpfchen und warme Wickel.

Der Wochenfluss

Der Wochenfluss (Lochien) ist ein wichtiger Bestandteil der Wundheilung der Gebärmutter. Die Hebamme oder der Arzt/die Ärztin können an den Lochien den Rückbildungs- und Heilungsprozess beurteilen.

> Der Wochenfluss besteht nicht nur aus den flüssigen und festen Bestandteilen des Blutes. Viele Bestandteile finden sich darin, wie zum Beispiel Lymphe, Zervixschleim, verflüssigte Reste eines Teiles der Eihaut, Vaginalepithel, Lanugobehaarung des Kindes, Käseschmierereste und viele Bakterien.

Der Wochenfluss verändert seine Zusammensetzung mit fortschreitender Rückbildung; er ändert seine Menge, seine Konsistenz und Farbe im Laufe des Heilungsprozesses der Gebärmutter: In den ersten zwei Tagen ist die hellrote Blutung in der Regel leicht überperiodenstark. Bereits ab dem 3. Tag verringert sich die Menge des Wochenflusses etwa um die Hälfte und seine Farbe wird rötlich/braun.

Ab dem 5. Tag kommt es zu einem kontinuierlichen Rückgang des Wochenflusses, ab dem 14. Tag verändert sich dieser hin zu einem gelben Ausfluss mit etwas Blutbeimengung, der dann langsam in einen weißen Ausfluss übergeht.

Wochenfluss riecht ähnlich wie Menstruationsblut. Sollte es allerdings zu starkem, sehr unangenehmem Geruch kommen, so liegt wahrscheinlich ein Stau des Wochenflusses in der Gebärmutter vor. Bitte kontaktieren Sie dann umgehend Ihre Hebamme oder Ihren Arzt/Ihre Ärztin, denn ein Wochenflussstau kann zu einer Entzündung der Gebärmutter führen!

Früher wurde die Meinung vertreten, der Wochenfluss sei durch die Beimengung von Bakterien stark infektiös und dadurch für das Kind gefährlich. Mütter mussten sich vor dem Berühren des Babys die Hände desinfizieren und durften die Kinder nicht mit ins Bett nehmen. Diese Annahme ist jedoch inzwischen widerlegt. Der Wochenfluss ist zwar nicht keimfrei, er enthält aber keine gefährlichen Keime.

Die Wundheilung

Bei der Geburt kann es zu einem Einriss am Damm oder im Schambereich gekommen sein. Vielleicht war auch ein Dammschnitt bei der Geburt des Kindes notwendig.

Nähte am Damm, an den Schamlippen oder auch in der Scheide werden heute in der Regel mit einem resorbierbaren Material versorgt, das heißt, die Fäden lösen sich innerhalb von 14 Tagen von selbst wieder auf und müssen nicht gezogen werden. Trotzdem kann es einmal vorkommen, dass ein großer Fadenknoten die Wundheilung der Haut verzögert. In diesem Fall ist es besser, wenn solch ein Knoten von der Hebamme beim Hausbesuch entfernt wird. Dies ist eine beinahe schmerzlose Maßnahme.

Die ersten Tage nach der Geburt kann Ihnen eine Dammnaht, wie auch jede andere Naht am Körper, zum Beispiel eine Kaiserschnittnaht, Wundheilungsschmerzen verursachen. In der Regel sind die größten Beeinträchtigungen am 3.–5. Tag nach der Geburt vorbei.

Möglich ist auch, dass bei der Geburt Hämorriden entstanden sind. Diese können oft mehr Schmerzen als die eigentliche Wundheilung bereiten!

Auch spüren manche Frauen gerade die ersten Tage nach der Geburt einen unangenehmen Druck und Schmerzen am After. Bei der Geburt Ihres Kindes wurde auch der Afterschließmuskel stark gedehnt, und diese Überdehnung kann noch einige Tage verspürt werden.

Was können Sie für eine unproblematische Wundheilung tun?

> Unmittelbar nach der Geburt ist die Einnahme von Arnica C 30 Globuli empfehlenswert (bezüglich der Dosis fragen Sie bitte Ihre Hebamme). Die weitere Einnahme von Arnica in einer niedrigeren Potenz ist nach Aussage von Homöopathen nach 24 Stunden nicht mehr sinnvoll, da Arnica ein Akutmittel ist!

> Entleeren Sie nach der Geburt möglichst alle 2–3 Stunden die Blase. Sie spüren am Anfang noch nicht, ob Sie auf die Toilette müssen. Durch dieses Blasentraining stellt sich Ihr Gefühl für das Wasserlassen jedoch wieder ein!

> Es mag sein, dass Sie beim Wasserlassen ein leichtes Brennen verspüren. Dieses verursacht der Urin, doch als Trost: Der Harnstoff des Urins hat wundheilende Wirkung, er heilt kleine, unversorgte Schürfwunden!

> Nach jedem Toilettengang und vor jedem Bindenwechsel sind lauwarme bis kühle Spülungen auf einem Bidet oder mit der Brause wohltuend und abschwellend und fördern die Wundheilung!

> Geben Sie Damenbinden, getränkt mit Eichenrindentinktur oder verdünnter Arnicalösung ins Gefrierfach und legen Sie sie mehrmals täglich auf die Naht!

> Auch Sitzbäder mit echter Eichenrinde (Quercus von Wala), synthetischer Eichenrinde (Tannolact) oder Kamille helfen wohltuend. Bitte sprechen Sie den geeigneten Zeitpunkt und die Dosierung mit Ihrer Hebamme oder Ihrem Arzt/Ihrer Ärztin ab.

Die richtige Sitzposition

Schonen Sie Ihre Dammnaht in den ersten Tagen! Diese Empfehlung unserer Großmütter ist meiner Erfahrung nach heute noch sinnvoll. Am besten sitzen Sie im Kreuzbeinbereich im Bett oder in einem bequemen Sessel. Die Benutzung eines Schwimm- oder Sitzringes ist meiner Meinung nach nicht sehr empfehlenswert, da in dieser Position ein großer Druck auf den Beckenboden ausgeübt wird. Der Nahtbereich steht durch den Druck im Ring dann auch sehr unter Spannung. Normalerweise brauchen Sie nach dem 3. Wochenbetttag keinen Ring und keine Sitzhilfe mehr. Wenn Sie sich das erste Mal wieder auf einen Stuhl setzen, ist oft ein eher harter Stuhl hilfreich. Sie werden nach anfänglicher Angst staunen, wie gut und bequem Sie darauf für einige Zeit sitzen können. Nichts sollte allerdings übertrieben werden – üben Sie einfach mehrmals am Tag. Sie werden sehen, schon sehr bald denken Sie gar nicht mehr darüber nach!

Was können Sie tun, wenn Probleme im Heilungsprozess auftreten?

Es gibt unterschiedliche Schweregrade von Wundheilungsstörungen:

> Oberflächliche Störungen: Es haben sich vielleicht ein oder zwei Fäden gelöst, vielleicht stand die Haut unter zu starker Spannung. Hier gelten die gleichen Tipps wie für die unproblematische Wundheilung (siehe S. 174).

> Wundheilungsstörungen: Manchmal kann es vorkommen, dass sich Keime um die Nahtstelle herum verbreiten und so eine Wundheilungsstörung verursachen. Hier wird die Naht in der Regel nicht mehr zu retten sein, die Fäden lösen sich, das Gewebe kann sich aufgrund der Entzündung nicht adaptieren. Hier helfen regelmäßige Sitzbäder mit Eichenrinde (desinfizierende Wirkung) oder (nach einem alten Hausmittel) mit Waschpulver. Dabei sollten Sie ein Vollwaschmittel verwenden, das Bleichmittel enthält. Dieses Bleichmittel (Wasserstoffperoxid) löst oft bakterielle Beläge.

Viele Hebammen und Ärzte haben bei Wundheilungsstörungen eigene Behandlungskonzepte. Bitte besprechen Sie dieses Thema ausführlich mit Ihrer betreuenden Hebamme oder Ihrem Arzt/Ihrer Ärztin.

Beachten Sie bitte, dass es wie bei anderen Problemen im Wochenbett keine allgemeingültigen Regeln gibt, da alle Menschen unterschiedlich auf die verschiedenen Behandlungsformen reagieren können! In manchen Fällen muss eine zweite Wundversorgung durchgeführt werden. Dies hängt von Größe und Tiefe der Wunde ab und wird im Einzelfall entschieden!

Die hormonelle Umstellung oder der »Babyblues«

Meist am 3. oder 4. Tag nach der Geburt stellt sich bei vielen Frauen Unwohlsein ein. Meist schmerzt die Naht an diesem Tage wieder mehr oder der beginnende Milcheinschuss kündigt sich mit eventuell schmerzenden Brüsten an. Das Neugeborene wird in dieser Zeit zudem deutlich aktiver und möchte nun mehr an Ihrer vielleicht bereits schmerzenden Brust saugen, vielleicht haben Sie auch das Gefühl, Ihr Baby nicht satt und zufrieden zu bekommen. Dies ist die Zeit, in der das Neugeborene anfängt, Sie zu fordern und Ihnen zeigt, dass es ein eigenständiger, kleiner Mensch ist. Es ist möglich, dass Sie in dieser Phase ein Gefühl der Unzulänglichkeit haben und sich überfordert fühlen; vielleicht wird Ihnen in dieser Zeit auch bewusst, dass sich wirklich viel in Ihrem Leben durch das neue Familienmitglied ändern wird. Und dann passiert es unter Umständen, dass Ihr

Partner zu spät nach Hause oder ins Krankenhaus kommt und die verkehrten Windeln besorgt hat!

80 % der Wöchnerinnen leiden unter dem »Babyblues« oder einem Heultag! In der Literatur wird diese Verstimmung zwischen dem 3. und 15. Wochenbett-tag beschrieben. Es können Ängste, Verstimmungen, Unruhe, Weinen oder leichte depressive Verstimmungen auftreten. Der unglaubliche Umstellungspro-zess in Ihrem Körper (Hormonumstellung, Rückbildung) trägt viel zu Ihren Ge-mütsschwankungen bei. Auch kann eine Geburt, die anders verlaufen ist, als Sie sie sich vorgestellt haben, nachwirken. Auch dieses Ereignis braucht eine Verar-beitungszeit.

Der Babyblues dauert selten länger als eine Woche. Fühlen Sie sich allerdings über diese Zeit hinaus antriebslos, reizbar und weinen Sie häufig, dann ist drin-gend fachliche Hilfe nötig. Scheuen Sie sich nicht, sprechen Sie mit Ihrer Hebam-me und Ihrem Arzt/Ihrer Ärztin darüber. Die Symptomatik der Wochenbettde-pression hat nichts mit »spinnen« oder »verrückt sein« zu tun, sie ist vielmehr eine heute allgemein akzeptierte Erkrankungsform, bei der Sie Hilfe von außen benötigen!

> Der Babyblues oder ein Heultag ist in der ersten Wochenbettzeit durchaus üblich, der Umstellungsprozess in Ihrem Körper trägt viel zu Ihren starken Gemüts-schwankungen bei!

Der seelische Umstellungsprozess

Lernen Sie Ihr Baby kennen

Während das Baby in den ersten Stunden nach der Geburt in der Regel wach und aufmerksam ist, beginnt es danach oft in einen langen, erholsamen Schlaf zu ver-fallen. Mütter sind häufig sehr besorgt über den Zustand des Kindes. Wir wissen heute, dass gesunde, reife Neugeborene auch einige Stunden gut ohne Nahrung auskommen können, allerdings ist das weder für die Kinder noch für die Anre-gung der Milchbildung zu empfehlen. Darum ist das erste Anlegen in den ersten Tagen auch ein wichtiger Prozess, werden doch steigende Mengen Kolostrum (Vormilch) an das Baby abgegeben.

Auch das Neugeborene muss das Ankommen auf dieser Welt erst einmal ver-arbeiten. Stellen Sie sich vor, wie viele unbekannte Dinge in jeder Stunde auf Ihr

Kind einwirken. Auch der Weg auf diese Welt hat dem Kind einiges abverlangt, selbst wenn das Baby durch Kaiserschnitt geboren wurde.

Und nicht genug, dass es sich mit der Geburt aus dem Mutterleib von einem Leben im Wasser auf ein Leben an Land umstellen muss. Es beginnt zu atmen, der Herz-Lungenkreislauf muss in Gang kommen, die Leber muss ihre Arbeit aufnehmen. Auch der Darm hatte bisher im Mutterleib noch keinerlei Tätigkeit verrichten müssen. Das Gefühl von Hunger und Durst, Schwitzen oder Frieren ist bislang im Leben des Neugeborenen nicht vorgekommen. Das Ungeborene lebte in einer gedämpften Atmosphäre mit angenehmen Lichtverhältnissen; der Herzschlag der Mutter, Darmgeräusche und gedämpfte Stimmen gehörten zu den normalen Geräuschen der Welt eines Ungeborenen.

Beobachten Sie einmal ein Neugeborenes, das Sie unter einer Wärmequelle ohne Abgrenzung auf eine Unterlage legen! Das Erschrecken ist meist unermesslich. Erst nach dem Anziehen, nachdem Sie ihm so eine Begrenzung gegeben haben, nach dem Festhalten und an der Mutterbrust wird sich das Baby wieder etwas beruhigen.

> Homöopathische Mittel wie Aconitum oder Arnica oder auch ein Bad mit Bachblüten helfen »geschockten« Kindern unmittelbar nach der Geburt.

Lassen Sie Ihr Baby langsam ankommen auf dieser Welt. Eine ruhige Atmosphäre und guter Halt tun dem Neugeborenen gut und helfen ihm, atmen zu lernen und sich zu beruhigen. Warten Sie, bis das Baby durch Suchen und Saugen seine Bereitschaft zum ersten Anlegen signalisiert.

Manchmal habe ich mit Eltern zu tun, die mich nach der Geburt andauernd fragen, wie es denn jetzt weiterginge? Wann ich denn wiegen, messen, baden würde und wann die Verlegung aufs Zimmer geschähe. Vielleicht ist es für viele Menschen in unserer schnelllebigen Zeit schwierig, einfach einmal in Ruhe zu beobachten. Freuen Sie sich über diese ersten Stunden des sich Kennenlernens. Für all die anderen Dinge ist später immer noch Zeit genug. Und gerade Angehörige oder Freunde sollten die junge Familie nicht in den ersten Stunden nach der Geburt, sondern am besten erst nach 24 Stunden oder noch später besuchen kommen. Natürlich ist eine Geburt immer etwas Spannendes und man möchte nach Möglichkeit den neuen Erdenbürger begrüßen, aber dies kann man getrost auch noch einen Tag später tun!

In Deutschland werden derzeit pro Familie circa 1,3 Kinder geboren. Vielleicht erleben Sie nur einmal dieses außergewöhnlich schöne Ereignis. Genießen Sie es in vollen Zügen!

Nach den ersten 24–48 Stunden wird Ihr Baby immer wacher werden! Jetzt ist es möglich, dass anfangs Probleme mit dem Anlegen des Kindes auftreten können. Das Baby möchte nicht unbedingt an die Brust, vielleicht haben Sie das Gefühl, Ihr Kind wehrt sich mit Händen und Füßen gegen das Trinken an der Brust. Dies heißt nicht, dass Ihr Baby Ihre Brust ablehnt. Das Neugeborene weiß nur noch nicht, was es mit Ihrer Brust auf sich hat. Möglich ist auch, dass die Position unangenehm für das Kind ist. Durch die Haltung und die Lage in der Gebärmutter kann es zu sogenannten Schiefstellungen oder auch Blockaden in der Wirbelsäule Ihres Kindes gekommen sein. Wie das bemerkt wird und welche Maßnahmen Sie ergreifen können, beschreibe ich im Kapitel »Das Baby« (siehe Seite 182).

Ein schwieriger Prozess beim »sich Kennenlernen« ist auch, dass Sie in den ersten Tagen lernen müssen, dass dies IHR Kind ist, das bei Ihnen auf dem Bauch liegt und an Ihrer Brust saugt. Dies ist keine Selbstverständlichkeit. Auch wenn das Kind neun Monate in Ihrem Bauch heranwuchs, ist es doch keine einfache Vorstellung, dass dieses Baby nun das Ihre ist. Manchen Müttern fällt dieser Prozess ganz leicht, anderen wiederum sehr schwer. Dies hat nichts mit sozialen Faktoren zu tun. Dieses Problem beschreiben Frauen aus allen Bevölkerungsschichten, ob mit oder ohne Partner.

Stellen Sie sich den unglaublichen Prozess vor, mit dem Sie innerhalb der letzten Tage konfrontiert waren. Dieser brachte nicht nur körperliche Veränderungen, sondern auch Veränderungen in Ihrer Vorstellungswelt und vielleicht sogar Ihrer Weltanschauung mit sich. Vielleicht wollen Sie ganz einfach »die Alte« bleiben und haben sich in Ihrer bisherigen Rolle sehr wohlgefühlt. Nun braucht es ein paar Tage, um Änderungen zu registrieren und auch zu akzeptieren. Geben Sie sich einfach etwas Zeit!

In den ersten Tagen nach der Geburt sind die Mütter meistens froh, wieder von »physischer Last« befreit zu sein, das heißt das übermäßige Gewicht, den Babybauch wieder los zu sein. Allerdings werden Sie feststellen, dass sich oft ein Gefühl der Leere einstellt, da der Bauch ja tatsächlich wieder »leer« ist! Anfangs werden Sie nachts noch aufwachen und die Kindsbewegungen vermissen. Oft wird ein unangenehmes Gefühl beschrieben. Wohltuend ist dann eine schöne Massage mit einem Uterusöl oder einem guten Basisöl. Dies wirkt auf die Haut und die Gebärmutter gleichermaßen angenehm. Und am besten ist, wenn Sie sich einfach Ihr Kind holen und es sich auf den Bauch legen. Das hilft, die anfängliche Einsamkeit des wieder »Alleine-Seins« zu vertreiben. Wahrscheinlich empfindet das Kind diese Einsamkeit genauso schmerzlich wie Sie!

Auch Vater werden ist nicht einfach

Wissenschaftler fanden heraus, dass auch Männer während der Schwangerschaft und Wochenbettzeit ihrer Partnerin gewissen hormonellen Schwankungen unterliegen. Diese hormonellen Veränderungen können auch beim Mann, genau wie bei der Frau, zu vorübergehenden Missstimmungen führen. Dies und natürlich viele andere Faktoren führen oft zu Unstimmigkeiten in den ersten Lebenswochen und -monaten einer neuen Familie. Genau wie für Sie, ist es für Ihren Lebenspartner oft schwierig, sich vorzustellen, dass dieses Kind sein eigenes ist. Er konnte es nicht so umfassend berühren, wie Sie das während der Schwangerschaft konnten. Die meisten Väter verstecken ihre Unsicherheit in der ersten Zeit hinter Fürsorglichkeit und Versorgungsdenken, das ihnen in der Regel anerzogen ist. Gerade in dem klassischen Mann/Frau-Rollenspiel ist jetzt der Zeitpunkt (die Frau ist bedürftig), um »jagen zu gehen«, um Frau und Kind zu versorgen.

Beziehen Sie Ihren Partner von Anfang an in alle Tätigkeiten mit ein. Männer sind meistens gerne bereit, sich die Arbeit um das Kind mit ihrer Partnerin zu teilen. Leider denken die Frauen meist, sie könnten die anfallenden Arbeiten wesentlich besser machen. Da sie dies dann immer wieder hervorheben, resignieren viele Männer an ihrer »angeblichen« Unzulänglichkeit und sind nach einer Weile nicht mehr bereit mitzuhelfen, da sie es sowieso nicht recht machen können! Für manche Männer ist das auch ein guter Grund, nun eben gar nichts mehr machen zu müssen! Glauben Sie mir: Selbst wenn die Windel falsch herum angelegt sein sollte, wird die Welt nicht untergehen. Drücken Sie auch einmal ein Auge zu: Natürlich wird niemand Ihr Kind so gut versorgen können, wie Sie selbst und Ihr Kind das gewohnt sind, aber – auch nicht wirklich schlechter, sondern einfach anders! In einer Studie wurde herausgefunden, dass sich Mütter zwar intensiv um die pflegerischen Maßnahmen kümmern, Männer aber einen »einzigartigen« Beitrag zur Entwicklung leisten, indem sie mit Imitationsspielen, Grimassenschneiden und Geräuschen ihre Kinder intensiv anregen.

> Hormonelle Veränderungen können auch beim Mann in dieser Zeit zu Gemütsschwankungen führen. Auch für die Väter ist der Umstellungsprozess nach der Geburt des Kindes schwierig.

Wieder daheim

Die ersten Tage und Wochen

Vor allem sollten Sie sich Ruhe gönnen. Sie haben in den letzten Tagen eine große körperliche und seelische Leistung vollbracht. Zuerst müssen Sie sich als Familie verstehen lernen und sich langsam aneinander gewöhnen. Am schönsten wäre es natürlich, Ihr Partner könnte sich nun einige Zeit Urlaub nehmen, um Sie zu unterstützen und die erste Zeit mit dem Baby ganz intensiv zu erleben. Leider wird das nicht in jedem Fall möglich sein.

Gönnen Sie sich eine Auszeit, wenn das Baby ein Nickerchen macht! Fangen Sie nicht sofort an, die Wohnung auf Vordermann zu bringen oder Wäsche zu waschen. Holen Sie den Schlaf nach, den Sie nachts nicht bekommen haben. Sollten Sie bereits größere Kinder haben, ist das meistens nicht möglich, aber es ist ein wunderbarer Zeitpunkt, um einer ruhigen Beschäftigung nachzugehen, ein Buch zu lesen, zu malen oder vielleicht klappt es ja auch, mit dem größeren Kind etwas zu kuscheln.

Gerade in dieser Zeit ist das Bedürfnis des »Nestbauens« ganz besonders ausgeprägt. Sie wollen es nun schön und harmonisch um sich herum haben. Aber: Sie werden keine Zeit dazu haben, dies zu bewerkstelligen. Verabschieden Sie sich einfach von diesem Gedanken. Oder spannen Sie Ihren Partner oder eine Ihnen vertraute Person ein. Ein paar Stunden Hilfe dürfen Sie getrost annehmen!

Natürlich ist es für alle Ihre Familienmitglieder, Omas und Opas, Geschwister, Nachbarn und alle engen und entfernten Freunde nun ganz besonders interessant und wichtig, Ihnen einen Besuch abzustatten. Es ist wunderschön, dass sich alle so viele Gedanken um Sie machen, ebenso hat ein neugeborenes Kind absolute Anziehungskraft auf Jung und Alt. Trotzdem sollten Sie versuchen, den Besucherstrom ein wenig einzudämmen. Natürlich wollen Sie sich strahlend und glücklich mit einem zufriedenen Baby in einer harmonischen und aufgeräumten Umgebung präsentieren. Der Kaffee sollte schon auf dem Tisch stehen und möglichst auch ein selbst gebackener Kuchen. Das ist jedoch in den ersten Lebenstagen des Babys praktisch unmöglich! Dies sind Bilder, die uns aus der Werbung indirekt vermittelt werden und die in keinem Fall auch nur annähernd die tatsächlichen Gegebenheiten widerspiegeln. Wundern Sie sich nicht, wenn Sie mittags noch Ihren Schlafanzug anhaben. Ihre Nächte sind vielleicht kurz, manche Säuglinge sind in den ersten Lebenswochen noch nachtaktiv, d. h. sie haben sich noch nicht auf unseren Rhythmus umgestellt. Hören Sie auch nicht auf alle gut gemeinten Ratschläge, wie das Kind besser zum Schlafen zu bewegen ist. In den ersten 3 Lebensmonaten ist ein Neugeborenes aufgrund seines Stoffwechsels kaum in der Lage, nachts durchzuschlafen. Sicher hören wir immer von Kindern, die nachts sofort durchschlafen; das kann schon einmal vorkommen, es ist aber alles andere als die Regel. Meine Erfahrung ist, dass höchstens jedes 20. Kind nachts länger als sechs Stunden am Stück schläft. Die meisten Babys, egal ob Still- oder Flaschenkinder, melden sich idealerweise einmal nachts, meistens aber zweimal und öfter. Alle möglichen Schlafbibeln helfen da am Anfang nicht weiter und ein sogenanntes Schlaftraining sollte auf keinen Fall vor dem abgeschlossenen sechsten Lebensmonat beginnen, besser wäre noch der neunte Monat. Und noch ein Wort zum Schlafen: Viele Kinder, die nachts lange am Stück schlafen, sind dafür am Tag oft sehr lange wach. Auch das wird manches Mal als schwierig empfunden, da leicht das Gefühl entsteht, dass man gar nichts mehr erledigen kann!

> **TIPP** **... für den Anfang:** Unterziehen Sie Ihr Kind nicht vor dem 6. Lebensmonat einem Schlaftraining, besser erst ab dem 9. Monat!
> Bauen Sie feste Rhythmen in Ihren Lebensalltag ein! Machen Sie Ihren Einkauf, den Spaziergang, das Spielen mit dem Baby, die Babymassage zu festen Zeiten. Natürlich müssen Sie Ihr Baby nach Bedarf stillen! Seine letzte Mahlzeit des Tages sollten Sie ihm geben, kurz bevor Sie selbst schlafen gehen. So kommen Sie über Ihre eigene Kernschlafzeit, bis das Baby wieder nach Nahrung verlangt und werden das Aufstehen als weniger grausam empfinden. Aber trösten Sie sich: Auch diese Zeit geht schnell vorbei und das Baby wird Ihnen diese anstrengende Zeit aufwiegen.

Noch ein Wort zum Medienkonsum: Häufig fällt mir bei Hausbesuchen zum Wochenbett auf, dass in den Haushalten schon morgens der Fernseher läuft und sich die Wiege oder der Schlafplatz des Babys im selben Raum befindet. Ich weiß, dass der morgendliche Griff zur Fernbedienung bei vielen Menschen heute eine liebe Gewohnheit darstellt. Babys gehören aber grundsätzlich nicht in einen Raum, in dem unablässig der Fernseher läuft. Uns ist oft gar nicht bewusst, welche Bild- und Geräuschsequenzen in kurzer Abfolge auf uns einstürmen und wie viel unsere Kinder davon aufnehmen, auch wenn sie noch gar nicht »bewusst« fernsehen. Wenn Sie gerne fernsehen wollen, ist es günstig, dem Säugling dann seinen eigenen Rückzugsraum zu gönnen.

Das Baby

Wie schön, nun sind Sie mit Ihrem Baby nach Hause gekommen und freuen sich auf Ihr zukünftiges Leben mit Ihrem Kind. Vielleicht haben Sie aber auch ein wenig Angst mitgebracht, Angst vor dem Umgang mit dem Kind, Angst davor, dass Sie Ihr Neugeborenes nicht verstehen, sein Schreien nicht deuten könnten. Auch die Umstellung des Lebens vom Paar zur Familie könnte Ihnen Sorgen bereiten. Natürlich wird es nicht gelingen, alles richtig zu machen im Leben mit einem oder mehreren Kindern, aber das ist gar nicht die Frage – wichtig ist, dass Ihre Kinder in Liebe, mit Verständnis für ihre Bedürfnisse und mit Vertrauen aufwachsen können. In diesem Kapitel möchte ich Ihnen einige Tipps für die erste Zeit geben. Diese Tipps sind niemals allgemeingültig, für viele Eltern und deren Kinder passen sie gut, für andere vielleicht weniger. Die Beratung der Hebammen ist, wie Sie vielleicht selbst schon bemerkt haben, nicht immer uniform, sondern in deren Beratungen und Betreuungen spiegeln sich auch ihre persönlichen Erfahrungen, ihr persönliches Erleben und ihre Einstellungen zu bestimmten Vorgängen wider. Aber glauben Sie mir: Viele verschiedene Wege sind möglich, um das Ziel zu erreichen. Hier einige meiner Vorgehensweisen, um Eltern und deren Kinder gut durch die erste Zeit nach der Geburt zu begleiten:

Die Babypflege

Lassen Sie sich nicht von der Unzahl der Produkte verunsichern, die Sie in den Regalen der Drogerien sehen; Sie haben es nämlich gar nicht nötig, sich durch den Urwald der verschiedenen Produktlinien zu bewegen. Bei meinem ersten Hausbesuch lasse ich beispielsweise erst einmal die ganze Palette an Baby-Gesichtscremes, -Shampoos, -Lotionen, -Bädern, -Pflegetüchern und sonstigen Pflegemitteln wegräumen. Babys haben noch ein sehr sensibles Immunsystem, sie müssen erst nach und nach lernen, sich mit ihrer Umwelt zu vertragen! Dieser Anpassungsprozess dauert bis zu 12 Monate. Gerade in den ersten 3 Lebensmonaten versuche ich, Eltern dafür zu sensibilisieren, ihr Neugeborenes mit so wenig Chemie wie nötig zu belasten. Sie brauchen eigentlich nur ein gutes, pflanzliches Öl – es lässt die Haut atmen und kann für den ganzen Körper verwendet werden – und Wasser, das immer noch das beste Produkt ist, um die empfindliche Babyhaut zu reinigen. Mittlerweile denkt auch die Industrie mit und stellt viele Babypflegeprodukte auf natürliche Inhaltsstoffe um!

Die Pflege des Windelbereichs

Werfen Sie doch einmal einen Blick auf die Inhaltsstoffe eines Öl- oder Feuchtpflegetuches zur Reinigung der Windelregion. Ist es unbedingt nötig, das Kind bereits jetzt schon mit 15–20 Inhaltsstoffen, vom Parfum bis zur Zitronensäure zu belasten? Sollten Sie unterwegs sein, kann ein Feuchttuch eine sinnvolle Angelegenheit sein, aber zu Hause steht Ihnen in der Regel warmes Wasser in ausreichender Menge zur Verfügung. Sollten Sie den Wickelplatz nicht in unmittelbarer Nähe des Wasserhahns haben, dann ist es sinnvoll, eine kleine Plastikschüssel zu verwenden. Es gibt zum einen spezielle Baby-Waschschüsseln, Sie können aber genauso gut eine ganz gebräuchliche Haushalts-Plastikschüssel zum Waschen Ihres Babys nehmen. Oft werde ich von den Eltern darauf hingewiesen, dass die Wäscheflut durch den Gebrauch von Wasser und den dazu gehörenden Waschlappen noch mehr ansteigt. Sollte dies ein Problem für Sie sein, kaufen Sie kräftige Babypflege-Papiertücher, die sich ganz wunderbar als Waschlappenersatz eignen.

Gönnen Sie Ihrem Baby den Luxus von Wasser und reinem Öl. Ihr Kind wird es Ihnen danken, da es dann deutlich weniger oft zu einem wunden Po kommt als bei der Verwendung von Öl- oder Feuchttüchern, und Sie sparen sich unnötige Ausgaben. Eine spezielle Creme oder Puder für den Windelbereich ist nicht nötig, wenn das Baby keine gerötete Haut im Windelbereich hat. Das Auftragen von gutem pflanzlichen Öl ist möglich und für solche Eltern sinnvoll, die ein besseres Gefühl haben, wenn unter der Windel zusätzlich gepflegt wird.

Sollte das Baby wund sein, gibt es folgende Behandlungsmethoden:

> Sie sollten das Baby häufig wickeln. Achten Sie darauf, dass Sie nach dem Stillen oder Füttern eine frische Windel anlegen, da viele Kinder während der Nahrungsaufnahme Stuhlgang absetzen. Verzichten Sie dafür auf das Wickeln vor der Mahlzeit.

> Zum Reinigen des Pos sollte Wasser verwendet werden.

> Lassen Sie viel Luft an Babys Po. Legen Sie Ihr Kind im beheizten Raum einfach einmal ohne Windel auf ein dickes Handtuch, legen Sie dabei aber eine Stoffwindel zwischen die Beine.

> Sie können auch einmal den Po Ihres Kindes lauwarm trocken föhnen, das mögen die meisten Babys sehr gerne.

> Wenn Sie stillen, probieren Sie einmal aus, etwas Muttermilch auf die betroffenen wunden Stellen zu geben. Muttermilch enthält antibakterielle Wirkstoffe und Immunstoffe!

Folgendes benötigt man zum Wickeln:

- Eine Windel: Einmalwindel, Stoff- oder Wickelsystem
- Wasser und Handtuch zum Säubern und Trockentupfen
- ein gutes pflanzliches Öl zur Pflege der Haut, wenn Sie das wünschen
- bei wunder Haut eine spezielle Wundschutzcreme

Sollten Sie damit keinen Erfolg haben, dann ist es Zeit für eine spezielle Wundschutzcreme. Fragen Sie am besten Ihre betreuende Hebamme oder den Kinderarzt/die Kinderärztin nach dem geeigneten Produkt für Ihr Kind! Ihre betreuenden Fachpersonen haben einen guten Überblick, da sie Produkte in ihrer Anwendung auch verfolgen können. Allerdings haben wir alle verschiedenste Vorlieben, weil wir unter Umständen unterschiedlichste Erfahrungen mit den Produkten gemacht haben. Ich verwende gerne Salben von Ingeborg Stadelmann aus der Bahnhofsapotheke in Kempten oder Mitosyl oder bei ganz besonders schlimm entzündeten Pos mit eventueller Beteiligung von Pilzsporen auch Multilind-Salbe.

> **Erste Hilfe für wunde Babypopos:**
>
> > keine Feucht- oder Ölpflegetücher, sondern nur Wasser verwenden
> > Häufiges Wickeln
> > Wechseln der Marke der Einmalwindel
> > Bei Mehrwegwindeln keinen Weichspüler verwenden, Waschmittel wechseln
> > Luft und Licht (keine direkte Sonneneinstrahlung) an den Po lassen
> > Den Po trocken halten
> > Den Po mit Muttermilch einreiben
> > Wundschutzsalbe auftragen

Mit etwas Konsequenz haben Sie das Problem sicher bald in den Griff bekommen. Fragen Sie bei Unsicherheiten immer Ihre Hebamme.

Babys Badefreuden

Generell wird empfohlen, ein Neugeborenes zwei- bis dreimal wöchentlich zu baden, für die körperliche Reinigung ist dies absolut ausreichend. Entgegen der derzeit bestehenden Meinung bin ich selbst nicht gegen ein häufigeres Baden des Säuglings. Vor noch nicht allzu langer Zeit mussten Babys einmal täglich in die Badewanne, anschließend musste der Körper unbedingt mit Lotion eingerieben werden, da man der Ansicht war, Babys könnten ihre Haut noch nicht ausreichend rückfetten. Seit einigen Jahren wissen wir, dass dies nicht stimmt. Da die Neurodermitis-Häufigkeit unter Kleinkindern in den letzten 15 Jahren stark zugenommen hat, wurde unter anderem das tägliche Baden dafür verantwortlich gemacht. Ich bin nicht der Meinung, dass dies der ausschließliche Grund für ein schlechtes Hautbild im Kleinkindalter ist, da hierfür sicherlich auch andere Gründe wie beispielsweise Umweltfaktoren oder die Ernährung eine große Rolle spielen. Zudem ist es natürlich wichtig, besonders zu Anfang auf die Produkte zum Baden zu achten.

Ich mache meine Empfehlung für mehr oder weniger Baden von folgenden Faktoren abhängig: Badet ein Baby gerne oder ist es eher verzweifelt beim Baden? Wie viel Spaß haben Eltern und Kinder hierbei miteinander? Für ein Baby, das beim Baden fürchterlich schreit und damit auch bei seinen Eltern Verzweiflung auslöst, ist ein ein- bis zweimaliges Badeerlebnis pro Woche ausreichend; Eltern und Babys, die Badespaß haben, dürfen auch viermal in der Woche baden. Ich empfehle in den ersten Lebenswochen als Badezusatz eine Mischung aus 1–2 Esslöffeln kalt gepresstem (nativem) Olivenöl, am besten aus biologischem Anbau, und 4 Esslöffeln Milch bzw. 2 Esslöffeln Sahne für eine Babybadewanne voll Wasser. Die Milch dient hierbei als Emulgator und ermöglicht der Haut, das Olivenöl aufzunehmen. Sollten Sie den Eigengeruch von Olivenöl nicht mögen, können Sie auch jedes andere Basisöl (z. B. Mandel- oder Sonnenblumenöl) verwenden. Die Badetemperatur sollte 36–37° C betragen und die Badedauer in der Babybadewanne sollte 10 Minuten nicht überschreiten, da das Wasser in der kleinen Wanne sehr schnell auskühlt. Sollten Sie das Kind im Waschbecken aus Emaille baden, dann achten Sie bitte darauf, dass das Baby nicht auf dem Emaille aufliegt. Hier kühlt das Wasser noch schneller aus als in der Plastikwanne. Babys frieren dann leicht, da sie ihre Körpertemperatur noch nicht durch das Zusammenziehen der Haut regeln können. Und insofern können Sie es nicht so deutlich sehen, denn Neugeborene haben keine Gänsehaut, mit der sie ihr Frieren signalisieren können!

> Wichtige Grundregel: Lassen Sie den Säugling niemals alleine auf dem Wickeltisch liegen, selbst ganz kleine Säuglinge können schon herunterfallen!

Das Vorgehen beim Babybad:

> Sollten Sie beim Baden alleine sein, beachten Sie bitte, dass alle Gegenstände, die Sie benötigen, bereits vor Ort liegen. Das Baby darf niemals alleine auf dem Wickeltisch gelassen werden!
> Legen Sie Badetuch, neue Windel, eventuell neue Bekleidung oder Schlafanzug bereit.
> Bereiten Sie die Ölmischung oder den Badezusatz vor.
> Lassen Sie das Badewasser ein und achten Sie auf die Temperatur (36–37° C). Verwenden Sie dazu am besten ein Badethermometer.
> Heizen Sie die Wärmelampe, wenn vorhanden, vor.
> Bereiten Sie das Baby für das Bad vor, säubern Sie den Windelbereich, entfernen Sie eventuelle Stuhlreste!
> Baden Sie das Baby und waschen Sie es mit der Hand oder mit einem weichen Lappen. Benutzen Sie dabei als kleines Ritual ein Lied oder ein kleines Spiel.
> Tupfen Sie nach dem Baden das Baby gut ab, reiben Sie bei einem Ölbad nicht alles ab, sondern massieren Sie überschüssiges Öl in die Haut ein! Trocknen Sie die Hautfalten gut!
> Eine besondere Gesichtspflege ist bei einem Ölbad nicht nötig.
> Sollten Sie kein Öl für das Bad verwendet haben, nehmen Sie nun ein gutes Pflanzenöl und massieren Sie es dem Baby ein.
> Ziehen Sie Ihr Baby an und kuscheln Sie noch ein wenig mit ihm!

Babymassage

Vielleicht haben Sie Lust, neben der »normalen« Körperpflege Ihrem Kind noch zusätzlich Gutes zu tun? Babymassage ist keine Therapieform, auch wenn sie viele Körperfunktionen positiv anregt. Da das Baby aber seine Umwelt zu einem großen Teil über die Haut erfährt, ist die Massage vor allem ein bindender Dialog zwischen Mutter/Vater und Kind, das heißt: Sie führen einen Dialog mit jemandem, der noch nicht spricht! Dieses Kapitel ersetzt keinesfalls die Teilnahme an einem entsprechenden Babymassagekurs unter fachkundiger Anleitung, ich möchte Ihnen hier nur einen kleinen Einblick in eine wunderschöne Arbeit mit dem Baby geben und Ihre Lust wecken, sich weitere Kenntnisse anzueignen.

Die Babymassage kann ab 6 Wochen bis zu 6 Monaten durchgeführt werden. Wichtig ist ein gut beheizter Raum, da das Kind gerade in den ersten Lebenswochen schnell auskühlen kann. Nach dem 6. Lebensmonat sind meist nur noch Teilmassagen möglich, da die Kinder nicht mehr über längere Zeit in der gerade benötigten Position liegen bleiben. Auch die größeren Kinder genießen die Massage sehr!

Folgende positive Wirkungen kann eine Babymassage haben:
> Bauchkrämpfe und Blähungen werden gelindert; die Babymassage wirkt positiv auf das Verdauungssystem.
> Das Immunsystem wird stimuliert.
> Die Durchblutung wird verbessert, die Vitalität gestärkt. Die Babymassage hilft bei Verspannungen.
> Das Baby schläft besser.
> Der Muskeltonus des Babys wird erhöht.
> Das Kind beruhigt sich: Abbau von Energie, Stressverarbeitung.
> Das Baby lernt den eigenen Körper kennen (Anfang – Ende).
> Die Atmung des Babys wird intensiviert.
> Die Haut des Babys wird durch ein gutes Pflanzenöl geschützt und gepflegt.

Auch für die massierende Person hat eine Babymassage viele Vorteile:
> Der Bondingprozess wird gefördert.
> Es kommt zur Beruhigung und Atemregulierung der massierenden Person.
> Die Freude an der Berührung des Kindes wird gestärkt.
> Das Verständnis von kindlichen Bedürfnissen wird gefördert.

Hier eine kleine Anleitung zur Babymassage:
> Sorgen Sie für einen warmen Raum, legen Sie ein dickes Handtuch auf den Boden und stellen Sie ein gutes Pflanzenöl (siehe Seite 188) bereit.
> Nehmen Sie sich Zeit für das Kind, es spürt Ihre Stimmungen und reagiert darauf.
> Das Baby sollte satt und relativ ausgeschlafen sein; wenn das Baby bei Beginn der Massage bereits quengelig ist, macht höchstens noch eine Teilmassage Sinn.
> Ziehen Sie die Schuhe aus, legen Sie Uhr und Ringe ab und setzen Sie sich zum Massieren auf den Boden. Suchen Sie sich eine bequeme Stellung, am besten legen Sie das Baby zwischen Ihre gegrätschten Beine. Gerne können Sie das Kind auch direkt auf Ihre Beine legen, dies wird aber für die meisten Frauen mit der Zeit unbequem.
> Verteilen Sie ausreichend Öl auf Ihren Händen, wärmen Sie dieses in den Handflächen an und nehmen Sie Kontakt mit dem Baby auf. Kündigen Sie ihm Ihre Handlungen auch mit Worten an.
> Nun massieren Sie mit ruhigen Bewegungen den Körper Ihres Babys, zuerst die Brust und Arme, dann den Bauch im Uhrzeigersinn um den Nabel, anschließend die Beinchen und den Rücken (dazu das Baby am besten über die Beine legen). Wenn Ihr Kind noch Lust hat, können Sie auch noch sanft das Gesicht massieren, dazu können Sie unbedenklich ebenso das pflanzliche Öl verwenden.

Berühren Sie Ihr Baby ruhig mit sanftem Druck, dies ist besser als eine ganz zarte Berührung, da es den Kindern mehr Halt und Sicherheit vermittelt. Sollte Ihr Baby schreien, dann hören Sie kurz auf, nehmen Sie das Kind hoch und trösten Sie es eine Weile. Versuchen Sie dann noch einmal, es zu massieren. Anfangs fühlen sich ganz junge Säuglinge ohne Kleidung unwohl, sie sind so ihrer Begrenzung beraubt. Geben Sie dem Baby Zeit, sich an die Massage zu gewöhnen. Gerne können Sie auch anfangs Bereiche, die gerade nicht massiert werden, mit einer Stoffwindel oder leichten Decke abdecken.

In den meisten Orten werden meist von Hebammen Babymassage-Kurse angeboten, in denen Sie auch spezielle Massagegriffe lernen können. Erkundigen Sie sich einfach bei Ihrer betreuenden Hebamme oder beim Hebammenteam im Krankenhaus. Dort wird man Ihnen gerne weiterhelfen.

Ölmischungen für die Babymassage:

> 50 ml süßes Mandelöl und 3 Tropfen Mandarine rot: stimmt fröhlich und heiter
> 50 ml süßes Mandelöl mit 3 Tropfen Lavendel und 5 Tropfen Mandarine: wirkt beruhigend und ausgleichend
> 50 ml Jojobawachs mit 1–2 Tropfen echtem Rosenöl: ist gut für die empfindliche Haut, wirkt harmonisierend und ausgleichend. Dies ist die ideale Massageölmischung für Babys. Echtes Rosenöl ist sehr teuer, da in einem Gramm Rosenöl der Duft von circa 1000 Blüten konzentriert ist!
> Vier-Winde-Öl zur Bauchmassage bei Bauchschmerzen: Dafür 50 ml süßes Mandelöl mit 3 Tropfen Mandarine, 2 Tropfen süßes Fenchelöl und 2 Tropfen Römische Kamille mischen und im Uhrzeigersinn um den Nabel mit sanften großflächigen Streichungen einmassieren. Die Mischung ist auch zur Fußmassage geeignet: mit dem Daumen die ganze Fußsohle und unter dem Fußgewölbe den Reflexpunkt für den Solarplexus sanft massieren.
> Ich habe die oben aufgeführten Öle mit einem Apotheker gemischt, die Bestelladresse finden Sie im Anhang des Buches oder fragen Sie in Ihrer Apotheke nach einer entsprechenden Mischung aus kontrollierten Ölen.

Diese Öle sind für Säuglinge nicht geeignet:

› Alle Minzöle außer Zitronenminze: Sie setzen sehr starke mentale Impulse und können das Nervensystem strapazieren.
› Eukalyptus (Eucalyptol): Es kann bei Säuglingen in konzentrierter Form Stimmritzenkrämpfe verursachen, deshalb sind alle Öle, die Eucalyptol enthalten (Rosmarin, Myrthe, Cajeput, Niaouli, Speiklavendel), für Kinder unter 5 Jahren nur mit Vorsicht zu verwenden!

Der sichere Babyschlaf

Hier einige wichtige Informationen zu einem sicheren und gesunden Babyschlaf:

● Ihr Baby sollte vom ersten Tag an – auch am Tag – in Rückenlage schlafen. Dies ist die wichtigste Vorsorgemaßnahme! Es hat sich in den letzten Jahrzehnten herausgestellt, dass Kinder, die meist in Bauchlage geschlafen haben, ein vermehrtes Risiko für SIDS (plötzlicher Kindstod im ersten Lebensjahr) hatten.

● Ein guter Babyschlafsack ist eines der wichtigsten Utensilien. Er sollte nicht zu groß sein und über einen Innen- und Außenschlafsack verfügen; die Halsöffnung sollte nicht größer als der Kopfumfang sein. Decken und Kopfkissen gehören nicht ins Babybettchen!

● Im ersten Jahr sollte das Bettchen des Kindes im Elternschlafzimmer stehen. Hier sollte es auch bevorzugt schlafen. Natürlich ist dies ganz schwierig, wenn das Baby nur im Elternbett ruhig ist. Versuchen Sie dann, Ihr Kind ein wenig auszutricksen: Legen Sie ein gebrauchtes Hemd oder T-Shirt von sich und während des Stillens ein warmes Kirschkernkissen oder eine warme Wärmflasche ins Kinderbett. Dieses nehmen Sie nach dem Stillen und bevor Sie das Kind ins Bett legen wieder heraus. So kommt das Kind von Ihrem warmen Bett nicht in ein kaltes zurück und hat den Geruch von Mama oder Papa in der Nase. Wenn ein Elternteil Raucher ist, gehört das Kind nicht ins Elternbett, da durch die Ausdünstung von Nikotin das SIDS-Risiko stark erhöht ist.

● In Ihrem Schlafzimmer sollten auch im Winter maximal 18° C herrschen. Natürlich kann man in warmen Sommernächten die Temperatur nicht ändern, dann sollten Sie die Bekleidung entsprechend darauf ausrichten, z. B. Windel, Body und Außenschlafsack. Sorgen Sie vor dem Schlafengehen für eine ausreichende Belüftung Ihres Schlafzimmers.

● Stillen Sie Ihr Baby so lange wie möglich, mindestens 6 Monate lang! Auch dies ist ein wichtiger Schutz vor SIDS!

- Alle Nestchen, Felle und großen Kuscheltiere gehören nicht ins Babybett, da dies den Temperaturausgleich behindern kann. Ein Lammfell ist wunderschön im Kinderwagen oder am Boden zum Spielen, und große Kuscheltiere im Bett machen dem Baby eher Angst als Freude!
- Es ist selbstverständlich, dass Babys Umgebung rauchfrei sein muss! Auch ein Rauchen im Nebenraum ist nicht akzeptabel! Nach aller Diskussion über die Auswirkung des Mitrauchens auf Erwachsene ist das Rauchen vor Kindern rücksichtslos und kann viele Folgeerkrankungen wie Allergien und Atemwegserkrankungen auslösen!

Kleine Hausapotheke für Säuglinge und Kleinkinder

Sollten Sie das Gefühl haben, Ihr Baby fühlt sich nicht wohl, dann ist es vor allem in den ersten Lebenswochen sehr wichtig, den Kinderarzt/die Kinderärztin aufzusuchen, um das Baby eingehend untersuchen zu lassen. Bei Erkrankungen mit Fieber ist der Arztbesuch immer nötig!

Für kleinere Wehwehchen hier eine kurzer Auszug aus meiner homöopathischen und phytotherapeutischen Kinderapotheke:

Tränende, Sekret absondernde Augen

Hier handelt es sich entweder um eine Reizung des Auges aufgrund der in der Geburtsklinik durchgeführten Augenprophylaxe oder um eine Verengung des Tränen-/Nasenganges. Der Austausch der Tränenflüssigkeit funktioniert dadurch schlechter und es können sich Keime in der neutralen Tränenflüssigkeit gut vermehren.

Wischen Sie das Auge mehrmals täglich mit abgekochtem Wasser (nie mit Kamillentee) von außen nach innen (zum Augenwinkel) aus. Sie können zusätzlich Euphrasia-Augentropfen (von Wala, 1–2-mal täglich 1 Tropfen) verwenden. Sollte sich der Befund verschlimmern oder sich die Sekretbildung nach 3 Tagen nicht gebessert haben, ist ein Besuch beim Arzt/bei der Ärztin notwendig.

Bauchweh

Carum-carvi-Kinderzäpfchen helfen bei Bauchweh und Blähungen, Unruhezuständen und Schlafstörungen. Bei starkem Bauchweh sollten die Zäpfchen 1–3-mal täglich über mehrere Tage hinweg angewandt werden.

Belladonna/Chamomilla Globuli velati helfen unruhigen Kindern, sich zu beruhigen und Bauchweh zu lindern. Hier verabreichen Sie 2 Globuli vor jeder Mahlzeit. Alternativ können auch Nicotiana Globuli velati, ebenso vor jeder

Mahlzeit 2 Globuli, verabreicht werden. Zusätzlich sollte die stillende Mutter 2–3 Tassen Fenchel-Anis-Kümmeltee zu sich nehmen.

Manche Eltern schwören auf die Anwendung von blähungsreduzierenden Tropfen. Diese sollen helfen, die Schaum- und damit Luftbildung beim Trinken und somit Blähungen zu vermeiden. Da die Substanz nur die Darmwand auskleidet, diese sich aber nicht im Blutkreislauf feststellen lässt, ist die Anwendung unproblematisch.

Starke Schreiattacken, Schmerzen, Zahnen

Verabreichen Sie Viburcol Kinderzäpfchen (von heel) bei Bedarf. Es dürfen nicht mehr als 2 Zäpfchen in 12 Stunden verabreicht werden! Sollte sich leichtes Fieber unter 38,5° C (bei älteren Säuglingen) nicht innerhalb eines halben Tages gebessert haben, suchen Sie bitte den Arzt/die Ärztin auf.

Schnupfen

Neugeborene und junge Säuglinge niesen häufig wegen Fruchtwasserresten und später auch wegen Muttermilchresten, die sich im Nasen-Rachengang befinden können. Dies ist nicht schlimm, die Nase muss lediglich mit einem weichen Tuch oder Watte (keine Wattestäbchen) gesäubert werden. Drehen Sie mit etwas Öl die Watte zwischen den Fingern, bis sie fest ist, und säubern Sie damit die Nase. So können Sie weißes oder gelbliches Sekret unbedenklich entfernen. Wenn das Baby weiterschnieft, dann befeuchten Sie im ersten Schritt die Raumluft, indem Sie ein feuchtes Tuch über die Heizung hängen. Auf dieses können Sie auch einige Tropfen Zirben- oder Latschenkiefernöl träufeln. Ebenso unbedenklich können Sie 0,9 %ige Kochsalzlösung in die Nase träufeln, eine Tropfpipette und Kochsalz dazu erhalten Sie in der Apotheke. Abschwellend auf die Nasenschleimhäute wirkt auch wegen des Milchzuckers Muttermilch: je 1 Tropfen vor der Mahlzeit für jedes Nasenloch genügt.

Babynasentropfen sind in der Regel nicht nötig. Erste wissenschaftliche Ergebnisse bescheinigen sogar milden Nasentropfen Nebenwirkungen.

Sollte der Schleim grün sein, suchen Sie bitte einen Kinderarzt/eine Kinderärztin auf. Dies könnte ein Hinweis auf eine beginnende Infektion der Atemwege sein und diese ist bei neugeborenen Babys immer eine schwere Erkrankung.

Nikotinabusus /Entzugserscheinungen

Sollten Sie in der Schwangerschaft geraucht haben, ist es wahrscheinlich, dass Ihr Baby nun die ersten Wochen unter Entzugserscheinungen leidet, unruhig ist und viel schreit. Hier können Robina compositum Globuli velati die Umstellung erleichtern. Fragen Sie Ihre betreuende Hebamme oder Ihren Kinderarzt/Ihre Kinderärztin nach der Dauer der Anwendung und der richtigen Dosierung. Unbedenklich ist eine Gabe von 3-mal 1–2 Globuli innerhalb der ersten Woche.

Reizüberflutung, schlechtes Einschlafen

Eine unrhythmische Tagesgestaltung, Reizüberflutung und Stress können beim Baby zu Unruhe und Schlafstörungen führen. In den ersten Wochen braucht das Baby viel Kraft, um das Ankommen auf der Erde und seine Umwelt zu verarbeiten. Hilfreich ist bei Unruhe 2-mal wöchentlich ein Lavendelbad und die Gabe von 1–2 Valeriana comp.Globuli velati 2–3-mal täglich.

Die Erledigung formeller Dinge

Einige Tage nach der Geburt ist es wichtig, sich um die formellen Dinge rund um die Geburt des Kindes zu kümmern. Es wird Ihnen zwar einiges an Papierkrieg abgenommen, einiges müssen Sie oder Ihr Partner aber selbst erledigen. Sollten Sie im Krankenhaus entbunden haben, wird das Krankenhaus nach Rücksprache mit Ihnen die Geburt beim Standesamt melden. Bei einer Hausgeburt macht dies entweder die Hebamme oder der Vater oder die Mutter selbst, dies bespricht Ihre betreuende Hebamme nach der Geburt mit Ihnen. Das Standesamt stellt dann die Geburtsurkunde und Kopien der Urkunde zur Vorlage bei der Kindergeldkasse und der Krankenkasse aus, um das Baby zu versichern und Elterngeld beantragen zu können.

Die Leistungen der Hebammen

Hebammenbesuche

Die meisten Frauen oder Paare nehmen heute die Möglichkeit der Betreuung durch eine Hebamme während der Zeit des Wochenbetts in Anspruch. Diese kontrolliert folgende medizinischen Vorgänge:

Bei der Wöchnerin: die Rückbildung der Gebärmutter sowie Heilungsvorgänge; die Beschaffenheit der Brust und der Brustwarzen; Vitalfunktionen wie das Messen des Blutdrucks und eventuell der Temperatur.

Beim Kind prüft die Hebamme das Gedeihen des Kindes in Bezug auf Gewichtszunahme, Hautbild und Farbe, Reflexe und Reaktionen sowie die Abheilung des kindlichen Nabels.

Außerdem gibt die Hebamme Hilfe beim Stillen und/oder Füttern, Tipps zur Babypflege, dem richtigen Handling des Säuglings, gibt Unterstützung bei Fragen zur Familienbildung, Verhütung und ist Ansprechpartnerin für alle Ihre großen und kleinen Fragen rund um die Geburt und die Zeit danach. Häufig sind diese Besuche auch wichtig, um noch einmal mit einer Fachfrau über die Geburt sprechen und noch offene Fragen klären zu können. Gerade nach einer komplizierten Geburt ist das Aufarbeiten des Geburtsprozesses eine wichtige Maßnahme, um Geschehenes besser verarbeiten zu können.

Die Krankenkassen übernehmen die Hebammenbesuche bis 8 Wochen nach der Geburt. Bei schwerwiegenden Problemen hat die Hebamme auch die Möglichkeit, Sie 2-mal täglich zu besuchen. Nach der 8. Woche besteht derzeit für eine Hebamme die Möglichkeit, auf Kassenleistung noch bis zum Ende der Stillzeit 4-mal wegen Still- oder Ernährungsproblemen einen Hausbesuch bei Ihnen zu machen. Sollten mehr als vier Besuche nötig sein, benötigt die Hebamme derzeit eine ärztliche Bescheinigung für ihr Tätigwerden. Privatkrankenkassen müssen sich nach den gesetzlich vorgegebenen Privatgebührenordnungen richten; diese sind in jedem Bundesland von den jeweiligen Staatsregierungen unterschiedlich geregelt. Erkundigen Sie sich bei Ihrer betreuenden Hebamme nach den Privatgebührensätzen und den Leistungen, und lassen Sie sich bei Unklarheiten eine Kostenübernahme von Ihrer Privatkrankenkasse bereits vor der Betreuung zumindest telefonisch zusichern. Keine Sorge, Sie haben einen gesetzlichen Anspruch auf diese Leistungen und die betreuende Hebamme wird in dem vorgegebenen, gesetzlichen Rahmen abrechnen. Sollten in Ihrem Versicherungsvertrag ambulante Leistungen mit einem hohen Selbstbehalt versehen sein, sprechen Sie bitte darüber mit Ihrer Hebamme. Bevor Sie aus Kostengründen auf diese so wichtige Leistung verzichten, gibt es meist eine Möglichkeit, sich zur Zufriedenheit zu einigen.

Meist kennen Sie Ihre Hebamme bereits vor der Geburt, vielleicht haben Sie bei ihr schon einen Geburtsvorbereitungskurs absolviert oder die Hebamme hat eine oder mehrere Schwangerschaftsvorsorgeuntersuchungen bei Ihnen durchgeführt. In manchen Gegenden, vor allem in Ballungsgebieten, ist es zwingend nötig, sich bereits einige Monate vor der Geburt um eine Nachsorgehebamme zu bemühen. In vielen Fällen wird Ihnen eine vertraute Person die Hebamme ihres Vertrauens empfehlen, in vielen größeren Städten oder Bezirken gibt es Hebammenlisten, die Sie über den Berufsverband der Hebammen anfordern können, ebenso wie Hebammenadressen in Ihrer Heimatgemeinde. Für viele Paare ist die Nutzung des Internets ein üblicher Weg.

Möglich ist auch, Ihre Hebamme in der Klinik um Nachsorgebesuche zu bitten. Da viele Hebammen mittlerweile freiberuflich an den Krankenhäusern tätig sind, gehört diese Arbeit zu ihren üblichen Arbeitsbereichen. Auch angestellte Hebammen erhalten häufig vom Arbeitgeber die Erlaubnis für Nebentätigkeiten. Dies ist oft eine gute Möglichkeit, wenn Sie sich vor der Geburt noch nicht mit dem Thema befassen konnten oder wollten. Die Hebamme wird, sollte sie selbst nicht kommen können, versuchen, Ihnen eine geeignete Hebamme in Ihrem Umkreis zu empfehlen und/oder zu vermitteln.

> Viele Hebammen haben sich zusätzlich zu ihrer eigentlichen Ausbildung weiterqualifiziert. Die bekanntesten Zusatzqualikationen sind die Homöopathie und die TCM (Traditionelle Chinesische Medizin). Aber auch im Bereich der Eltern-Kind-Bindung sind Hebammen zusammen mit anderen Therapeuten/Therapeutinnen (z. B. Psychologen, Physiotherapeuten u. a.) häufig tätig.

Die Rückbildungsgymnastik

Hebammen halten auch oft Rückbildungskurse ab. Gemäß Ihrer Krankenkasse haben Sie zehnmal eine Stunde die Möglichkeit, an einem Rückbildungskurs teilzunehmen. Die Kosten dafür trägt die Krankenkasse. Diese übernimmt die Kosten aber nur, wenn Sie vor Ablauf von 16 Wochen nach der Geburt zumindest mit dem Kurs begonnen haben, ebenso trägt die Krankenkasse nicht die Kosten für den gesamten Kurs, sondern nur für die tatsächlich von Ihnen besuchten Stunden. Sollten Sie nun einen geschlossenen Kurs (Kursbeginn und Kursende sind bekannt) besuchen, tragen Sie in der Regel die Kosten für die nicht besuchten Kursstunden selbst. Bei einem offenen Kurs können die versäumten Kursstunden meist nachgeholt werden. Der Vorteil eines geschlossenen Kurses ist der exakte Übungsaufbau und die feste Kursdynamik, ebenso die feste, immer gleich bleibende Kursgruppe. Der Vorteil eines offenen Kurses besteht in der größeren eigenen Flexibilität.

Familienhebammen

In fast allen Bundesländern werden derzeit Hebammen zu Familienhebammen ausgebildet, die Familien oder Müttern in besonders schwierigen Situationen (jugendliche Mütter, Migrantinnen, Mütter mit Drogenproblemen u. a.) bis zu einem Jahr betreuend zur Seite stehen sollen. Darüber erhalten Sie weitere Informationen von den Hebammen-Landesverbänden.

Kurse, die Spaß machen

Folgende Kurse werden auch häufig von Hebammen abgehalten, sie gehören aber nicht zu den Kassenleistungen und müssen selbst bezahlt werden.

Babymassage

Zwischen der 6. Lebenswoche und dem 6. Lebensmonat können Sie mit Ihrem Baby einen Babymassagekurs besuchen. Je nach Kursleiterin werden Kurse von einem halben Tag bis jeweils eine Wochenstunde über 4 Wochen angeboten. Die Babymassage ist eine wunderbare Möglichkeit, Kontakt zu Ihrem Baby aufzubauen und Ihre Liebe dem Kind über Ihre Hände zu übermitteln. Babymassage wirkt sich auf viele Körperfunktionen des Säuglings positiv aus. So lernt das Baby, seine eigene Wahrnehmung zu trainieren; auch ein gesundes Schlafverhalten kann durch eine regelmäßige, rituelle Massage gefördert werden.

Babyschwimmen

»Wasserspaß für Babys und Eltern« wird bereits ab der 10. Lebenswoche angeboten. Babys haben einen angeborenen Atemschutzreflex, darum können sie sich prima im und kurze Zeit unter Wasser aufhalten. Babyschwimmen fördert die Entwicklung und macht Eltern und Kindern Spaß. Schwimmen lernen kann das Baby aber in den ersten Lebensjahren noch nicht.

PEKIP-Gruppe (Prager-Eltern-Kind-Programm)

PEKIP ist eine Entwicklungsbegleitung während des ersten Lebensjahres des Kindes. Ab der 4. Lebenswoche treffen sich Babys mit ihren Eltern in Kleingruppen von 6–8 Babys einmal wöchentlich, wobei die Babys nackig in einem warmen Raum spielen. Sinn ist es, die Bedürfnisse und Verhaltensweisen des Kindes verstehen zu lernen und sich auszutauschen.

Wichtige Untersuchungen

Vorsorgeuntersuchungen und Neugeborenenscreening

Vorsorgeuntersuchungen

Der Kinderarzt/die Kinderärztin ist der Ansprechpartner/die Ansprechpartnerin für alle Probleme, die bei/mit Ihrem Baby auftreten; ebenso führt er die Vorsorgeuntersuchungen U2–U9 durch, berät bei Fragen der Prävention (Impfungen, Ernährung u. a.) und hat auch meist ein offenes Ohr für Ihre Probleme, die im Zusammenhang mit Erziehung und Familienleben stehen.

Er nimmt die kindlichen Vorsorgeuntersuchungen vor, die 1971 in Deutschland eingeführt wurden: Vom Tag der Geburt an bis zum 64. Lebensmonat werden die Kinder regelmäßig vom Kinderarzt/der Kinderärztin oder einem Arzt/einer Ärztin mit entsprechender Qualifikation untersucht. Die ersten Untersuchungen beschäftigen sich mit Anomalien und dem körperlichen Zustand des Kindes, mit fortschreitenden Untersuchungen wird auch die geistige, motorische und sprachliche Entwicklung mit einbezogen.

U1: diese wird innerhalb von 2 Stunden nach der Geburt von der Hebamme oder dem Geburtshelfer durchgeführt.
U2: zwischen dem 3.–10. Lebenstag
U3: in der 4.–6. Lebenswoche
U4: im 3.–4. Lebensmonat
U5: im 6.–7. Lebensmonat
U6: im 10.–12. Lebensmonat
U7: im 21.–24. Lebensmonat
U8: im 43.–48. Lebensmonat
U9: im 60.–64. Lebensmonat

Die Ergebnisse der Untersuchungen werden in das bei der Geburt ausgestellte gelbe Kinderuntersuchungsheft eingetragen. Bitte merken Sie sich die Untersuchungstermine gut vor. Vorsorgeuntersuchungen sind immer eine wichtige, präventive Maßnahme und helfen dabei, körperliche Beeinträchtigungen und Entwicklungsstörungen frühzeitig zu erkennen!

Neugeborenenscreening
Das Neugeborenenscreening ist eine wichtige Untersuchung (engl. Reihenuntersuchung). Verschiedene Bereiche werden im Rahmen dieser Untersuchung gecheckt:

Blutuntersuchung des Neugeborenen
Diese wird 72 Stunden, frühestens 36 Stunden nach der Geburt mit einem Fersen- oder Fingerpieks beim Baby durchgeführt. Eines von 1000 Neugeborenen leidet an einer vererbbaren Stoffwechsel- oder Drüsenerkrankung. Die Früherkennung ist wichtig, um den Krankheitsverlauf zu mildern und dem Kind zu einer normalen geistigen und körperlichen Entwicklung zu verhelfen. Folgende Erkrankungen werden mindestens ausgetestet:

a) Phenylketonurie (Stoffwechselerkrankung) 1:10000/1:15000
b) Galaktosämie (Stoffwechselerkrankung) 1:40000
c) Hypothyreose (Schilddrüsenunterfunktion) 1:4000
d) androgenitales Syndrom (Störung der Nebennierenfunktion) 1:8000

Hüftsonografie

Bei 2–4 % der Neugeborenen besteht die Anlage zu einer flachen Hüftgelenks-pfanne. Die Untersuchung ist eine schmerzlose Ultraschalluntersuchung und er-folgt häufig schon bei der U2, sollte aber spätestens bei der U3 (4.–6. Lebenswo-che) stattfinden. Je eher eine Hüftgelenksanomalie erkannt wird, umso kürzer sind die Behandlungszeiten!

Hörtest

1–2 von 1000 Kindern leiden unter einer angeborenen, ausgeprägten Schwerhö-rigkeit beider Ohren. Für die weitere soziale und emotionale Entwicklung, eben-so für die Ausbildung der Sprache ist gutes Hören notwendig. Durch die Früher-kennung und Einleitung einer geeigneten Therapie wird betroffenen Kindern eine nahezu normale Entwicklung ermöglicht. Meist wird diese Untersuchung, die völlig schmerzfrei ist, bereits im Krankenhaus durchgeführt und in das gelbe Untersuchungsheft eingetragen. Sollten Sie keinen Eintrag im Untersuchungs-heft finden, fragen Sie Ihren Kinderarzt/Ihre Kinderärztin bei der U3!

Abschlussuntersuchung beim Frauenarzt/bei der Frauenärztin:
Sollten Sie im Krankenhaus geboren haben, war in den meisten Fällen bei Ihrer Geburt neben der Hebamme auch ein Arzt/eine Ärztin anwesend. Ärzte versor-gen in Deutschland in der Regel aufgetretene Geburtsverletzungen, führen mit der Hebamme die U1 durch, machen Wochenbettvisiten und eine Abschlussun-tersuchung oder die Abschlussberatung der Wöchnerin. Bei einer Haus- oder Praxisgeburt wird meist kein Arzt/keine Ärztin hinzugezogen, kleinere Verlet-zungen werden durch die Hebamme versorgt.

Nach 4–6 Wochen nimmt Ihr Frauenarzt/Ihre Frauenärztin die routinemäßige Abschlussuntersuchung nach der Geburt vor. Hier werden die Rückbildungsvor-gänge der weiblichen Geschlechtsorgane und die Wundheilung kontrolliert. Ebenso sollte spätestens während der Abschlussuntersuchung auch über die weitere Empfängnisverhütung gesprochen werden. Häufig wird das Thema be-reits bei den Hausbesuchen der Nachsorgehebamme angesprochen, um Ihnen ausreichend Zeit zum Überlegen zu geben. Auch wenn das Thema Verhütung am Anfang noch weit weg von Ihnen ist, bedenken Sie bitte: Stillen ist kein absoluter Empfängnisschutz!

In Österreich und der Schweiz unterscheiden sich die Untersuchungszeiträume etwas. In der Regel werden dort aber alle oben angegebenen Untersuchungen durchgeführt.

Wir sind nun eine Familie – Was sich ändert

Herzlichen Glückwunsch, nun sind Sie zu dritt oder es hat sich noch ein weiteres Familienmitglied hinzugesellt. Ihre Rollen, die Sie in der gemeinsamen Beziehung eingenommen haben, werden sich nun ändern. Wenn Sie bislang zu zweit waren, konnten Sie sich Ihren Rhythmus außerhalb Ihrer Arbeitszeiten, vielleicht auch die Dauer Ihrer Arbeitszeiten selbst einteilen. Nun ist noch ein Familienmitglied hinzugekommen, das anfangs laut seine Bedürfnisse mitteilt und Ihr Leben vorübergehend auf den Kopf stellen kann.

Die Zeit eines Tages verfliegt und abends fragt man (frau) sich erschöpft, wo die Zeit eigentlich geblieben ist. Alleine das Stillen und Versorgen des Kindes nimmt mehrere Stunden in Anspruch, wollen wir uns dann noch kreativ mit unserem Nachwuchs beschäftigen, müssen wir rund 10 Stunden am Tag einplanen.

Einzuplanende Stunden für die Babybetreuung:	
6–8 Mahlzeiten bis zu 1 Stunde	6–8 Stunden
Wickeln 6–8-mal 15 Minuten	1,5–2 Stunden
Herumtragen/Bäuerchen 6–8-mal 10 Minuten	1–1,5 Stunden
Schmusen, Spielen, Bauchweh	2 Stunden

Gehen wir dann noch von der Zeit aus, die für die eigene Körperpflege, die übliche Hausarbeit oder den Einkauf anfällt, dann ist so ein Tag in Windeseile verflogen. Und das Schlimmste, was einem dann der Partner abends antun kann, ist, die Frage zu stellen, was Sie denn eigentlich den lieben langen Tag getan haben, so alleine daheim, nur mit dem Kind!

Natürlich wird sich die oben angegebene Zeit nach und nach relativieren, sie wird sich mit zunehmender Still-, Wickel- und Babyhandlingsroutine verkürzen. Aber am Anfang ist noch alles neu und ungewohnt und braucht eben seine Zeit!

Die übliche Routine, wie ein fertig gekochtes Essen zur gewohnten Zeit auf den Tisch zu stellen, ist fast unmöglich. Ebenso fällt es vielen Frauen extrem schwer, morgens nach einer Nacht mit drei Stillperioden das lieb gewonnene

Frühstück mit dem Partner einzunehmen. Hier ist Flexibilität und Hilfsbereitschaft von allen gefragt.

Noch ein wichtiger Hinweis: Jeder von ihnen kommt aus einer anderen Herkunftsfamilie und bringt verschiedene familiäre Erfahrungen mit in eine Familienstruktur ein. So kennt auch jeder von uns eine andere Vorgehensweise bei Problemen, was häufig in einer Partnerschaft und jungen Familie zu Konflikten führt. Machen Sie sich das bewusst und sprechen Sie darüber. Auch das Handling des Babys wie Halten, Baden, Schmusen, Körperpflege wird oft unterschiedlich angegangen. Aber wie so oft führen viele Wege zum Ziel, seien Sie nicht zu streng, nur weil Ihr Partner manche Handgriffe anders als Sie ausführt. Sonst erreichen Sie nur, dass es zu unnötigen Konflikten kommt und Ihr Partner zukünftig Ihnen das Ruder vollkommen überlässt, weil er es ja sowieso nicht recht machen kann. Vielleicht sind Sie auch beeindruckt, weil Ihr Partner etwas Neues macht, was ganz besonders gut funktioniert!

Der Wunsch vieler jungen Mütter im ersten Jahr deckt sich oft nicht mit den Wünschen von jungen Vätern in diesem Zeitabschnitt. Während sich Frauen wünschen, dass ihre Männer in diesem ersten Jahr möglichst viel Freizeit mit der Familie verbringen, ist es nachweisbar so, dass Männer mehr Zeit als zuvor im Büro verbringen. Nun könnte man meinen, das läge daran, dass es zu Hause unter Umständen zu anstrengend ist – aber weit gefehlt. Nach einer Umfrage sehen sich die Männer mehr als zuvor in die Pflicht genommen, den Lebensunterhalt zu verdienen und die Karriere auszubauen. Männer haben den Eindruck, sie müssten sich noch intensiver um ihren Beruf kümmern, um später ihren Familien etwas bieten zu können. Auf der anderen Seite wünschen sich Väter mehr Zeit für ihre Familien! Die höchste Scheidungsrate bei Paaren liegt derzeit in etwa bei drei Jahren nach der Geburt des ersten Kindes! Hier lässt sich klar erkennen, dass die Unzufriedenheit, die sich unter Umständen im ersten Lebensjahr des Babys aufbaut, bereits im zweiten Lebensjahr eskalieren kann. Es kommt dann zu einem Prozess, bei dem sich jeder der beiden Partner in seinen Bemühungen vollkommen unverstanden fühlt.

Sexualität

In der allerersten Zeit nach der Geburt (circa 4–6 Wochen) ist aufgrund des keimhaltigen Wochenflusses und der eventuell noch nicht abgeschlossenen Wundheilung von Geburtswunden kein Geschlechtsverkehr möglich und/oder ratsam. Viele Frauen haben auch nach einer Geburt Angst vor dem »ersten Mal« und brauchen erst einmal ein wenig Zeit für sich, um sich wieder an den Gedanken der Zweisamkeit zu gewöhnen. Auch die hormonelle Situation der Frau nach der Geburt behindert zusätzlich die Lust. Dies alles ist unter Umständen ein Problem für die Partner, gerade wenn auch bereits vor der Geburt längere Zeit kein Geschlechtsverkehr mehr möglich oder gewünscht war.

Warten Sie nach Ablauf der 6 Wochen nicht allzu lange mit einer körperlichen Annäherung! Auch wenn es anfangs etwas fremd ist und die Geburt sowohl der Frau als auch dem Mann noch vor Augen steht, ist es dennoch wichtig, wieder liebevoll aufeinander zuzugehen. Hilfreich kann eine Entspannungsmassage mit einer guten Aromamischung sein. Wenn Sie nicht bis zum Ende der Wochenflusszeit warten möchten, sollten Sie beim Verkehr ein Kondom benutzen in Verbindung mit einem Gleitmittel.

> **Eine Ölmischung für zärtliche Stunden**
> 50 ml Jojobaöl
> 1 – 2 Tropfen Rosenöl
> 5 Tropfen Sandelholz
> Diese Zutaten mischen und für eine Massage anwenden. Die Mischung können Sie auch gut mit etwas Wasser in die Duftlampe geben.

Leider kann es vorkommen, dass die Babys ganz feine Antennen für unsere Gefühle haben und es kann natürlich möglich sein, dass sich Ihr Baby gerade während der schönsten Stunden meldet. Hier müssen Sie eine gewisse Gelassenheit entwickeln, da es dafür meines Wissens kein Gegenmittel gibt!

Mit viel Ruhe, Gelassenheit und gegenseitigem Verständnis wird diese erste Zeit nach der Geburt eine unglaublich schöne und bereichernde Erfahrung für Sie werden. Bei Fragen, Problemen und Sorgen, die Sie nicht selbst bewältigen können, lohnt es sich immer, fachliche Hilfe anzunehmen.

Sind die ersten Wochen vorbei, haben Sie bereits die ersten Herausforderungen gemeistert! Sie haben als Familie besser zusammengefunden und haben gelernt, die Bedürfnisse und Forderungen Ihres Babys besser verstehen zu lernen. So manches »Lächeln« Ihres Kindes wird Sie für durchwachte Nächte und anstrengende Stunden mehr als entschädigen. Setzen Sie Ihre eigene »Messlatte« als Mutter oder Vater oder Familie einfach nicht zu hoch an! Wir werden im Leben mit unseren Kindern nie alles richtig machen können, so sehr wir uns auch bemühen. Und es ist für den einen Menschen auch nie dasselbe »richtig« wie für den anderen. Sie werden sehen, trotz aller unserer kleinen Unzulänglichkeiten wird sich Ihr Baby mithilfe Ihrer Liebe, Aufmerksamkeit und Zuwendung prächtig entwickeln.

Stillen –
Was Mütter wissen sollten

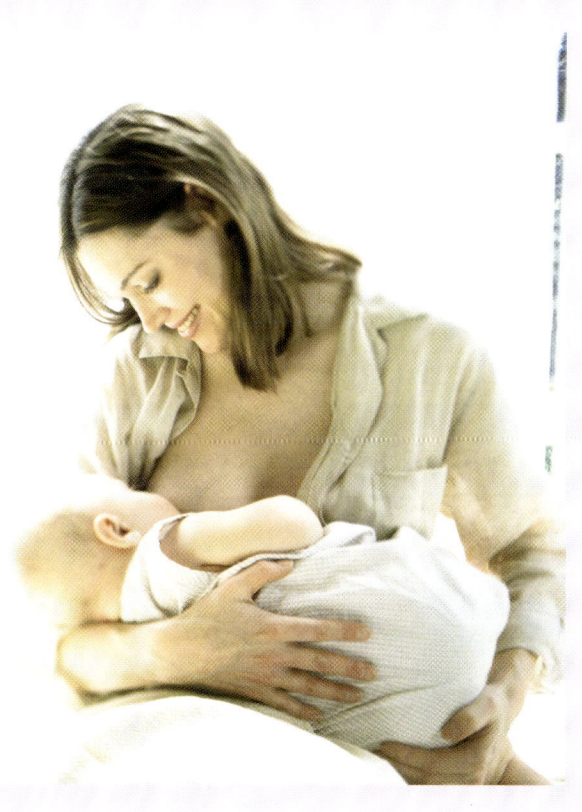

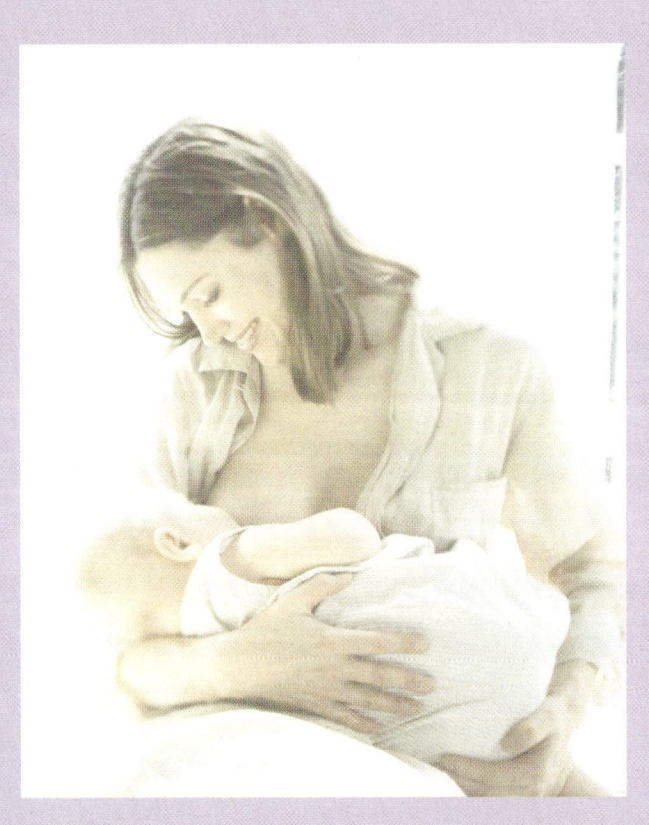

Stillen beginnt im Kopf

Die meisten Frauen denken bereits in den ersten Monaten der Schwangerschaft darüber nach, wie sie ihr Kind nach der Geburt ernähren, nachdem es monatelang so bequem und einfach über die Nabelschnur versorgt wurde. Also stimmt die Aussage: »Stillen beginnt im Kopf«. Vielleicht sagen Sie sich auch: »Ich will es versuchen mit dem Stillen«, oder: »Es wäre schön, wenn es klappt«. Dieser Abschnitt in diesem Buch soll Ihnen helfen, dass es nicht bei einem Versuch bleibt, sondern dass Sie und Ihr Kind eine schöne, entspannte, zufriedene und lange Stillzeit erleben können. Ich möchte Sie informieren über das, was Sie schon in der Schwangerschaft wissen sollten und vorbereiten können, was Sie in den ersten Tagen nach der Geburt beachten sollten und wie Sie kleinere Stillkrisen erfolgreich bewältigen können. Sie werden viel Neues erfahren über Ihren Körper und wie Ihre beiden Brüste ganz wunderbar dafür geschaffen sind, Ihr Baby über Monate hinweg mit allem zu versorgen, was es braucht. Sie werden erfahren, wie das Stillen Ihnen dabei hilft, eine sichere Bindung zu Ihrem Kind zu bekommen. Sie werden lernen, dass es verschiedene Stillpositionen für verschiedene Situationen gibt. Sie werden verstehen, warum die Babys am Anfang so oft an die Brust wollen und wie sich die Milch innerhalb der Stillzeit verändert. Es gibt Kapitel zum Essen und Trinken und zu Genussmitteln. Dieser Abschnitt des Buches will Sie auch darüber informieren, wie Sie Ihre Milch abpumpen können, sei es, weil Sie mal ins Kino wollen, während der Stillzeit wieder Ihre Arbeit außer Haus aufnehmen oder weil Sie abpumpen, um Ihr Kind in der Kinderklinik mit der wertvollen Muttermilch zu versorgen.

Über das Stillen gibt es ganz viel zu sagen und zu schreiben und gleichzeitig denken Sie vielleicht, so schwierig kann es ja nun auch nicht sein, schließlich stillen Frauen schon seit Jahrtausenden. Das stimmt. Und weil es einfach und trotzdem manchmal schwierig ist und Sie vermutlich noch nicht so vielen Kindern beim Stillen zugesehen haben, sollen Ihnen diese Seiten ein Ratgeber und Begleiter sein durch diese aufregende erste Zeit mit Ihrem Baby.

Wie in allen Lebensbereichen gibt es auch in Bezug auf das Stillen viele individuelle Situationen und Besonderheiten. Hier werden die Alltäglichen behandelt, im Anhang finden Sie Hinweise auf weiterführende Literatur.

Gründe für das Stillen

Um sich für etwas zu entscheiden, ist es hilfreich, gut über die Vor- und Nachteile der jeweiligen Möglichkeiten Bescheid zu wissen. Nicht anders ist es bei der Entscheidung, ob das Kind die Brust oder die Flasche bekommen soll. Dabei haben die Frauen hierzulande erst seit etwa 100 Jahren die Wahl zwischen Stillen und Flasche-Geben. Es gab auch Zeiten, da haben sich die Frauen – vor allem der höheren Stände – eine Amme geleistet.

In den Jahren, in denen die Frauen und Männer geboren wurden, die jetzt Mutter und Vater werden so wie Sie, haben die meisten Mütter nur kurz oder gar nicht gestillt. Milchpulver und Fläschchen schienen modern, diese Säuglingsnahrung wurde als gleichwertig oder sogar besser als die Muttermilch angesehen. In den Krankenhäusern war es noch üblich, dass Mutter und Kind nach der Geburt getrennt untergebracht waren und sich nur alle vier Stunden kurz sahen. All das war dem Stillen abträglich und in der Gesellschaft ging das Wissen über diesen natürlichen Vorgang beinahe verloren.

In den 80er-Jahren des letzten Jahrhunderts gab es dann zunehmend Frauen, die diese Situation und Behandlung nicht länger hinnehmen wollten. Es haben sich Selbsthilfegruppen gebildet, in denen sich die Frauen gegenseitig unterstützten. Diese Stillgruppen gibt es heute noch und ein Besuch kann nur empfohlen werden (darüber mehr siehe Seite 261).

Gleichzeitig wurde im wissenschaftlichen Bereich viel geforscht: über die Zusammensetzung der Muttermilch, über das Zusammenspiel der verschiedenen Reflexe, die Säuglingsentwicklung, die gesundheitlichen Auswirkungen. Es wurde erkannt, dass es nicht egal ist, ob eine Frau stillt oder das Kind mit Säuglingsmilch auf Kuhmilchbasis ernährt wird.

Damit Sie sich »informiert« entscheiden können, kommt jetzt eine lange Liste über die Bedeutung des Stillens. Auch wenn Sie schon einiges davon kennen, lesen Sie den folgenden Abschnitt ruhig durch, es gibt nämlich mehr Gründe für das Stillen, als Sie vielleicht glauben. Und wenn Sie zwischendurch zweifeln, weil es mit dem Stillen nicht so gut klappt, wie Sie erwartet haben, dann holen Sie dieses Kapitel noch einmal hervor.

> Muttermilch ist das Beste für kleine Menschenkinder, genauso wie Kuhmilch am besten für Kälbchen und Katzenmilch am besten für Kätzchen ist.

Die Bedeutung des Stillens

Für das Kind

> Die Abwehrstoffe, die durch die Muttermilch übertragen werden, sorgen dafür, dass gestillte Kinder wesentlich seltener krank werden. Das Neugeborene ist in den ersten sechs Wochen noch nicht in der Lage, selbst Abwehrstoffe zu bilden, und braucht diese daher von der Mutter. Sie geben Ihrem Kind mit der Muttermilch auch die Immunstoffe von den Krankheiten, die Sie selbst hatten.

> Zusätzlich gibt es noch einen ganz faszinierenden Mechanismus: Wenn Ihr Kind einen beginnenden Infekt hat und beim Stillen die Erreger auf die Brustwarze überträgt, gelangen einige davon in Ihren Körper und Sie bilden Antikörper dagegen, die dann wiederum über Ihre Milch zu Ihrem Kind gelangen und ihm helfen, schneller gesund zu werden.

> Die nach der Geburt gebildete Vormilch fördert die Ausscheidung des Kindspechs. Unterzuckerung wird vermieden, der Infektionsschutz für Ihr Kind beginnt.

> Ihr Baby weint weniger, weil Ihre Milch immer sofort zur Verfügung steht.

> Ihre Milch schützt das Baby vor vielen Erkrankungen wie Durchfall, Mittelohrentzündung, Atemwegs- und Harnwegsinfektionen. Dieser Infektionsschutz hält über die Stillzeit hinaus an.

> Kieferentwicklung, Zahnstellung und Sprachentwicklung werden durch das Stillen positiv beeinflusst.

> Gestillte Kinder sind seltener übergewichtig.

> Stillen mindert das Allergierisiko.

> Stillen stärkt die Bindung zwischen Mutter und Kind und ist deshalb auch für die seelische Entwicklung Ihres Babys wichtig. Wenn Sie ein halbes Jahr ausschließlich stillen, haben Sie und Ihr Baby 500–700 Stunden Hautkontakt in dieser Zeit.

Für die Mutter

> Stillen ist praktisch. Die Milch ist immer und überall dabei, richtig temperiert, hygienisch einwandfrei, sofort verfügbar. Unterwegssein ist kein Problem.

> Die Zeit, die Sie bei Flaschenernährung für Einkauf, Zubereitung und Reinigung brauchen, können Sie zum Schmusen mit Ihrem Kind oder für sich selbst genießen. Sie sparen etwa 500 Euro im ersten halben Jahr, weil Sie nichts für Milchpulver, Flaschen, Sauger, Wasser und Strom ausgeben müssen.

> Wenn Sie stillen, bildet sich Ihre Gebärmutter nach der Geburt schneller zurück. Dadurch verlieren Sie weniger Blut und vermeiden Infektionen im Wochenbett.

> Während der Schwangerschaft hat Ihr Körper Fett eingelagert. Diese Fettreserven werden durch das Stillen abgebaut und Ihr altes Gewicht schneller erreicht.

> › Das Stillen ist auch für Sie ein inniges Erlebnis. Ihre besondere Hormonlage während der Stillzeit lässt Sie kindgerechter und gelassener reagieren.
> › Es stärkt Ihr Selbstbewusstsein zu sehen, wie gut Ihr Kind mit Ihrer Milch gedeiht.
> › Das Risiko, später an Gebärmutter-, Brust- oder Eierstockkrebs zu erkranken, verringert sich mit jedem Monat, den Sie länger stillen.
> › Ebenso verringert sich die Gefahr, nach den Wechseljahren Osteoporose zu bekommen, weil sich in der Stillzeit mehr Kalzium in die Knochen einlagert.

Langes Stillen bietet Ihnen die Chance, etwas für die eigene Gesundheit zu tun.

Trotzdem muss auch betont werden, dass das Stillen keine Garantie dafür ist, nie krank zu werden. Die meisten positiven Effekte ergeben sich bei mindestens viermonatigem ausschließlichem Stillen, steigern sich deutlich bei sechsmonatigem Stillen und weiter mit jedem Monat, den Sie stillen. Dies gilt sowohl für die Mutter als auch für das Kind.

Die Brüste: Zwei Wunderwerke

Falls Sie sich schon einmal gefragt haben, warum Männer eigentlich auch Brustwarzen haben, die brauchen sie doch gar nicht, dann bekommen Sie jetzt eine Antwort: Etwa in der 7. Schwangerschaftswoche bilden sich beim Embryo sogenannte Milchleisten, das sind verdickte Stränge rechts und links am Rumpf von der Achsel bis zur Leiste. Im Lauf der Schwangerschaft bilden sich diese Stränge wieder zurück und übrig bleiben in der Regel die beiden Brustwarzen. Darum kommen Jungen auch mit Brustwarzen auf die Welt. (Und Männer können später auch, z. B. durch Bierkonsum, Brüste entwickeln.)

> Manchmal schwellen bei Neugeborenen, sowohl bei Jungen wie bei Mädchen, die Brüste ein wenig an, bedingt durch die Hormone in der Muttermilch. Das ist aber nicht weiter schlimm und geht nach ein paar Tagen wieder zurück.

Bis zur Pubertät passiert erst einmal nichts weiter. Durch die Hormone, die dann anfangen zu wirken, fängt die Brust an zu wachsen. Oft bemerken junge Mädchen an ihrer Brustveränderung als Erstes den Beginn ihrer Pubertät. Das Drüsengewebe bildet sich aus, Fett lagert sich ein, Bindegewebe stützt die Brust. Die Brustwarze wird größer und zusammen mit dem Warzenhof dunkler. Die Größe der Brust ist genetisch festgelegt und nur bei großen Gewichtsschwankungen verändert sich auch die Brust. In jedem Zyklus durchläuft die Brust ebenfalls eine leichte Größenveränderung.

Ähnlich wie in der Pubertät ist es auch zu Beginn der Schwangerschaft: Viele Frauen bemerken ein Spannen und Ziehen in der Brust als erstes Anzeichen. Durch die Schwangerschaftshormone durchläuft die Brust nun den endgültigen Entwicklungsprozess, um nach der Geburt Milch bilden zu können. Die Brust wird größer, auch Brustwarze und Warzenhof verändern sich noch einmal, denn deren dunklere Farbe soll dem Kind nach der Geburt helfen, zur Brust zu finden.

> Es ist hilfreich zu wissen, wie es in Ihrer Brust aussieht, denn dann verstehen Sie auch, warum Sie bestimmte Dinge besser tun und andere lassen sollten und wie die Milch überhaupt in Ihre Brust hineinkommt und auch wieder heraus.

Die Brustdrüse ist in etwa wie eine Weintraube oder Holunderdolde aufgebaut. Die Milch wird in kleinen Bläschen gebildet, die traubenförmig an den Enden der Milchgänge sitzen. Ein Bläschen ist etwa so groß wie eine Holunderbeere. Die Bläschen haben innen viele Zellen für die Milchbildung und außen kleine Muskeln, die sich zusammenziehen können und die Milch in die Milchgänge drücken. Die Milch fließt dann durch die kleinen und größeren Milchgänge in Richtung Brustwarze und kommt dort tröpfchenweise oder auch im Strahl heraus.

Bindegewebe stützt die Brust und befestigt sie auf dem Brustmuskel. Fettgewebe bestimmt die Größe der Brust. Die Brustwarze kann sich durch ringförmige Muskeln aufrichten und hart werden, ausgelöst durch Nervenreize. Im Warzenhof befinden sich kleine Drüsen, die nach innen und außen ein Sekret absondern, das die Brustwarze geschmeidig hält und Duftstoffe abgibt. Daher ist es nicht nötig und auch nicht gut, die Brustwarze und den Warzenhof mit Seife zu waschen. Direkt nach der Geburt helfen diese körpereigenen Duftstoffe dem Baby, zu den Brüsten zu finden, denn sie riechen ähnlich wie das Fruchtwasser.

In der Schwangerschaft bildet sich etwa ab der 25. Woche Milch in Ihrer Brust. Manchmal kommt ein Tropfen oder zwei heraus, aber die Hormone der Plazenta verhindern, dass es mehr wird. Trotzdem gibt es einen Grund für diese frühzeitige Milchbildung: Falls es zu einer Frühgeburt kommt, was hoffentlich nicht passiert, können Sie Ihr Kind dann schon mit Muttermilch ernähren, und zwar sogar in einer speziell auf die Bedürfnisse des Frühgeborenen abgestimmten Zusammensetzung. Etwa ab der 32. Woche können Frühgeborene an der Brust saugen, denn dann können sie das Saugen, Schlucken und Atmen miteinander koordinieren.

Ist es nicht ein Wunder, dass aus dem roten Blut, das durch unseren Körper fließt, eine weiße Flüssigkeit gebildet wird, die den Säuglingen auch noch ausnehmend gut schmeckt?

> Ihre Brust müssen Sie nicht vorbereiten, die macht das ganz alleine.

Wenn Sie Brustwarzen haben, die sich bei Berührung eher nach innen ziehen als sich aufrichten, sollten Sie in der Schwangerschaft sogenannte Brustwarzenformer tragen. Das sind Schalen mit einer weichen Membran aus Silikon, die ein Loch in der Mitte haben. Im BH getragen wölbt sich die Brustwarze vor. Das erleichtert es dem Kind später, die Brust zu erfassen. Wenn Sie vorzeitige Wehen haben oder merken, dass sie durch das Tragen dieser Former ausgelöst werden, sollten Sie Brustwarzenformer nicht verwenden. Ansonsten können Sie in der 32. Woche damit beginnen – zunächst nur für 10 Minuten pro Tag und dann immer länger. Machen Sie sich darüber aber nicht zu viele Sorgen: Das Kind saugt an der Brust und nicht an der Brustwarze und es wird mit Ihnen zusammen das Stillen lernen.

> **TIPP** Wenn in Ihrem Geburtsvorbereitungskurs ein Abend extra für das Stillen reserviert ist, sollten Sie diesen nicht versäumen, sondern froh sein, dass Sie dann praktisch, z. B. mit Puppen, lernen können, welche Stillpositionen es gibt und auch ansonsten viel über das Stillen erfahren können. Vielleicht kommt sogar eine Frau aus einem vorherigen Kurs und stillt ihr Baby, während Sie zusehen.

Die drei mütterlichen Stillreflexe

Der erste Reflex funktioniert auch außerhalb der Stillzeit. Die Vielzahl von Nerven, die in der Brustwarze enden, führt dazu, dass sich die Warze bei Berührung und Kälte aufrichtet. Dies ist der erste der drei mütterlichen Stillreflexe, der »**Brustwarzenaufrichtungsreflex**«. Er hilft dem Kind, die Brust zu erfassen.

Der zweite Reflex ist der »**Milchbildungsreflex**«. Er wird gesteuert durch ein Hormon, das Prolaktin. Es wird in der Hirnanhangsdrüse gebildet und ist für die Milchbildung in den vielen kleinen Bläschen zuständig. Sobald die Plazenta geboren ist, kann es seine volle Wirkung entfalten. Wenn Ihr Baby an der Brust saugt, wird über Nervenbahnen von der Brustwarze zum Gehirn die Botschaft geschickt, das Milchbildungshormon auszuschütten. Über die Blutbahn gelangt es dann in die Brust und regt dort die »Milchproduktion« an.

Je öfter das Kind an der Brust saugt, je mehr Milch wird gebildet. So regeln sich Nachfrage und Angebot.

Der dritte Reflex, der »**Milchloslassreflex**«, sorgt dafür, dass die Milch aus der Brust herauskommt. Er wird auch »Let-Down-Reflex« oder »Milchspendereflex« genannt. Wiederum durch das Saugen des Babys wird über die Nervenbahnen das Hormon Oxytocin in der Hirnanhangsdrüse angeregt und über das Blut kommt das Hormon zu den schon erwähnten kleinen Muskelzellen um die Milchbläschen. Diese ziehen sich zusammen und drücken die gebildete Milch heraus. Ohne diesen Milchloslassreflex könnte Ihr Kind nur etwa ein Drittel der vorhandenen Milch aus der Brust trinken.

> Der Milchloslassreflex wird durch Aufregung und Stress beeinträchtigt. Die gebildete Milch kommt dann nicht aus der Brust und ein Milchstau ist die Folge.

Das Hormon Oxytocin ist auch zuständig für das Zusammenziehen der Gebärmutter. Dies geschieht bei jedem Stillen. Beim ersten Kind merken Sie das in der Regel noch nicht, beim zweiten und weiteren Kindern können diese »Nachwehen« relativ schmerzhaft sein. Sie dauern pro Kind etwa einen Tag, also beim dritten Kind drei Tage. Wenn sie zu schmerzhaft sind, können Sie entweder ein homöopathisches Mittel nehmen oder ein Schmerzmittel.

Prolaktin und Oxytocin haben zudem eine psychische Wirkung:

Das Oxytocin wird auch als Liebes- und Bindungshormon bezeichnet, es hilft Ihnen dabei, sich in Ihr Kind zu verlieben. Das Prolaktin fördert eine gelassene Stimmung und hilft Ihnen dabei, nach einer nächtlichen Unterbrechung schneller wieder einzuschlafen.

Die drei kindlichen Stillreflexe

Die kindlichen Reflexe sind etwa ab der 32. Schwangerschaftswoche ausgebildet.

Der »**Suchreflex**« ist der erste der drei kindlichen Stillreflexe. Er zeigt sich innerhalb der ersten Stunde nach der Geburt. Das Neugeborene dreht sein Köpfchen hin und her, stößt es nach vorne, macht den Mund auf, schiebt die Zunge nach vorne, äußert kleine Laute. Der Reflex wird auch ausgelöst, wenn die Lippen oder die Wangen berührt werden, dann dreht das Kind automatisch seinen Kopf zur Seite.

Sobald das Baby etwas erwischt, an dem es saugen kann, wird der »**Saugreflex**« ausgelöst. Im Idealfall ist das natürlich die Brust der Mutter, aber nach einem Kaiserschnitt, wenn das Kind zunächst beim Vater auf dem Arm ist, kann das durchaus auch mal dessen Nase sein!

Was geschieht genau im Mund des Kindes, damit es an die gute Milch kommt? Um das zu verstehen, können Sie ein kleines Experiment machen: Nehmen Sie einen Finger in den Mund und saugen Sie daran. Das ist so ähnlich wie an einem Strohhalm zu saugen: Sie machen einen spitzen Mund, die Zunge drückt nach oben und die Wangen sind eingezogen. Mit dieser Methode bekommt Ihr Kind nur sehr wenig Milch aus der Brust. Nun nehmen Sie bitte Ihren Unterarm und saugen Sie in der Nähe des Ellenbogens an Ihrem Arm. Dabei ist der Mund weit geöffnet, die Wangen sind voll und die Zunge liegt breit unter dem Gewebe. Nur wenn Ihr Kind so an Ihrer Brust saugt bekommt es ausreichend Milch.

Vielleicht haben Sie sich gewundert, warum es immer Brust und nicht Brustwarze heißt? Weil die Babys auch nicht nur an der Brustwarze saugen sollen! Die Brustwarze macht nur etwa ein Drittel dessen aus, was das Baby im Mund hat, wenn es korrekt angelegt ist, die anderen zwei Drittel sind Brustgewebe. Nur so kann die Zunge ihre Arbeit verrichten: durch peristaltische Bewegungen von der Zungenspitze nach hinten zum Rachen wird die Milch aus den Milchgängen herausmassiert.

Ein Saugvorgang dauert etwa eine Sekunde. Sie können das richtige Saugen des Babys an der deutlichen Bewegung seines Kiefers bis zum Ohr sehen.

> Achten Sie darauf, dass Ihr Kind immer einen »Mund voll Brust« hat und nicht nur an der Brustwarze saugt!

Nur wenn Ihr Kind richtig angelegt ist, kann es so lange trinken, wie es möchte, weil dann der Brustwarze nichts passieren kann. Dann liegt sie zwischen der weichen Zunge und dem weichen Gaumen weit hinten im Mund. Wenn nur die Brustwarze im Mund ist, wird sie hin- und herbewegt und von der harten Zahnleiste beschädigt. Außerdem bekommt das Kind so nicht genügend Milch, weil es die Milchgänge zusammendrückt und die mütterlichen Reflexe nicht ausgelöst werden.

Sobald sich genügend Milch im Mund angesammelt hat, schluckt das Kind.

Der dritte Reflex, der »**Schluckreflex**«, tritt ein. Wenn die Milch schnell fließt, schluckt das Kind nach jedem Saugen. Sie können das Schlucken hören. Pro Schluck nimmt es etwa 0,5 Milliliter Milch zu sich.

Vorausgesetzt, das Neugeborene ist reif, gesund und nicht durch Medikamente beeinträchtigt, bewegt es sich nach der Geburt langsam, aber zielstrebig zur Überlebensquelle, wenn es auf den Unterbauch der Mutter gelegt wird. Es dauert 45–60 Minuten, dann findet es nach mehreren Anläufen die Brust und »dockt« richtig an. Ein faszinierender Vorgang, den Sie möglichst nicht stören sollten.

Der Überlebenswille der Neugeborenen ist so stark, dass sie von alleine zur Brust finden.

> Die drei mütterlichen und die drei kindlichen Stillreflexe greifen wie zwei Zahnräder ineinander. Die beiden Räder drehen sich jedoch nur dann gut, wenn alle sechs Reflexe gut funktionieren.

Die Vorbereitungen für ein entspanntes Wochenbett

Hier möchte ich Ihnen kurz meine Ausführungen zum wichtigen Thema »Wochenbett« vorstellen. Ausführliche Informationen über diesen Zeitabschnitt finden Sie in einem eigenen Kapitel dieses Buches, auf den Seiten 165–201.

Im 16. Jahrhundert kam der Begriff »Wochenbett« auf und bezeichnete die Zeit von etwa 6 Wochen, die die Frau nach der Geburt im Bett verbringen sollte. Das hatte auch seine Berechtigung, denn die Frauen damals arbeiteten körperlich hart und brauchten Schonung. In traditionellen Kulturen gibt es immer noch diese ritualisierte Zeit. »Wie gut, dass ich hier und heute lebe«, werden Sie vielleicht jetzt sagen. Sie sollten aber nicht erwarten, nach der Geburt direkt wieder in Ihren normalen Alltag zurückkehren zu können.

Damit die Wochenbettzeit eine entspannte Zeit wird, ist es klug, sich schon in der Schwangerschaft Gedanken darüber zu machen und so viel wie möglich vorzubereiten. Allerdings ist es so, dass die meisten Frauen, die ihr erstes Kind bekommen, nur bis zur Geburt denken und fühlen können, danach tut sich Ihnen eine »Blackbox« auf.

> Je besser Sie das Wochenbett vorbereiten, umso entspannter sind Sie, umso mehr gemütliche Stunden mit dem Baby und mehr Zeit und Ruhe haben Sie für das Stillen. Sprechen Sie auch mit Ihrem Partner und Ihrer Familie über diese »Babyflitterwochen«.

In den ersten 2–3 Wochen nach der Geburt sollten Sie sich nicht um den Haushalt und die größeren Kinder kümmern müssen. Das heißt, jemand, am besten Ihr Partner, nimmt sich in dieser Zeit Urlaub. Da die Kinder in der Regel ja nicht zum verabredeten Zeitpunkt kommen, sondern plus/minus 10 Tage um den errechneten Geburtstermin, ist es besser, wenn der Vater den Urlaub nehmen kann, sobald das Baby da ist. Falls aus beruflichen Gründen beim Vater Urlaub nicht möglich ist, muss jemand aus der Familie gefragt werden, und falls auch das nicht geht, kann die Hebamme oder die Gynäkologin/der Gynäkologe eine Haushaltshilfe verschreiben. Dafür müssen Sie einen Antrag bei Ihrer Krankenkasse stellen und den ausgefüllten Vordruck nach der Geburt zusammen mit dem Attest einreichen. Im Zuge der Sparmaßnahmen der Krankenkassen kann es sein, dass der Antrag nicht sofort bewilligt wird. Aber zumindest die ersten 6 Tage nach der Geburt haben Sie Anspruch darauf, mit einem Anschlussattest auch noch länger.

Diese Befreiung von haushaltlichen Pflichten dient dazu, dass Sie sich nach der Geburt richtig gut ausruhen und sich verwöhnen lassen können, denn das haben Sie auch verdient.

TIPP Die erste Begegnung zwischen dem Geschwisterkind und dem Neugeborenen sollten Sie planen. Sprechen Sie den ersten Besuch zeitlich so ab, dass Ihr Baby dann gerade satt und zufrieden in seinem Bettchen liegt und nicht bei Ihnen im Arm oder an der Brust ist. Dann kann Ihr größeres Kind entscheiden, wenn es ins Krankenhauszimmer kommt, ob es zuerst zu Ihnen in die Arme will oder zuerst sein Brüderchen oder Schwesterchen begrüßen möchte. So wird die erste Eifersucht vermieden.

Ein Brief an die Väter

Das Stillen ist das einzige, was ausschließlich Ihre Frau oder Freundin für Ihr Kind tun kann. Alles andere wie wickeln, baden, schmusen, spazieren gehen, herumtragen, bei Laune halten, singen können auch andere Personen. Sie als Vater sind hier besonders gefragt. Versuchen Sie, so lange wie möglich nach der Geburt Urlaub zu nehmen, mindestens 2 Wochen, besser 3 oder 4. Oder gleich die 2 Monate Elternzeit. Und seien Sie in dieser Zeit ganz da für Ihre Familie, eilen Sie also nicht zwischendurch doch mal eben ins Büro oder arbeiten Sie zu Hause. Diese erste Zeit mit dem Baby ist so besonders und wertvoll und kommt nie wieder. Sie alle gehören jetzt einfach zusammen. Damit der Start als neue Familie gut klappt, braucht es Zeit und Muße, gute Laune und Gelassenheit.

Wenn Ihre Partnerin zur Geburt in ein Krankenhaus geht, fragen Sie nach, ob es dort ein Familienzimmer gibt, in dem Sie mit übernachten können. So erleben Sie die ersten Tage gemeinsam. Vor allem wenn ein Kaiserschnitt gemacht werden muss oder Zwillinge kommen, braucht Ihre Frau viel Unterstützung.

Zu Hause sollten Sie den gesamten Haushalt übernehmen, damit sich die junge Mutter ausruhen kann. Ihre Partnerin soll in den ersten 6 Wochen nach der Geburt nicht schwer heben und tragen. Übernehmen Sie also weiterhin den Großeinkauf und saugen Sie die Wohnung. Nicht nur in der Schwangerschaft und bei der Geburt, auch im Wochenbett vollbringt Ihre Frau Höchstleistungen. Soll Sie dann auch noch putzen und kochen? Falls Sie nicht so fit sind in Haushaltsführung, ist das jetzt eine gute Gelegenheit, neue Fähigkeiten zu entwickeln. Die Bewunderung Ihrer Frau ist Ihnen sicher!

Aber vor allem sollten Sie Ihre Frau bewundern für das, was Sie geleistet hat und leistet. Je liebevoller Sie zu ihr sind, umso liebevoller wird sie mit dem Baby sein und umso besser kommt die Milchbildung in Gang. Väter haben einen nicht unerheblichen Anteil am Gelingen der Stillbeziehung. Versuchen Sie, sich mit negativen Äußerungen zurückzuhalten und motivieren Sie Ihre Frau, wo es nur geht.

Wenn Sie dann wieder in das Arbeitsleben starten, ist es sinnvoll, nicht an einem Montag anzufangen, sondern mitten in der Woche. Dann steht Ihrer Partnerin nicht gleich eine ganze Woche bevor, in der sie tagsüber alleine ist. Abends, wenn Babys öfter unruhig sind, sollten Sie sich mit dem Herumtragen und Beruhigen abwechseln.

> *TIPP* Verabreden Sie mit Ihrer Frau jeden Tag mindestens eine Stunde babyfreie Zeit, in der Sie für das Baby zuständig sind und Ihre Frau ungestört etwas für sich tun kann. So können Sie zu Ihrem Kind eine eigenständige Beziehung aufbauen. Sie werden sehen, diese Stunde werden Sie nicht missen wollen.

Und ein Wort an die Großmütter

Ihre Tochter oder Schwiegertochter bekommt demnächst ein Kind oder es ist gerade geboren. Das ist auch für Sie eine aufregende Zeit, und ein neuer Lebensabschnitt als Großmutter oder Oma beginnt für Sie.

Ich wende mich an Sie direkt, weil ich aus meiner langjährigen Erfahrung als Hebamme weiß, welch wichtigen Einfluss Großmütter haben, sowohl im Positiven wie im Negativen. Sicherlich kommen bei Ihnen Erinnerungen hoch an die Zeit, als Sie selbst Mutter geworden sind. Sie merken, wie anders vieles vor 20 oder 30 oder 40 Jahren war. Und was Ihnen wiederum Ihre Mutter erzählt hat von der Zeit, als Sie selbst geboren wurden.

Die Art und Weise, wie Neugeborene versorgt und umsorgt werden, hat sich in den letzten Jahrzehnten sehr verändert, und vieles von dem, was als sicheres Wissen galt und von Generation zu Generation weitergegeben wurde, hat heute keinen Bestand mehr. Heute ist beispielsweise durch die Säuglingsforschung bekannt, wie wichtig es ist, die Bedürfnisse der kleinen Menschenkinder in den ersten Wochen und Monaten sofort zu befriedigen. Früher galt das als Verwöhnen. Aber Säuglinge können nicht verwöhnt werden, sie brauchen viel Kontakt, Herumtragen, Reden, Singen, Schmusen, In-die-Augen-Schauen.

Auch das Wissen über das Stillen hat sich sehr verändert. Vielleicht hatten Sie eine schöne und lange Stillzeit. Dann haben Sie Glück gehabt! Aber wahrscheinlicher ist, dass Sie in der damaligen Zeit nicht genügend Unterstützung bekommen haben und bei kleineren Problemen gesagt wurde, dass Sie abstillen oder gar nicht erst damit anfangen sollen. Das ist schade und vielleicht trauern Sie noch darum.

Ihre Tochter oder Schwiegertochter hat heute bessere Voraussetzungen, dass es mit dem Stillen klappt und Ihrem Enkelkind einen gesunden Start ins Leben ermöglicht. Versuchen Sie, Ihr Wissen von damals nicht weiterzugeben. Vertrauen Sie darauf, dass sich die neue Mutter gut informiert hat. Vermeiden Sie Bemerkungen wie: »Bei mir hat es auch nicht geklappt«, oder: »Deine Milch reicht bestimmt nicht, wenn er schon wieder Hunger hat«, oder: »Du verwöhnst sie noch, wenn Du sie andauernd stillst«.

Helfen Sie, wenn Sie danach gefragt werden und lassen Sie die junge Familie alleine, wenn Sie darum gebeten werden, ohne beleidigt zu sein.

Ich wünsche Ihnen, dass Sie sich für das Neue öffnen können und viel Freude an und mit Ihrem Enkelkind haben.

Die Mutter-Kind-Bindung

Im Zusammenhang mit der Geburt haben Sie vielleicht schon den Begriff »Bonding« gehört. Damit wird die Phase direkt nach der Geburt bezeichnet, in der Sie das erste Mal Ihr Kind sehen und berühren. Sie haben sicherlich zuvor schon mit Ihrem Kind im Bauch laut oder leise gesprochen und ihm vorgesungen. Sie und der werdende Vater haben durch die Bauchdecke Kontakt mit dem Kind aufgenommen, es hat getreten und geboxt, wenn Sie die Hand auf den Bauch gelegt haben. Sie haben also schon eine Verbindung zu Ihrem Kind aufgebaut. Dieser Dialog mit dem Ungeborenen setzt sich nach der Geburt fort. Beide, sowohl Sie als Mutter und Vater als auch Ihr Kind, sind für die erste Begegnung besonders gut durch Instinkte und angeborene Verhaltensweisen ausgerüstet.

Sie als Eltern sind nach der Geburt bereit, sich Ihrem Kind ganz zuzuwenden und wollen die ersten Äußerungen des Kindes verstehen. Dabei zeigt eine Mutter oft ein universelles Verhalten: Sie berührt das Neugeborene zunächst an Armen und Beinen mit den Fingerspitzen, dann mit der ganzen Hand am Körper, dabei schaut sie es an und wartet auf den Blickkontakt mit ihrem Kind. Dieses erste »In-die-Augen-Schauen« ist ein magischer Moment, der die Mutter (und den Vater) bis ins Innerste berührt.

Was Ihr Kind schon alles kann:

> Es kann etwa 25 Zentimeter weit sehen. Instinktiv halten wir Neugeborene dicht vor unser Gesicht. Das ist auch in etwa der Abstand von der Brust zum Gesicht der Mutter.
> Es hat ein angeborenes Interesse am menschlichen Gesicht.
> Es kann den Blickkontakt kurz halten. Davor und danach schaut es in Richtung Ihres Gesichts.
> Es kann das Gesehene erinnern und Veränderung erkennen. Mütter berichten, dass ihr Neugeborenes irritiert geschaut hat, als sie ein paar Stunden nach der Geburt das erste Mal wieder die Brille aufgesetzt haben.
> Es reagiert auf vertraute Stimmen und auf hohe Tonlagen eher als auf tiefe.
> Es reagiert auf Sprache mit synchronen Bewegungsmustern.
> Es wendet sich ab, wenn die Stimme nicht mit dem Gesicht übereinstimmt (nach 2 Wochen).
> Es kann Sie nach 6 Tagen am Geruch erkennen.
> Es kann Ihre Mimik nachahmen.
> Es kann über die Haut ganz viel wahrnehmen.

Auch Ihr Kind ist nach der Geburt nicht nur fähig, sondern auch sehr motiviert, mit Ihnen zu kommunizieren.

Um die Entwicklung der kommunikativen Fähigkeiten des Säuglings zu unterstützen und um sich selbst dem Kind gegenüber verständlich zu machen, brauchen Sie Zeit und Ruhe und Kenntnisse über diese erste wichtige Zeit. So können Sie Ihrem Kind helfen, das Erlebte zu verarbeiten und sich selbst wahrzunehmen. Gleichzeitig wird Ihre elterliche Kompetenz wachsen.

Die ersten Stunden nach der Geburt

Wie schade, dass wir uns nicht mehr bewusst an diesen paradiesischen Zustand im Bauch unserer Mütter erinnern können: schwerelos, warm, getragen, ohne Hunger, nie alleine, umhüllt, gut versorgt, dunkel, von rhythmischen Geräuschen umgeben. Und nach der Geburt: Schwerkraft, kalt, ohne Bewegung, Hunger und Durst, alleine, ohne Begrenzung, hell, unbekannte Geräusche.

Neugeborene werden durch die Wehen auf diesen Wechsel gut vorbereitet, denn die während der Geburtsarbeit ausgeschütteten Glückshormone der Mutter, Endorphine und Adrenalin, helfen dem Kind, wach und aufmerksam zu sein und mit dieser großen Veränderung klarzukommen. Sie können mit dafür sorgen, das Ankommen Ihres Kindes in der Welt so sanft wie möglich zu gestalten.

TIPP Sprechen Sie mit den Menschen, die bei der Geburt dabei sein werden, darüber, wie Sie es auch nach der Geburt haben möchten. Mit Ihrer Hebamme bei einer Haus- oder Beleggeburt, mit den Personen im Krankenhaus, wenn Sie sich dort anmelden. Da dies meistens nicht dieselben sind wie später bei der Geburt, können Sie darum bitten, dass diese Wünsche in den Aufnahmepapieren notiert werden.

In einem babyfreundlichen Krankenhaus (siehe S. 261) können Sie sicher sein, dass, wenn medizinisch nichts dagegen spricht, Sie und Ihr Kind mindestens eine Stunde ungestört zusammenbleiben – bis nach dem ersten Stillen. In den anderen Krankenhäusern können Sie darum bitten, dass die Klinikroutine wie Waschen oder Baden, Wiegen, Messen und Anziehen des Kindes erst viel später stattfindet. Diese ersten Stunden mit Ihrem Kind sind so kostbar.

Nach der Geburt will sich Ihr Baby erst einmal 10–20 Minuten ausruhen. Es bewegt sich kaum, alles ist auf Sehen, Hören und damit auf Kommunikation gerichtet. Etwa 40 Minuten der ersten Stunde ist es in einem wachen, aufmerksamen Zustand. Meist gegen Ende der ersten Stunde zeigt das Kind durch Hungerzeichen (Kopf hin- und herdrehen, Schmatzen, Mund öffnen, Laute), dass es trinken möchte. Ihr Baby will also nicht sofort nach der Geburt an die Brust, sondern zeigt es Ihnen durch sein Verhalten.

Hautkontakt

Die Eltern haben einen Anspruch auf mindestens 2 Stunden ungestörtes Zusammensein mit ihrem Kind in ununterbrochenem Hautkontakt.

Untersuchungen haben gezeigt, dass dieser ununterbrochene Hautkontakt entscheidend ist für das Gelingen des ersten Stillens. Wird das Neugeborene vorher von der Mutter weggenommen, hat es viel mehr Schwierigkeiten, die Brust richtig zu erfassen. Mit einem warmen Tuch zugedeckt besteht auch keine Gefahr, dass Ihr Kind auskühlt. Und durch den direkten Hautkontakt besiedeln sich die kindliche Haut und Schleimhaut mit Ihren Keimen und nicht mit potenziell krankmachenden Krankenhauskeimen.

Hautkontakt nach einem Kaiserschnitt

Nach einem Kaiserschnitt übernimmt meistens der Vater die erste Stunde Hautkontakt mit dem Baby. Im OP ist es in der Regel so warm, dass er mit freiem Oberkörper nach hinten gelehnt sitzen kann, das Kind liegt auf seiner Brust und ist auch mit einem warmen Tuch zugedeckt. In manchen Kliniken wird der direkte Hautkontakt mit der Mutter noch im OP ermöglicht. Spätestens wenn Sie wieder im weichen Bett liegen und ansprechbar sind (falls Sie eine Vollnarkose hatten), sollten Sie das Bonding nachholen. Nehmen Sie sich dafür ausreichend Zeit, d. h. verbringen Sie mindestens eine Stunde im direkten Hautkontakt mit Ihrem Kind. Vielleicht braucht Ihr Kind ein bisschen mehr Hilfe beim ersten Stillen und Sie brauchen viel Unterstützung und Ermutigung (Stillpositionen siehe S. 221 f.).

Die Vormilch oder Neugeborenenmilch

Gleich nach der Geburt bildet sich in Ihren Brüsten die sogenannte Vormilch, auch Neugeborenenmilch oder Kolostrum genannt. Das ist eine gelbliche süße Flüssigkeit, die Ihr Körper noch während der ersten Tage nach der Geburt bildet. Darin ist viel Eiweiß, nicht so viel Fett, verschiedene Zucker und ganz viele Abwehrstoffe. Im Bauch lebt das Kind in einer sterilen Umgebung, im Fruchtwasser sind keine Keime. Sobald es auf der Welt ist, muss es lernen, sich mit Keimen auseinanderzusetzen. Die Vormilch hilft dabei, denn sie schützt den Darm vor dem Eindringen von Keimen und fördert gleichzeitig den Aufbau der kindlichen Abwehr.

Die Vormilch regt auch die Verdauung an und Ihr Kleines kann den schwarzen Stuhl, genannt Kindspech, schneller ausscheiden. Das Kindspech besteht aus verdautem Fruchtwasser und Hautschüppchen. In dem Kindspech ist auch ein Farbstoff, das Bilirubin. Dieses Abbauprodukt der roten Blutkörperchen färbt die Haut gelb, wenn zu viel davon im Blut zirkuliert. Die Folge ist eine Neugeborenengelbsucht, die aber nichts mit der Gelbsucht im Erwachsenenalter zu tun hat. Wenn das Kind schnell das Kindspech ausscheidet, kann nichts aus dem Darm in den Blutkreislauf zurück resorbiert werden und der Bilirubin-Wert bleibt niedrig. Daher ist es gut, wenn Ihr Kind so viel Kolostrum wie möglich trinkt, dann klappt es auch gut mit der Ausscheidung.

Die Neugeborenenmilch ist zunächst nur in geringer Menge vorhanden. Das ist gut, denn das Neugeborene muss erst lernen, das Atmen mit dem Saugen und Schlucken zu koordinieren. Wenn gleich große Mengen Milch kämen, würde es sich bestimmt verschlucken. Außerdem muss sich der Stoffwechsel an diese Art von Nahrung langsam gewöhnen und der Magen ist noch sehr klein. Lassen Sie sich also nicht verunsichern durch Äußerungen wie: »Da ist doch noch gar keine Milch«.

Wenn Ihr Kind nach der Geburt gut und lange an einer oder besser an beiden Brüsten getrunken hat, wird es eine Weile schlafen wollen. Nach spätestens sechs Stunden sollte es aber wieder an die Brust. Falls es nicht von alleine wach wird, können Sie es durch Wickeln wecken.

Stillpositionen: Alles außer Kopfstand ist erlaubt

Es gibt viele verschiedene Möglichkeiten, das Kind an die Brust zu legen. Auf alten Bildern ist meistens nur eine Position zu sehen, der sogenannte Wiegengriff, bei dem das Kind im Arm der Mutter vor dem Körper liegt. Es ist jedoch gut, das Kind in verschiedenen Positionen anzulegen, weil es die Brust immer dort, wo sich das Kinn und damit die Zunge befindet, am besten »ausmelkt«. Damit alle Bereiche gut geleert werden, sollten Sie Ihr Baby mal in der einen, mal in der anderen Richtung anlegen.

Da beim Anlegen auch viel falsch gemacht werden kann, werden zunächst die Grundregeln beschrieben, das heißt das, worauf Sie immer achten sollten, und dann die verschiedenen Stillpositionen. Etwa 80 % aller Stillprobleme entstehen durch falsches Anlegen oder unkorrekte Stillpositionen. Versuchen Sie, sich die Grundregeln gut einzuprägen. Nach einer Weile geht das alles automatisch und Sie müssen nicht mehr darüber nachdenken.

Grundregeln

> Sitzen oder liegen Sie bequem. Feste Kissen oder ein Stillkissen bieten gute Hilfe, damit der Arm, das Kind und der Rücken gut abgestützt werden. Am Anfang ist Ihr Kind noch nicht so schwer, aber das wird es mit der Zeit und dann können Sie Schulterverspannungen bekommen, wenn Sie es die ganze Stillmahlzeit über halten. Eine Fußbank leistet auch gute Dienste.

> Ihr Kind sollte auch gut abgestützt sein. Entweder liegt es auf Ihrem Arm oder auf dem Kissen.

> Ihr Kind sollte Ihnen ganz zugewandt sein, mit seinem Gesicht und Bauch zu Ihnen. Ohr, Schulter und Hüfte sollten eine Linie bilden, der Hals darf nicht abgeknickt sein. Versuchen Sie einmal, mit zur Seite gedrehtem Kopf zu schlucken – das geht schlecht und tut weh. Wenn Ihr Kind mit zur Seite gedrehtem Kopf trinkt, wird es damit aufhören, bevor es satt ist.

> Legen Sie Ihr Kind so hin, dass es mit seiner Nase gegenüber der Brustwarze liegt. Dann kann es die Brust gut erfassen.

> Stützen Sie Ihre Brust mit den Fingern von unten und lassen Sie den Daumen locker oben auf der Brust liegen. So können Sie die Warze leicht bewegen und die Finger behindern Ihr Kind nicht beim Anlegen. Auf alten Bildern halten die Frauen die Brustwarze eher wie eine Zigarette zwischen Zeige- und Mittelfinger. Das sollten Sie nicht machen.

> Warten Sie, bis Ihr Kind den Mund weit aufmacht, so als würde es in einen Apfel beißen wollen. Dann ziehen Sie das Kind mit Ihrem Arm mit einer gezielten Bewegung zu sich. Leider machen die Kleinen den Mund nur für eine kurze Zeit weit auf, Sie müssen den richtigen Moment abpassen. Seien Sie geduldig, meistens klappt es am Anfang nicht beim ersten Mal.

> Wenn Ihr Kind anfängt zu saugen, können Sie wieder etwas lockerer lassen, damit es genug Platz zum Atmen hat.

> Die Nasenflügel der Säuglinge sind so geformt, dass an den Seiten genug Luft durchkommt, auch wenn etwas dicht davor ist. Das Kinn sollte die Brust berühren und die Nase auch fast. Drücken Sie nicht mit dem Finger in das Brustgewebe, das kann zur Folge haben, dass die Milch aus diesem Teil der Brust nicht gut abfließen kann.

> Achten Sie darauf, dass die Lippen nach außen gestülpt sind. Manchmal bilden sich darauf kleine Bläschen, die aber rasch wieder verschwinden.

> Wenn Sie den Kopf in Ihrer Hand halten, sollten die Finger geschlossen am Hinterkopf liegen. Im Nacken ist Ihr Kind empfindlich und kann bei Berührung den Kopf nach hinten drücken. Aber es soll ja den Kopf nach vorne zur Brust bewegen. Manchmal hilft ein Tuch zwischen Kopf und Hand.

Der Wiegengriff

Setzen Sie sich bequem, aber aufrecht hin. Hilfreich ist ein Stillkissen, dessen eine Hälfte bei Ihnen im Rücken liegt und die andere vor Ihnen auf den Beinen. Der Bogen ist am besten auf der Seite, auf der Sie stillen wollen, dann haben Sie dort am meisten Unterstützung. Zwei feste Kissen tun es auch. Je nachdem, wie groß Sie sind, wie groß Ihre Brust ist und wie lang Ihre Oberarme sind, liegt Ihr Kind entweder auf dem Kissen oder auf dem Arm, der auf dem Kissen liegt. Ziel ist es, dass Sie Ihr Kind nicht tragen müssen. Auf die Dauer bekommen Sie davon Schulterverspannungen oder Nackenschmerzen.

Legen Sie Ihr Kind auf die Seite – Bauch an Bauch mit Ihnen. Wenn es zu dicht mit der Nase in der Brust liegt, können Sie den Po mehr zu sich heranrücken, dann ist die Nase wieder etwas freier. Denken Sie daran, zwischendurch Ihre Schultern zu entspannen.

Der innere untere Bereich der Brust wird so gut geleert.

Der Rückengriff

In dieser Position trinkt das Kind besonders gut den äußeren unteren Bereich der Brust leer. Dort ist etwas mehr Drüsengewebe und es kann eher zu einer Verhärtung kommen. Damit kein Milchstau entstehen kann, sollten Sie jede Brust einmal in 24 Stunden im Rückengriff geben.

Sie brauchen ein paar feste Kissen im Rücken und an der Seite bis auf den Oberschenkel oder ein Stillkissen. Dann legen Sie Ihr Kind mit den Füßen zur Rückenlehne an Ihre Seite und halten mit Ihrem Unterarm den Rücken des Kindes. Der Kopf liegt entweder in Ihrer Hand oder auf dem Kissen und Sie stützen von hinten. So können Sie sich auch gut anschauen.

Diese Position ist auch zu empfehlen, wenn Sie einen Kaiserschnitt hatten und Ihre Narbe schützen wollen oder wenn Sie Zwillinge gleichzeitig stillen wollen.

TIPP Wenn Sie schon ein Kind haben, können Sie in der Rückengriff-Position wie nebenbei stillen und haben eine Hand frei, um mit dem größeren Kind zu spielen oder z. B. ein Buch vorzulesen.

Im Liegen

Direkt nach der Geburt, nachts und wann immer Sie Stillen und Ausruhen verbinden wollen, ist Stillen im Liegen die ideale Position. Dabei liegen Sie ganz auf der Seite, ein Kissen im Rücken ist angenehm. Ihr Kind liegt vor Ihrem Bauch,

auch auf der Seite, ein gerolltes Handtuch verhindert, dass es auf den Rücken rollt. Sie sollten sich nicht auf den unteren Arm stützen, sondern auch mit der Schulter flach auf der Unterlage liegen und nur unter dem Kopf ein dickes Kissen haben. Mit der oberen Hand können Sie Ihrem Kind beim Anlegen helfen. Der untere Bereich der Brust wird so gut geleert. Stillen Sie in den ersten Tagen viel im Liegen, um den Beckenboden und evtl. Ihre Dammnaht zu schonen.

> Stillen Sie in diesen drei Stillpositionen jeden Tag mit jeder Brust mindestens einmal, dann wird Ihre Brust immer gut rundum geleert. Von oben fließt die Milch von alleine.

Es ist vorbeugend sinnvoll, einmal am Tag beide Brüste abzutasten, um zu prüfen, ob es irgendwo Verhärtungen gibt. Dann legen Sie Ihr Kind so an, dass das Kinn des Kindes zu der betroffenen Stelle zeigt und lassen es den Bereich austrinken. Sie werden merken, wie gut das funktioniert. Wenn es doch einmal nach oben zum Schlüsselbein hart ist, können Sie Ihr Kind auch im Liegen auf der Seite anlegen, dann allerdings sollte das Kind vor Ihrem Gesicht mit den Beinen nach oben liegen. Dabei brauchen Sie Hilfe, weil Sie nicht so gut sehen können, ob das Kind die Brust gut erfasst hat.

Wenn Sie alleine sind und in einer ungewöhnlichen Position stillen müssen, können Sie sich auch auf Knie und Ellenbogen begeben und Ihr Kind in der gewünschten Position von oben stillen. Das ist etwas anstrengend, aber hilfreich.

Stillposition nach einem Kaiserschnitt

Nach einem Kaiserschnitt ist es in den ersten 2–3 Tagen oft schmerzhaft, sich auf die Seite zu legen. Dann können Sie mit Unterstützung des Krankenhauspersonals auch in Rückenlage stillen. Sie liegen mit dem Oberkörper etwas erhöht und gut gestützt und Ihr Kind liegt quer über der Brust oder auch erhöht an der Seite. Lassen Sie sich von geschultem Personal helfen, Sie müssen das nicht alleine können.

> **TIPP** Einmal am Tag, wenn Sie Zeit haben auch öfter, sollten Sie mit Ihrem Kind in direktem Hautkontakt schmusen oder es stillen. Dabei hat Ihr Baby nur eine Windel an und Sie oben herum eine Strickjacke. Keine Angst, Ihr Kind kann dabei nicht auskühlen, vielmehr wird es ganz warm werden. Decken Sie es leicht zu. Auch der Vater kann diese Schmusestunde übernehmen und sich das Kind auf die nackte Brust legen. Sie werden merken, wie genussvoll dies für alle ist.

Häufigkeit, Dauer und Qualität der Stillmahlzeiten

Die Empfehlung »Stillen nach Bedarf« haben Sie sicherlich schon gehört. Sie bedeutet, dass es keine festen Zeiten für das Stillen gibt, sondern dass das Kind bestimmt, wie oft und wie lange es trinkt. Es bedeutet aber auch, dass sich das Stillen an dem Bedarf der Mutter orientiert, beispielsweise wenn die Brüste zu voll sind und geleert werden müssen. Stillen ist eine Zweierbeziehung.

Gesunde Neugeborene zeigen ziemlich deutlich, dass sie Hunger haben und gestillt werden möchten. Diese frühen Hungerzeichen sollten Sie kennen und beachten und nicht warten, bis Ihr Kind lauthals schreit.

Anzeichen für Hunger

Frühe Hungerzeichen:
> Das Kind wird unruhig und bewegt Arme, Beine und Augenlider.
> Das Kind gibt Laute von sich.
> Das Kind macht Schmatzgeräusche.
> Das Kind führt die Hand zum Mund.
> Das Kind dreht den Kopf mit geöffnetem Mund hin und her.
> Das Kind streckt die Zunge vor.

Späte Hungerzeichen:
> Das Kind macht deutliche Unmutsäußerungen.
> Das Kind schreit.

Ein schreiendes Kind zu stillen ist wesentlich schwieriger, denn es muss erst wieder beruhigt werden. Durch die Unterzuckerung ist es nicht in der Lage, seine Reflexe zu koordinieren, es zappelt, hat die Hände vor oder im Mund, überstreckt sich. Es gibt Situationen, in denen Sie nicht schnell genug reagieren können und es gibt auch Kinder, die sehr schnell sehr ungeduldig werden. Dann hilft es, das Kind entweder durch Herumtragen zu beruhigen, ein paar Tropfen ausgedrückte Muttermilch auf die Lippe zu geben oder das hungrige Kind kurz am Finger, dabei Fingernagel nach unten, saugen zu lassen. Die Annahme, Schreien stärke die Lungen, stimmt nicht!

Schreien ist ein auch auf die Distanz wirkendes Alarmsignal. Ein Bindungssignal: Das Kind ruft seine Eltern herbei, weil es Kontakt braucht.

Ihr Kind schreit nicht, um Sie als Eltern zu ärgern. Es kann noch keine »Wenn-dann-Verknüpfung« herstellen, nach dem Motto: *Wenn* ich schreie, *dann* kommen meine Eltern.

Eine Voraussetzung, die frühen Hungerzeichen zu erkennen und darauf zu reagieren, ist das 24-Stunden-Rooming-In, solange Sie im Krankenhaus sind.

Bleiben Sie von Anfang an Tag und Nacht mit Ihrem Neugeborenen zusammen. So können Sie sich am besten kennenlernen.

Wenn Ihr Kind nach der Geburt im Kreißsaal ausgiebig getrunken hat, möglichst an beiden Seiten, wird es zunächst eine Weile schlafen. Je nachdem, wie erschöpft ein Kind von der Geburt ist, kann es den ganzen ersten Tag verschlafen wollen. Das sollten Sie nicht zulassen, sondern es spätestens 6 Stunden nach der Geburt wecken und anlegen.

Wie oft sollten Sie stillen?

In den ersten 24 Stunden sollte Ihr Kind mindestens 6-mal trinken. Ab dem 2. Tag braucht es 8–12 Stillmahlzeiten. Dabei gibt es keine festen Abstände zwischen den Mahlzeiten. Rein rechnerisch trinkt es alle 2–3 Stunden in 24 Stunden, wichtiger ist aber die Anzahl pro Tag. Das mag Ihnen sehr viel vorkommen, aber Ihr Kind braucht viele Mahlzeiten, weil es in den ersten Tagen beim Stillen nur sehr wenig aufnehmen kann, am ersten Tag nur etwa 7–10 Milliliter pro Mahlzeit. Zudem ist Muttermilch leicht verdaulich. Nach etwa eineinhalb Stunden ist sie nicht mehr im Magen. Bekäme der Säugling nur alle vier Stunden etwas zu trinken, wie es früher vorgeschrieben wurde und auch heute noch in manchen Köpfen und Büchern herumspukt, wird er einfach nicht satt. Er würde durch das häufige Schreien viel Energie verbrauchen, die er zum Wachsen benötigt und zu den vorgegebenen Zeiten vor Erschöpfung nicht gut trinken können.

In diesen ersten Tagen wird die Basis für eine lange und erfolgreiche Stillzeit gelegt. Die »Andockstellen« für das Milchbildungshormon Prolaktin werden jetzt gebildet. Je mehr das sind, umso mehr Milch kann Ihre Brust speichern und das langfristige Stillen ist gesichert.

Haben Sie als Kind mit Murmeln oder Tischtennis gespielt? Dann können Sie sich besser vorstellen, wie groß der kindliche Magen ist. Es passt nicht so viel auf einmal in den kleinen Magen.

Kleine Murmel	1,5 cm Durchmesser	Magengröße am 1. Tag
Große Murmel	2,5 cm Durchmesser	Magengröße am 3. Tag
Tischtennisball	3,7 cm Durchmesser	Magengröße am 10. Tag

Woran können Sie nun erkennen, ob Ihr Kind genug Milch bekommt? In der heutigen Zeit, in der alles gemessen und gewogen wird und wir glauben, über Zahlen Gewissheit zu bekommen, braucht es eine Weile, bis sich das Vertrauen in natürliche, nicht messbare Prozesse einstellt. Auch wenn Sie noch nicht viel Erfahrung mit Babys haben, Sie haben Ihre Intuition, den »gesunden Menschenverstand«, entwickeln ein Gefühl dafür, ob es Ihrem Baby gut geht oder nicht. Trotzdem ist es auch gut, bestimmte äußere Anzeichen zu kennen und zu beobachten. Nach einer Weile müssen Sie darauf nicht mehr so genau achten wie in den ersten Wochen, dann spüren Sie durch die gewachsene enge Verbindung mit Ihrem Kind, ob alles in Ordnung ist.

Das Verhalten des Kindes

Ein gesundes, ausreichend gestilltes Kind hat
- eine rosige Haut,
- einen guten Spannungszustand der Haut,
- einen guten Muskeltonus,
- ist interessiert und aufmerksam, wenn es wach ist,
- schläft zufrieden ein.

Es gibt mehrere Zeichen dafür, dass Sie beide mit dem Stillen alles richtig machen: Das Verhalten des Kindes, seine Ausscheidungen, die Gewichtszunahme. Und Ihre Brust, die sich füllt und leert.

Die Ausscheidungen des Kindes

Der Stuhl des Kindes ist ein gutes Zeichen für genügend Milch. Er verändert sich folgendermaßen in der Farbe, Konsistenz und Menge:

1. Tag   schwarzes, zähes Kindspech; der erste Stuhl erfolgt spätestens acht Stunden nach der Geburt

2. Tag   brauner Stuhl, nicht mehr so zäh

3. u. 4. Tag   grünlicher Übergangsstuhl

ab 5. Tag   gelber Stuhl, weich und breiig

Ab dem 2. Tag sollte Ihr Kind mindestens 3-mal Stuhlgang haben. Oft sind kleine weiße Stückchen in dem gelben Stuhl, das ist unverdautes Fett und nicht bedenklich.

Die häufige Stuhlentleerung – bis zu 6- oder 8-mal in 24 Stunden – kann während der gesamten Stillzeit anhalten; es gibt aber auch viele Kinder, die nach 4 oder 6 Wochen deutlich seltener Stuhlgang haben, manchmal sind 7 bis 10 Tage Pause dazwischen und dann kommt sehr viel auf einmal. Vorausgesetzt Ihr Kind fühlt sich wohl, muss Sie das nicht beunruhigen. Es verwertet dann einfach fast alles von Ihrer Milch.

> **TIPP** Stillen regt die Verdauung an. Daher machen die meisten Kinder beim Trinken in die Windeln. Wickeln Sie darum nicht vor dem Stillen, sondern zwischendurch nach einer Brust. Dann ist Ihr Kind entspannt und Sie können mit ihm spielen.

Der Urin sollte klar oder blassgelb sein, dunkler Urin ist ein Zeichen von zu wenig Milch. Die erste Blasenentleerung findet oft schon auf dem Bauch der Mutter statt, spätestens nach 8 Stunden sollte sie auf jeden Fall erfolgt sein. Bei den heutigen Windeln ist es manchmal schwierig festzustellen, ob die Windel nass ist. Wenn Sie auch dieses Problem haben, nehmen Sie eine trockene Windel in die eine Hand und die gebrauchte Windel in die andere, so werden Sie bald ein Gefühl für das unterschiedliche Gewicht entwickeln.

> Ihr Kind bekommt genug Milch, wenn es ab dem 4. Tag mindestens sechs nasse Windeln in 24 Stunden hat.

Gewichtszunahme

Bevor Neugeborene zunehmen, nehmen die meisten erst einmal ab. Diese Gewichtsabnahme sollte nicht mehr als 7 % des Geburtsgewichts betragen. Beispiel: 7 % von 3500 Gramm = 245 Gramm. Das Kind sollte also nicht weniger als 3255 Gramm wiegen. Ab dem 5. Tag nimmt es wieder zu und am 10. Tag ist das Geburtsgewicht bei den meisten Babys wieder erreicht. Die Gewichtszunahme ist nicht jeden Tag gleich, an einem Tag können es 60, am anderen 20 Gramm sein.

Dann nimmt der Säugling pro Woche 140–245 Gramm zu und hat zwischen dem 4. und 5. Monat sein Geburtsgewicht verdoppelt. Manche Kinder nehmen auch wesentlich mehr zu; das ist, solange das Kind ausschließlich gestillt wird, auch vollkommen in Ordnung.

Die Empfehlung, das Kind vor und nach jedem Stillen zu wiegen, die sogenannte Wiegeprobe, stammt aus der Vergangenheit und ist nicht hilfreich. Einmal täglich zu wiegen, bis das Geburtsgewicht erreicht ist – unter den gleichen Bedingungen, d. h. nackt, zur gleichen Tageszeit, vor oder nach dem Stillen, möglichst auf der gleichen Waage – ist wesentlich aussagekräftiger und ausreichend. Nach den ersten zwei Wochen wird das Kind von der Wochenbetthebamme in größeren Abständen gewogen, später bei den kinderärztlichen Untersuchungen.

Wachstumsschübe

Es gibt Zeiten während der ersten Wochen und Monate, da will Ihr Kind öfter an die Brust. Vielleicht hat sich schon ein bestimmter Stillrhythmus eingestellt und plötzlich ist wieder alles durcheinander. Dann hat Ihr Kind vermutlich einen Wachstumsschub. Dies ist typischerweise um den 14. Tag herum, zwischen der 4. und 6. Woche und um den 3. Monat.

Es dauert 2–3 Tage, in denen Ihr Kind die Milchbildung durch vermehrtes Stillen so ankurbelt, dass es wieder »reicht«. Dann werden die Abstände wieder größer. Es ist wichtig zu wissen, dass es diese Zeiten gibt, um entsprechend darauf zu reagieren. So vermeiden Sie frühzeitiges Zufüttern.

Meistens einmal am Tag, oft gegen Abend, wollen die meisten Kinder sehr oft hintereinander an die Brust. Sie stillen vielleicht rechts und links und rechts und wieder links und denken, nun muss das Kind aber mal satt sein, aber nach einer halben Stunde will es schon wieder trinken. Das häufige Stillen kann zwei Stunden oder länger dauern und Sie haben das Gefühl, nur noch zu stillen und fühlen sich ganz »ausgelutscht«. Dieses Verhalten wird in der Fachliteratur »Clusterfeeding« genannt. Cluster heißt »Haufen«, feeding »füttern«. Ihr Kind will also »haufenweise« trinken. Es versorgt sich damit für die Nacht und sorgt dafür, dass am nächsten Tag wieder genug Milch da ist. Auch wenn dies sehr anstrengend ist, versuchen Sie gelassen zu bleiben, machen Sie es sich bequem, vielleicht im Bett, essen und trinken Sie genug zwischendurch. Irgendwann wird Ihr Kind dafür eine längere Zeit schlafen und Sie sollten es dann auch tun.

Wie lange dauert eine Stillmahlzeit?

Erinnern Sie sich an ein gemeinsames Essen in großer Runde: Da gab es vermutlich Leute, die waren innerhalb kürzester Zeit mit dem Essen fertig, während andere noch viel auf dem Teller hatten. Genauso wie es bei großen Menschen Schnellesserinnen und Langsamesser gibt, so ist das auch bei kleinen Menschen. Das Temperament zeigt sich schon vom ersten Tag an. Gesunde Säuglinge wissen meistens sehr genau, nicht nur wie oft, sondern auch wie lange sie an der Brust trinken wollen.

Die Muttermilch verändert sich in ihrer Zusammensetzung innerhalb der Stillzeit insgesamt, aber auch innerhalb eines Tages und während einer Mahlzeit.

Vormilch	1. bis ca. 3. Tag	viel Eiweiß u. Abwehrstoffe	65 kcal pro 100 ml
Übergangs-milch	4. bis 14. Tag	mehr Kohlen-hydrate	70 kcal pro 100 ml
Reife Frauenmilch	ab 15. Tag	weniger Eiweiß, mehr Fett	75 kcal pro 100 ml

Der Fettgehalt der Milch ist am späten Vormittag am höchsten und nimmt gegen Abend ab. Das ist auch ein Grund, warum die Kinder dann öfter trinken wollen.

Wie lange eine Stillmahlzeit dauert, richtet sich auch danach, wie schnell die Milch aus Ihrer Brust abgegeben wird. Bei manchen Frauen spritzt die Milch förmlich heraus und die Kinder verschlucken sich am Anfang. Bei anderen Müttern dauert es eine Weile und das Kind muss kräftiger saugen.

> Nach den ersten Wochen sind Stillzeiten sowohl von 5 Minuten Dauer als auch von 30 Minuten und länger und alles dazwischen in Ordnung, solange das Kind gut gedeiht.

Das Allerschönste für Ihr Kind ist es, satt und zufrieden an Ihrer Brust zu liegen, einzuschlafen und die Nähe zu Ihnen zu spüren. Gönnen Sie sich und Ihrem Kind diese Zeit. Stillen ist nicht nur Nahrung für den Körper, sondern auch für die Seele. Ihr Kind wächst und gedeiht besonders gut, wenn es sich wohl und geborgen an Ihrer Brust ausruhen darf.

Auch bei heißen Temperaturen braucht Ihr Kind kein zusätzliches Wasser oder Tee. Es will dann öfter trinken und erhält so mehr wässrige Vordermilch.

Vordermilch und Hintermilch

Während einer Stillmahlzeit bilden Sie unterschiedliche Arten von Milch in Ihrer Brust: Vorspeise und Hauptgang, und manchmal gibt's auch noch Nachtisch!

Die Vordermilch, nicht zu verwechseln mit der Vormilch, ist die Vorspeise. Diese Milch enthält viel Wasser für den ersten großen Durst des Kindes. Es sind wasserlösliche Vitamine und Mineralstoffe enthalten sowie Verdauungsenzyme und Abwehrstoffe. Nachdem das Kind 5–10 Minuten getrunken hat, kommt fettreichere Milch, die Hintermilch, aus der Brust. In diesem Hauptgang sind die fettlöslichen Vitamine enthalten. Die Milch wird umso fettreicher, je leerer die Brust ist, sie kann am Ende der Stillmahlzeit bis zu fünfmal so fettreich sein wie am Anfang.

Ein Stillvorgang läuft meistens folgendermaßen ab:
Wenn das Kind gut »angedockt« ist, also richtig an der Brust angelegt ist, wird es viele kurze Saugbewegungen machen, um Ihre Stillreflexe anzuregen. In dieser Zeit trinkt es meistens noch keine oder wenig Milch. Je nachdem, wie schnell die Hormone in Gang kommen, dauert es 1–3 Minuten, bis die Milch anfängt zu fließen. Das bemerken Sie oft als Ziehen in der Brust. Beim ersten Kind und am Anfang der Stillzeit dauert es länger als bei weiteren Kindern und später. Wenn dann die Milch fließt, verändert sich der Saugrhythmus und das Kind macht tiefere Züge, etwa einen pro Sekunde. Sie können das Schlucken hören. Pro Schluck trinkt das Kind etwa 0,5 ml. In dem ersten Saugzyklus macht das Kind zwischen 20 und 30 Züge hintereinander. Dann macht es eine Pause, um sich auszuruhen. Der zweite Saugzyklus ist meistens kürzer und die folgende Pause länger. So verändert sich das Saugmuster innerhalb einer Mahlzeit von lange saugen und kurze Pause zu kurz saugen und lange Pause. Am Anfang trinkt das Kind viel Milch mit weniger Kalorien und am Ende wenig Milch mit viel Kalorien. Dieses Saugmuster hat seine Entsprechung bei der Mutter, denn das Oxytocin, das für die Milchabgabe zuständig ist, wird auch nicht gleichbleibend ausgeschüttet, sondern in Wellen. Es macht also wenig Sinn, wenn das Kind eine Pause macht, es zum Weitertrinken zu animieren. Es würde dann saugen, aber wenig oder gar keine Milch bekommen. Vertrauen Sie darauf, dass Ihr Kind weiß, wie viel es von welcher Milch trinken muss. Das Stillen löscht auch seinen Durst, denn Muttermilch besteht zu 88 % aus Wasser!

Noch vor gar nicht so langer Zeit wurde den Frauen empfohlen, die Kinder nur 5 Minuten anzulegen, besonders in den ersten Tagen. Das hat dazu geführt, dass die Kinder oft nicht an diese fettreiche Hintermilch gekommen sind und nicht satt wurden. Darum ist es nicht sinnvoll, die Dauer der Stillmahlzeit zu begrenzen. Vielmehr sollten die Kinder in den ersten Wochen mindestens 20 Minuten pro Mahlzeit trinken. Lassen Sie Ihr Kind an einer Seite so lange trinken, bis es loslässt.

Es gibt keine Regel, dass das Kind immer nur eine Seite oder immer beide Seiten trinken muss. Am Anfang regt beidseitiges Stillen die Milchbildung an und ist zu empfehlen, später können Sie das je nach Situation handhaben.

Anfangsschwierigkeiten beim Stillen

Stillen ist wie Tanzen lernen. Am besten gelingt das Tanzen, wenn sich beide schon ein bisschen kennen, sich mögen, sich aufeinander konzentrieren. Je öfter geübt wird, umso besser klappt es. Dann finden beide einen gemeinsamen Rhythmus, sie werden eine Einheit und die Füße machen fast von alleine die richtigen Schritte.

Auch beim Stillen kann es nicht sofort funktionieren. Sie müssen sich erst kennenlernen, sich beschnuppern, schauen, was der eine will und was die andere macht. Und je öfter Sie stillen, umso besser klappt es.

> Haben Sie Geduld mit sich und Ihrem Baby, und lassen Sie sich helfen!

Es ist alles nicht so kompliziert, wie es sich liest. Denken Sie wieder an das Tanzen. Auch Beschreibungen von Tanzschritten lesen sich hoch kompliziert. Aber wenn Sie dann Rumba können, ist alles ganz einfach und macht Spaß. So wird es auch mit dem Stillen sein.

»Fragt sich nur wann«, werden Sie vielleicht sagen, wenn Ihr Baby erst ein paar Tage alt ist. Anfangsschwierigkeiten haben fast alle Frauen, es ist vollkommen normal, wenn Sie unsicher sind und sich überfordert fühlen. Sie brauchen mutmachende, liebevolle Unterstützung, klare Informationen, die sich nicht widersprechen, praktische Hilfestellung, und Geduld, Humor, Gelassenheit und Vertrauen.

Besuche im Wochenbett

Nichts ist schöner, als nach vollbrachter Leistung das Ergebnis zu präsentieren. Und was gibt es Prächtigeres als Ihr Kind, das Sie gerade geboren haben. Es ist also verständlich, wenn Sie es allen stolz zeigen wollen. Allerdings klagen fast alle Frauen nach dem Aufenthalt im Krankenhaus, dass die Besuche das Alleranstrengendste waren. Entweder die eigenen Besuche oder die der Zimmernachbarin. Es ist klar, dass die Großeltern den Familienzuwachs in Augenschein nehmen wollen. Aber es müssen nicht auch noch alle Freundinnen und Arbeitskolleginnen in diesen drei oder vier Tagen ins Krankenhaus kommen und »ewig« bleiben. Babys sind auch nach zwei oder drei Wochen noch sehr süß. Und zu Hause können Sie den Besucherstrom besser regeln.

> Bitten Sie Ihre Familie und Freundinnen und Freunde, Sie in den Tagen im Krankenhaus nicht oder nur ganz kurz, d. h. höchstens 10 Minuten zu besuchen. Wenn deswegen jemand beleidigt ist, machen Sie das nicht zu Ihrem Problem.

Sie fragen sich nun, was der Besuch mit dem Stillen zu tun hat? Die Antwort lautet: Wenn wir beobachtet werden bei etwas, das wir noch nicht gut können, verkrampfen wir uns. Das ist dem Stillen abträglich. Wenn Sie Ihr zweites oder drittes Kind stillen, wird Sie Besuch nicht so sehr stören. Solange Sie aber unsicher sind, sollten Sie möglichst ohne Zuschauer oder Zuschauerinnen stillen. Auch zu Hause ziehen Sie sich besser zurück, bis Sie sich sicher fühlen.

Der Milcheinschuss

Keine Angst, es wird nicht geschossen und schon gar nicht mit Milch! Dieser Begriff hat sich eingebürgert, weil er ein Ereignis beschreibt, das manchmal, und früher mehr als heute, sehr heftig sein kann. Zwischen dem 2. und dem 5. Tag nach der Geburt werden die Brüste fester, voller und wärmer. Sie werden sehr stark durchblutet, manchmal treten die Adern hervor. Ein Spannungsgefühl stellt sich ein. Jetzt werden größere Mengen Milch gebildet entsprechend dem größeren Bedarf Ihres Kindes. »Brustdrüsenschwellung« ist der bessere Begriff, denn er beschreibt genauer, was passiert. Es strömt ganz viel Blut und Lymphflüssigkeit in Ihre Brust. Die Milch macht dabei nur etwa ein Drittel des Brustvolumens aus.

Wenn Sie von Anfang an sooft wie empfohlen, d. h. am ersten Tag 6-mal und danach 8–12-mal in 24 Stunden gestillt haben, wird die Schwellung vermutlich nicht so stark ausfallen, sondern der Übergang wird sanfter sein. Stillen Sie Ihr

Kind weiterhin so oft, wie es Hungerzeichen zeigt. Je öfter Sie in verschiedenen Positionen stillen, umso besser wird die Brust rundum weicher. Sie kann sich nicht wirklich leer anfühlen, weil die Milch ja nur einen Teil der Schwellung ausmacht. Nach zwei oder drei Tagen ist es schon viel besser, dann haben Sie nicht mehr das Gefühl, mit zwei »Betonbrüsten« herumzulaufen. Ein gut sitzender Still-BH leistet unterstützende Dienste. Jetzt verstehen Sie sicherlich auch, warum Ihnen empfohlen wurde, den BH ein bis zwei Körbchengrößen größer zu kaufen. Die Brust bleibt aber nicht während der gesamten Stillzeit so groß. Sie wird wieder kleiner und bleibt zwischen den Stillmahlzeiten weich. Wenn das eintritt, meistens nach etwa vier Wochen, bekommen manche Frauen einen Schreck, weil sie glauben, dass nun gar keine Milch mehr in der Brust ist. Keine Sorge: Die Milch kommt dann während des Trinkens in die Brust.

> Da die Brüste nicht wissen, ob ein oder zwei oder vielleicht sogar drei Kinder im Bauch sind, wird am Anfang mehr Milch gebildet, als ein Kind braucht.

TIPP Wenn die Brustdrüsenschwellung zu stark ist und Ihnen Beschwerden bereitet, können Sie Folgendes tun:
> Legen Sie vor dem Stillen feuchtwarme Tücher für ein paar Minuten auf die Brust, dann fließt die Milch besser.
> Wenn der Bereich um die Brustwarze zu prall ist, sollten Sie direkt vor dem Anlegen die Milch mit der Hand entleeren, damit Ihr Kind genügend Brustgewebe in den Mund nehmen kann und nicht nur die Brustwarze. Lassen Sie sich das Entleeren zeigen, es ist nicht schwierig zu erlernen. (siehe S. 243–248)
> Ist Ihre Brust an einer Stelle besonders hart, können Sie diese sanft während des Stillens massieren.
> Nach dem Stillen helfen kühlende Umschläge. Entweder mit gekühlten Weißkohlblättern, in kaltes Wasser getauchten Tüchern oder mit Quarkumschlägen. Coolpacks aus dem Eisfach sind nicht geeignet. Sie sind zu kalt und bewirken das Gegenteil, nämlich eine Überwärmung als Reaktion.

Auch Saugen will gelernt sein

Auch wenn Neugeborene mit Instinkten und Reflexen zur Welt kommen, die ihr Überleben sichern, so können einige Babys von Anfang an richtig saugen, während andere das erst lernen müssen. Die Geburt kann, muss aber nicht Einfluss darauf gehabt haben.

Sie können Ihrem Kind das Trinken-Lernen erleichtern, indem Sie ihm ausschließlich die Brust zum Saugen geben und nichts anderes. Denn Kinder lernen schnell und können auch Falsches lernen. Mit dem Begriff »Saugverwirrung« wird ein Symptom bezeichnet, der das Stillen in den ersten Wochen sehr erschweren kann. Etwa 20 % der Kinder haben Schwierigkeiten, wieder richtig an der Brust zu saugen, wenn sie an der Flasche oder an einem Schnuller gesaugt haben. Die anderen Kinder können hin- und herwechseln. Da aber niemand weiß, welches Kind zu den 20 % gehört, sollten alle Neugeborenen, die gestillt werden, weder eine Flasche noch einen Schnuller bekommen und auch nicht mit einem Brusthütchen gestillt werden. In dem Kapitel über die Stillreflexe ist beschrieben, was im Mund des Kindes passiert, wenn es an der Brust saugt. Das Saugen an der Flasche ist so anders, dass manche Kinder danach nicht mehr wissen, wie sie an der Brust saugen sollen. Sie machen dann den Mund nicht weit genug auf und suchen nach etwas langem Harten, das sofort bis weit in den Mund reicht.

Abgesehen von der Gefahr der Saugverwirrung ist es ja auch gar nicht nötig, dass Ihr Kind etwas anderes als Ihre Milch bekommt. Es würde nur den Regelkreis von Nachfrage und Angebot durcheinanderbringen.

Eine Checkliste für die stillende Wöchnerin

Von der Nationalen Stillkommission in Berlin, die 1994 gegründet wurde, gibt es verschiedene Veröffentlichungen zum Stillen, u. a. folgende Checkliste für die stillende Wöchnerin. Wenn Sie alle diese aufgeführten Kenntnisse und Fertigkeiten in der zweiten Woche nach der Geburt mit *Ja* beantworten können, herzlichen Glückwunsch! Falls Sie bei einem oder mehreren Punkten noch unsicher sind und Probleme haben, sollten Sie sich Hilfe holen, bevor es zu größeren Schwierigkeiten kommt.

- Sie können Ihr Kind an beiden Brüsten und in mehreren Stillpositionen ohne Probleme anlegen.
- Sie wissen, dass Sie durch richtiges Anlegen wunde Brustwarzen, Milchstau und andere Probleme vermeiden können.
- Ihr Baby kann beide Brüste gut erfassen.
- Das Stillen tut nicht (mehr) weh.
- Sie wissen, wann es Zeit ist, Ihr Baby zu stillen, und kennen die Hungersignale.
- Sie wissen, wie oft Sie Ihr Baby in 24 Stunden stillen sollten (mindestens 8-mal in 24 Stunden in den ersten 4 Wochen).

- Sie wissen, dass Ihr Baby die Trinkdauer selbst bestimmt (anfangs mindestens 20 Minuten pro Mahlzeit).
- Sie kennen die Möglichkeiten, Ihr Baby falls nötig zum Trinken zu bringen, auch wenn es schläfrig ist (z. B. Aufnehmen, Entkleiden, Windeln).
- Sie wissen, wie viele volle Windeln Ihr Baby in den ersten Wochen täglich haben sollte (mindestens 6 nasse Windeln, mindestens 3 Stuhlwindeln).
- Sie wissen, wie Sie feststellen können, dass eine Einmalwindel nass ist (ist schwerer).
- Sie wissen, wie viel Ihr Baby nach den ersten 10–14 Tagen pro Woche zunehmen sollte (mindestens 140 Gramm).
- Sie wissen, dass Flaschensauger, Schnuller (Beruhigungssauger) und Brusthütchen zu einer Saugverwirrung führen können.
- Sie wissen, wo Sie sich Hilfe und Unterstützung beim Stillen holen können (Hebamme, Laktationsberaterin, Stillgruppe).
- Sie wissen, dass Sie Anspruch auf Hebammenhilfe haben.

Wenn's weh tut

Auf allen Bildern, die stillende Mütter zeigen, sehen die Frauen glücklich und die Kinder zufrieden aus. Doch es kann auch sein, dass Ihnen gar nicht zum Lächeln zumute ist. Untersuchungen über Stillhäufigkeit und -dauer zeigen, dass Probleme beim Stillen zu einem frühzeitigen Zufüttern und/oder Abstillen führen. Die am häufigsten genannten Probleme sind wunde Brustwarzen und ein Milchstau bzw. eine Brustentzündung. Damit es nicht so weit kommt, folgen nun Beschreibungen der Symptome, der Ursachen und der Behandlungsmöglichkeiten der häufigsten Probleme. Auch hier gilt: Holen Sie sich Hilfe, Sie müssen Probleme nicht alleine bewältigen! Und haben Sie Geduld und Durchhaltekraft, nach ein paar Tagen sieht es schon wieder besser aus.

Schmerzende und wunde Brustwarzen

Wie bereits beschrieben, enden in der Brustwarze sehr viele Nerven, damit die Stillreflexe gut funktionieren. Das führt dazu, dass die Brustwarzen empfindlich sind, manchmal mehr, als Ihnen vielleicht lieb ist. In den ersten Tagen muss sich das Brustwarzengewebe erst an das Saugen gewöhnen. Sowohl die Hautoberfläche als auch die Milchgänge innen werden beansprucht. Manche Frauen empfinden das als Ziehen, manche als Schmerzen. Wenn Sie zu denen gehören, die jedes Mal schmerzhaft das Gesicht verziehen, wenn Sie Ihr Kind anlegen, vertrauen Sie darauf: Es geht vorbei, wenn Sie darauf achten, dass Ihr Kind richtig angelegt ist. Die Schmerztoleranz ist bei Menschen sehr unterschiedlich und gerade, wenn Sie eine lange Geburt hinter sich haben, reicht es Ihnen wahrscheinlich. Aber überlegen Sie: Das haben Sie auch überstanden und haben jetzt ein wunderbares Kind im Arm!

Das Allerwichtigste bei schmerzenden Brustwarzen ist, darauf zu achten, dass das Kind richtig angelegt ist. Kontrollieren Sie noch einmal alle Punkte, die bei den Grundregeln ab S. 221 beschrieben sind. Wenn es nach den ersten Zügen nicht aufhört wehzutun, unterbrechen Sie lieber das Stillen, indem Sie mit dem Finger im Mundwinkel des Kindes das Vakuum lösen und vielleicht in einer anderen Position noch einmal anlegen. Manchmal hilft auch, die Brustwarze zwischen zwei Fingern zu » zwirbeln« bis sie fest wird, und dann erst anzulegen.

Leider gibt es bei aller Vorsicht keine Garantie dafür, dass die Brustwarzen nicht doch einmal wund werden. Lassen Sie sich von Ihrer Hebamme oder einer Stillberaterin beim Stillen über die Schulter sehen, damit sie beurteilen kann, woran es liegt.

Mögliche Ursachen für wunde Brustwarzen sind:

> Nicht korrektes Anlegen
> Sehr pralle Brüste
> Saugverwirrung
> Verkürztes Zungenbändchen
> Soor (Pilzinfektion)
> Besondere Gaumenformen

Ein verkürztes Zungenbändchen erkennen Sie daran, dass Ihr Kind seine Zunge nicht über die untere Zahnleiste vorstrecken kann. Meistens ist die Zungenspitze auch herzförmig eingekerbt. Um die Brustwarze vor der harten unteren Zahnleiste zu schützen und um mit den peristaltischen Bewegungen die Milchgänge gut ausmelken zu können, muss die Zunge aber beweglich sein und weit vorgestreckt werden können. Wenn Sie oder das Fachpersonal also ein verkürztes Zungenbändchen feststellen, das Sie und Ihr Kind beim Stillen behindert, zögern Sie nicht, dies von einem Kinderarzt/einer Kinderärztin oder einem Kieferchirurgen/einer Kieferchirurgin so bald wie möglich durchtrennen zu lassen. Es ist wirklich ein kurzer und für das Kind sehr schmerzarmer Eingriff. Sie sollten sofort danach Ihr Kind anlegen, dann ist der Blutverlust besonders gering und Ihr Kind wird gleich getröstet. Sie werden vermutlich einen deutlichen Unterschied merken.

Eine Soorinfektion kann während der gesamten Stillzeit auftreten. Sie zeigt sich in weißen Belägen im kindlichen Mund in den Wangentaschen und auf der Zunge. Zwar ist die Zunge des Kindes oft von der Milch weiß, eine Pilzinfektion hat jedoch die Eigenschaft, dass der Belag nicht zu entfernen ist. Auf Ihrer Brustwarze zeigt sich Soor als Pusteln mit rötlichem Hof. Sie brauchen ein apothekenpflichtiges Antipilzmittel sowohl für sich selbst als auch für Ihr Kind und sollten die Salbe oder Tinktur auch nach Abklingen der Symptome noch 5 Tage auftragen, damit alle Sporen, die noch unter der Haut sitzen, abgetötet werden.

Besondere Gaumenformen kommen sehr selten vor, können aber der Mutter Probleme bereiten. Lassen Sie den Mund Ihres Kindes von einer Fachperson untersuchen. Dann müssen Sie gemeinsam entscheiden, ob sich mit der Zeit die Brustwarzen daran gewöhnen, Sie ein Stillhütchen benutzen oder notfalls zwischendurch abgepumpt werden muss.

Die Therapie wunder Brustwarzen besteht darin, als Allererstes die Stillpositionen und das Anlegen zu überprüfen. Oft ist damit schon genügend getan und die Brustwarzen können heilen. Unterstützend ist Folgendes:

- Legen Sie Ihr Kind in verschiedenen Positionen an.
- Stillen Sie etwa alle 2 Stunden, damit die Brust nicht so prall ist und Ihr Kind weniger gierig saugt.
- Legen Sie vor dem Stillen feuchtwarme Tücher auf die Brust.
- Stillen Sie mit der weniger schmerzenden Seite zuerst.
- Lassen Sie nach dem Stillen die fettreiche Hintermilch auf der Brustwarze antrocknen.
- Verwenden Sie Stilleinlagen aus Wolle, Baumwolle oder Seide. Zellstoffeinlagen kleben oft fest.
- Lassen Sie viel Luft an die Brustwarzen. Wenn das nicht möglich ist, können Sie zwischendurch Brustwarzenschoner mit Löchern tragen.
- Wenn Sie eine Brustwarzensalbe benutzen wollen, dann tragen Sie diese nur dünn auf. Reines Wollfett ist am besten geeignet.

Sie halten den Schmerz fest, wenn Sie beim Stillen die Zähne zusammenbeißen. Atmen Sie langsam ein und tief aus und entspannen Sie Ihre Schultern.

TIPP Eine Schulter- und Nackenmassage ist immer wohltuend in der Stillzeit. Bei schmerzenden Brustwarzen ist es besonders angenehm, liebevoll massiert zu werden. Fragen Sie Ihren Partner oder eine Freundin.

Milchstau und Brustentzündung

Die Brüste sind während der Stillzeit wie Seismografen Ihrer Befindlichkeit: Geht es Ihnen gut, geht es auch Ihren Brüsten gut. Sie sollten also versuchen, Aufregung, Stress und Schlafmangel zu vermeiden. »Leichter gesagt als getan, vor allem das mit dem Schlafmangel«, werden Sie denken. Versuchen Sie während der Stillzeit jeden Tag einen Mittagschlaf zu halten, um den unterbrochenen Nachtschlaf auszugleichen.

Leider ist keine Frau während der Stillzeit davor geschützt, einen Milchstau zu bekommen. Gerade war noch alles in Ordnung und plötzlich fühlen Sie sich matt und krank und die Brust schmerzt. Ein Milchstau kann wie aus heiterem Himmel da sein. Sie sollten darauf sofort reagieren, indem Sie Ihre Hebamme anrufen oder eine andere fachkundige Person zurate ziehen.

Sie müssen aktiv werden, wenn eines oder mehrere der folgenden Symptome auftritt:

Wenn ein Bereich der Brust
> druckempfindlich,
> gerötet,
> heiß,
> knotig,
> verhärtet ist

und Sie
> Kopf- und Gliederschmerzen,
> Schüttelfrost,
> erhöhte Temperatur haben.

Gerade wenn Sie selten Fieber bekommen, kann ein plötzlicher Temperaturanstieg sehr beängstigend sein. Außer wenn es Ihnen sehr schlecht geht, sollten Sie kein fiebersenkendes Mittel nehmen. Das Fieber hilft Ihnen, schneller wieder gesund zu werden.

Gemeinsam mit der Hebamme wird nach den Ursachen geforscht. Diese können sein:

> Unzureichende Entleerung durch
>   – zu kurzes Stillen,
>   – zu seltenes Stillen (z. B. plötzliche längere Nachtpause),
>   – nicht korrektes Anlegen,
>   – Versäumnis, die Stillpositionen zu wechseln,
>   – beeinträchtigten Milchspendereflex,
>   – Verwendung von Stillhütchen,
>   – blockierten Milchgang (Talgpfropfen, Verklebung).
> Druck durch BH, Babytragesack, Sicherheitsgurt, Finger, um die Nase des Kindes frei zu halten,
> Stress, Überforderung,
> zu viel Besuch,
> Mangelernährung, Blutarmut.

Am wichtigsten ist es, die Milch aus der betroffenen Brust zu entleeren. Auch wenn Sie sich nicht vorstellen können, Ihr Kind an die schmerzende Brust anzulegen, Ihr Kind kann das am besten. Legen Sie es so an, dass sein Kinn zu der verhärteten Stelle zeigt, so wird der Bereich besonders gut ausgemolken und Sie merken bald Erleichterung.

Folgende Maßnahmen sind außerdem hilfreich:
> Gute Entleerung des betroffenen Bereichs alle 2–3 Stunden, auch nachts.
> Feuchte Wärme für 3 Minuten vor dem Stillen auf die Verhärtung.
> Während des Stillens den Knoten sanft (!) in Richtung Brustwarze massieren, vorher mit zwei Fingern die Stelle vibrieren lassen (schütteln).
> Nach dem Stillen Quarkumschläge für etwa 20 Minuten auflegen.
> Wenn Sie Ihr Kind nicht wecken wollen oder können und dadurch die Abstände zwischen den Stillmahlzeiten zu groß sind und der Stau zu stark schmerzt, müssen Sie die Brust von Hand oder mit der Pumpe entleeren (siehe S. 243).

Für den Quarkumschlag nehmen Sie ein Papier von der Küchenrolle, streichen den Quark aus dem Kühlschrank etwa 0,5 Zentimeter dick auf und legen dann ein zweites Papier darüber. So können Sie den Umschlag zwischendurch umdrehen und der Quark bröselt nicht. Auf einem flachen Teller lassen sich die Umschläge gut vorbereitet im Kühlschrank aufbewahren.

Erwarten Sie nicht, dass mit einer einmaligen Behandlung der Stau verschwunden ist, aber Sie werden eine deutliche Verbesserung spüren. Manchmal ist es tagsüber schon ganz gut, doch abends kann das Fieber noch einmal ansteigen. Es wird insgesamt 2–3 Tage dauern, bis Sie wieder ganz schmerzfrei stillen können. Die Rötung kann noch länger bestehen bleiben. In der akuten Zeit sollten Sie viel ruhen, wenn Sie nicht sowieso im Bett bleiben wollen. Das heißt aber auch, dass Sie Hilfe brauchen für die Versorgung von Ihnen, Ihrem Baby und dem »Rest«, sprich Haushalt und andere Kinder. Bitten Sie darum, dass dies organisiert wird, Sie sollten sich nicht darum kümmern müssen.

Sie brauchen neben der praktischen Unterstützung und der Behandlung auch viel seelischen Beistand. Ein Milchstau verunsichert, lässt Sie an Ihrer Stillfähigkeit und bei großen Schmerzen auch an Ihrem Stillwillen zweifeln. Abstillen erscheint Ihnen vielleicht als die Lösung aller Probleme. Aber zum einen sollten Sie nicht in einer so krisenhaften Situation eine so weitreichende Entscheidung treffen und zum anderen würde das die Symptome sehr verschlechtern.

Wenn mit der oben beschriebenen Behandlung innerhalb von 24–36 Stunden keine deutliche Verbesserung eintritt, kann sich eine Brustentzündung entwickeln. Diese muss ärztlich behandelt werden. Falls ein Antibiotikum notwendig ist, wird ein stillverträgliches gewählt. Auch eine Brustentzündung ist kein Grund abzustillen, im Gegenteil, sie heilt besser, wenn Sie weiterstillen. Ihrem Kind schadet die Milch aus der entzündeten Brust nicht.

Schlafen und Stillen

Die Frage, wo der Säugling am sichersten schläft, ist ein in der Fachwelt heftig umstrittenes Thema. Die Eltern geraten dabei zwischen die Stühle, weil die Personen, die das Stillen fördern, sagen, dass das Baby mit im Elternbett schlafen kann und soll, damit es die Nähe spürt und jederzeit gestillt werden kann, wenn es will. Die Menschen, die sich mit dem Thema »Plötzlicher Säuglingstod« beschäftigen, sagen, das Baby soll im Elternschlafzimmer, aber in seinem eigenen Bett schlafen und keinesfalls mit im großen Bett.

Allgemeine Empfehlungen von Fachleuten für einen sicheren Babyschlaf:

> Stillen Sie Ihr Kind möglichst lange, 6 Monate ausschließlich.
> Rauchen Sie nicht und achten Sie auch darauf, dass nie in Gegenwart des Kindes geraucht wird.
> Legen Sie Ihr Kind zum Schlafen in einen Schlafsack auf den Rücken.
> Das Bettchen sollte eine feste Matratze haben; Fell, Kopfkissen, Decke oder große Kuscheltiere gehören nicht ins Bett.
> Damit es Ihre Schlafgeräusche hören kann, sollte Ihr Kind im ganzen ersten Lebensjahr nachts in Ihrer Nähe schlafen.
> Die Raumtemperatur sollte 16–18° C betragen.
> Schützen Sie Ihr Kind vor Überwärmung. Zwischen den Schulterblättern sollte es nicht schwitzen und nicht kalt sein.

Vielleicht haben Sie sich vor der Geburt vorgenommen: »Nein, mein Kind kommt nie mit ins Bett.« Nach ein paar Nächten mit wenig Schlaf werden Sie merken, dass Ihre Nächte ruhiger sind, wenn Ihr Baby ganz nah bei Ihnen ist. Dieser enge Kontakt hat einen regulierenden Effekt auf die Körperwärme Ihres Babys. Es kann Ihre Atem- und Schlafgeräusche hören, Sie reagieren auf seine Hungerzeichen, ein beruhigendes Wort oder eine Hand auf dem Bauch lässt das Kind vielleicht noch einmal einschlafen. Sie müssen zum Stillen nicht aufstehen und können, wenn der Hunger gestillt ist, gleich wieder einschlafen. Sie wollen selbst auch ganz nah bei Ihrem Kind sein und wissen, ob es ihm gut geht.

Wenn Sie mit Ihrem Kind in einem Bett schlafen, gibt es bestimmte Bedingungen, die Sie zusätzlich zu den oben stehenden Empfehlungen beachten sollten:

> Das Bett sollte groß genug für alle sein.
> Es sollte keine Zwischenräume oder Ritze geben, in die das Kind rutschen kann. Die Matratze sollte glatt und fest sein. Wasserbetten sind nicht geeignet.
> Kleinkinder oder Haustiere sollten nicht mit im Bett schlafen.
> Sie sollten beide nicht rauchen.
> Ihre Reaktionsfähigkeit sollte nicht durch Alkohol oder Drogen herabgesetzt sein.
> Sie sollten keine Medikamente nehmen, die schläfrig machen.
> Wenn Sie krank sind, Fieber haben oder sich außergewöhnlich müde und schwach fühlen, können Sie auf die Signale Ihres Kindes nicht so gut reagieren. Legen Sie das Baby vorsichtshalber in dieser Nacht in sein eigenes Bett.
> Auf dem Sofa sollten Sie nie mit Ihrem Kind gemeinsam schlafen, auch nicht für ein Nickerchen zwischendurch.

Alles zum Thema Abpumpen

Die Vorbereitung zur Milchgewinnung per Hand oder Pumpe

> Waschen Sie Ihre Hände gründlich mit Wasser und Seife. Benutzen Sie ein sauberes Handtuch oder ein Einmalhandtuch zum Abtrocknen.

> Halten Sie Ihre Fingernägel kurz.

> Wenn Sie für ein frühgeborenes oder krankes Kind Milch gewinnen, müssen Sie die Brust unter fließend warmem Wasser abspülen oder mit abgekochtem Wasser abtupfen.

> Suchen Sie sich einen ruhigen Platz und stellen Sie sich etwas zu trinken bereit.

> Wenn Sie von Ihrem Kind getrennt sind, schauen Sie ein Foto an und denken Sie an Ihr Kind.

> Die Milch fließt besser, wenn Sie für etwa 3 Minuten ein feuchtwarmes Tuch auf die Brust legen, dabei aber die Brustwarze aussparen.

> Dann legen Sie beide Hände flach oben und unten auf eine Brust und massieren Sie mit leichtem Druck das Brustdrüsengewebe.

> Als Nächstes streichen Sie von außen bis über die Brustwarzen, also in die Richtung, in die auch die Milch fließen soll.

> Eine kleine kreisförmige Massage mit zwei oder drei flach aufgelegten Fingern fördert ebenfalls die Durchblutung. Sie können sie spiralförmig von außen zweimal um die Brust herum bis zur Brustwarze durchführen.

> Als Letztes nehmen Sie die Brust in die Hand, beugen sich leicht nach vorne und schütteln die Brust, der sogenannte »Milchshake«.

> Falls die Brustwarze sich noch nicht aufgerichtet hat, können Sie sie mit zwei Fingern zwirbeln.

Diese Vorbereitung dient der Auslösung des Milchspendereflexes. Sie können die Massage zwischendurch beim Entleeren oder Pumpen, wieder durchführen.

Es gibt viele verschiedene Situationen, in denen das Kind die Milch nicht direkt aus der Brust trinken kann. Der häufigste Grund ist, dass Ihr Kind nach der Geburt auf die Intensivstation verlegt wird. Manchmal ist es auch notwendig, die Milch aus der Brust zu entleeren, weil die Mutter einen Milchstau hat, eine Brustentzündung oder das Kind die Brust verweigert. Und es gibt die Situationen, dass Sie ohne Kind sein wollen oder müssen und jemand anderes Ihr Kind mit Ihrer Milch füttern soll.

Auch wenn von »Entleeren« gesprochen wird: Eine Brust ist nie ganz leer, da während des Stillens oder Pumpens ständig neue Milch gebildet wird. Die Brust wird also nur leerer.

Wenn Sie die Milchbildung in Gang bringen wollen, weil Sie und Ihr Kind direkt nach der Geburt getrennt werden, sollten Sie spätestens 6 Stunden nach der Geburt damit beginnen. Falls Sie im Krankenhaus nicht dazu angeleitet werden, fragen Sie danach. In den ersten 24–48 Stunden kann es sinnvoll sein, zunächst die Brust von Hand zu entleeren. Seien Sie nicht enttäuscht, wenn die Milch nicht gleich in Strömen fließt, sondern am Anfang nur Tropfen kommen.

Sie können Ihre Brust mit der Hand, der Handpumpe oder der elektrischen Pumpe leeren. Je nach Situation kommt die eine oder andere Methode zur Anwendung. Es ist aber generell gut und sinnvoll zu wissen, wie Sie auch ohne Pumpe Milch aus der Brust bekommen. Die Vorbereitung zum Entleeren von Hand dient der Vorbereitung zum Abpumpen und erhöht die Milchmenge.

Denken Sie daran, dass es 2–3 Minuten dauern kann, bis der Milchspendereflex einsetzt. Haben Sie also etwas Geduld!

Die Brustentleerung per Hand

Die Methode lässt sich einfach lernen und macht unabhängig von Geräten. Sie sollten sie sich zeigen lassen und ein paarmal unter Anleitung probieren, bis es klappt. In einem babyfreundlichen Krankenhaus wird Ihnen die Brustentleerung per Hand während des Aufenthaltes nach der Geburt gezeigt.

- Oft fängt bei der oben beschriebenen Vorbereitung die Milch schon an zu tropfen.
- Sie brauchen ein steriles Gefäß, um die Milch aufzufangen.
- Legen Sie den Daumen oben und den Zeige- und Mittelfinger unten flach auf die Brust, 3–4 Zentimeter von der Brustwarze entfernt.
- Dann drücken Sie zunächst waagrecht Richtung Brustkorb, ohne die Finger auf der Haut zu bewegen, drücken Sie sie dann erst zusammen und als 3. Schritt nach vorne Richtung Brustwarze.
- Diese Bewegung machen Sie rhythmisch, bis die Milch anfängt zu fließen. Es soll nicht wehtun.

Wenn Sie merken, dass die Milch langsam versiegt, versetzen Sie die Finger und leeren einen anderen Bereich der Brust, bis Sie rundherum alle Milchdrüsen erreicht haben. Sie können zwischendurch die Hände abwechseln.

Gründe für das Entleeren mit der Hand:

> um geringe Mengen Neugeborenenmilch zu gewinnen, die sonst im Pumpensystem hängen bleiben würden,
> um eine sehr volle und harte Brust um den Warzenhofbereich herum weicher zu machen,
> um den Milchspendereflex auszulösen,
> wenn keine Pumpe zur Verfügung steht,
> wenn das Pumpen unangenehm ist,
> bei Stromausfall!

Die Handmilchpumpe

Eine Handmilchpumpe ist sinnvoll für gelegentliches Abpumpen, wenn Sie ausgehen wollen oder die Brust Entlastung braucht, weil das Kind plötzlich länger schläft und Sie es nicht wecken wollen. Es gibt Handmilchpumpen, die Sie mit einer Hand bedienen können, und sogenannte Kolbenpumpen, für die Sie beide Hände brauchen. Ballonpumpen aus Glas mit einem Gummiballon sollten Sie nicht verwenden.

Das Abpumpen mit einer elektrischen Milchpumpe

Eine elektrische Milchpumpe brauchen Sie, wenn Sie regelmäßig über einen längeren Zeitraum abpumpen müssen. Sie haben sich auf das Stillen gefreut und müssen jetzt etwas ganz anderes lernen. Ein technisches Gerät fühlt sich so anders an als ein kuscheliges kleines Baby an der Brust. Haben Sie Vertrauen und Geduld, holen Sie sich Unterstützung und umgeben Sie sich mit Mut machenden Personen. Muttermilch ist ein so wertvoller Stoff, da lohnt sich jede Mühe.

Auch bei den elektrischen Pumpen gibt es viele verschiedene Modelle. Kleinere Milchpumpen für unterwegs können auch mit Batterien betrieben werden. Wenn Sie regelmäßig abpumpen müssen, ist eine vollautomatische Intervallpumpe, an die ein Doppelpumpset angeschlossen werden kann, am besten. Mit diesen Pumpen kann sowohl die Saugstärke als auch das Pumpintervall stufenlos eingestellt werden. Lassen Sie sich beraten, denn es gibt auch bei den elektrischen Pumpen gute und nicht so gute Modelle. Und lassen Sie sich die Funktion der Pumpe genau erklären.

Wenn Sie aus medizinischen Gründen eine Milchpumpe brauchen, wird Ihnen eine verschrieben. Das Rezept gilt meistens für vier Wochen und muss gegebenenfalls verlängert werden. Auf dem Rezept sollte Folgendes stehen: »Vollautomatische Intervallpumpe mit (Doppel)Pumpset.« Dann bekommen Sie die Kosten ganz oder anteilmäßig auch für das Pumpset von der Krankenkasse ersetzt.

Anleitung

> Alle Teile der Pumpe, die mit Milch in Berührung kommen, müssen vor jeder Benutzung gesäubert und sterilisiert sein, entweder 5 Minuten ausgekocht oder vaporisiert.
> Der Pumptrichter muss gut auf die Brustwarze passen, es gibt Verkleinerungseinsätze und auch Trichter für besonders große Brüste.
> Achten Sie darauf, dass die Brustwarze genau in der Mitte des Trichters ist, damit es nicht zu Verletzungen kommt.
> Beginnen Sie mit einer niedrigen Saugstärke und einer hohen Frequenz. Damit imitieren Sie das Verhalten des Kindes.
> Wenn die Milch anfängt zu fließen, erhöhen Sie die Saugstärke und reduzieren Sie die Saugintervalle. Manche Pumpen machen das automatisch.
> Pumpen Sie mit der Stärke, die zwar kräftig saugt, Ihnen aber nicht wehtut.
> Am effektivsten ist Pumpen mit einem Doppelpumpset. Das erhöht die Milchmenge um ein Drittel und Sie sparen Zeit.

Pumpdauer

Mit einem Doppelpumpset sollten Sie 15 Minuten pumpen, mit einer Pause von 30 Sekunden, wenn die Milch langsamer fließt.

Bei einseitigem Pumpen hat sich folgendes Schema bewährt:			
Erste Seite	7 Minuten	Zweite Seite	7 Minuten
Erste Seite	5 Minuten	Zweite Seite	5 Minuten
Erste Seite	3 Minuten	Zweite Seite	3 Minuten

So pumpen Sie pro Seite auch 15 Minuten. Falls die Milch vorher aufhört zu fließen, können Sie auch öfter hin- und herwechseln.

Pumphäufigkeit

Sie sollten so oft pumpen, wie Ihr Kind trinken würde – also mindestens 8-mal in 24 Stunden, dabei einmal nachts. Eine 6-stündige Nachtpause ist »erlaubt«. Je häufiger Sie pumpen, umso mehr Milch wird gebildet. Wenn Sie über einen längeren Zeitraum pumpen und sich die Milchbildung stabilisiert hat, kann 6-mal

Pumpen auch ausreichend sein. Wenn die Milchmenge weniger wird, sollten Sie wieder öfter pumpen.

Das Aufbewahren von Muttermilch

Sobald Sie die Milch aufgefangen oder abgepumpt haben, sollten Sie die Flasche gut verschließen, mit Datum und Uhrzeit beschriften und in den Kühlschrank stellen, und zwar hinten unten an den kältesten Platz, nicht in die Tür. Falls die Milch innerhalb der nächsten Stunden verfüttert werden soll, kann sie auch draußen stehen bleiben. Für den Transport zum Kind brauchen Sie eine Kühltasche. Für frühgeborene und kranke Kinder gelten besondere Vorschriften, sowohl für das Abpumpen als auch für die Aufbewahrung. Erkundigen Sie sich danach in der Kinderklinik. Meistens bekommen Sie von dort auch sterile Fläschchen.

Sie können zu der schon abgepumpten, gekühlten Milch weitere Milch dazuschütten, wenn diese auch gekühlt ist. Auf tiefgefrorene Milch können Sie gekühlte Milch dazugeben, wenn die ergänzte Milch weniger ist als die gefrorene. So wird ein Antauen verhindert.

Da Muttermilch nicht homogenisiert ist wie gekaufte Kuhmilch, setzt sich nach kurzer Zeit das Fett oben ab. Durch vorsichtiges Schütteln vermischt sich die Milch wieder.

Frieren Sie nicht mehr als 60–120 Milliliter in einem Behälter ein und lassen Sie oben 2–3 Zentimeter Platz, da sich die Flüssigkeit ausdehnt. Als Behälter zum Einfrieren sind Glasflaschen am besten geeignet, da sie am wenigsten porös sind. Die zweitbeste Wahl ist klares Hartplastik (Polycarbonat), gefolgt von trübem Hartplastik (Polypropylen). Die Plastikflaschen dürfen nicht zerkratzt sein. Außerdem gibt es noch Milchaufbewahrungsbeutel von Milchpumpenfirmen, die sich raumsparend lagern lassen. Sie sind sterilisiert und lassen sich direkt an der Milchpumpe befestigen. Muttermilch sollte möglichst wenig umgeschüttet werden, da dies zu Verunreinigungen führen kann. Andere Behälter aus der Küche wie Eiswürfelbehälter, normale Gefrierbeutel oder Edelstahlgefäße sind nicht zum Aufbewahren geeignet, sie können Schadstoffe abgeben.

Die Aufbewahrungszeiten von Muttermilch:	
Bei Raumtemperatur 18–20° C	8 Stunden
Im Kühlschrank bei +4–6° C	3–5 Tage
Im ***-Tiefkühlfach	3–4 Monate
Im Tiefkühlschrank bei -18--20° C	6 Monate und länger

Auftauen und Erwärmen von Muttermilch

Muttermilch darf niemals in der Mikrowelle erwärmt oder aufgetaut werden, dabei werden wertvolle Nahrungsbestandteile zerstört und es besteht die Gefahr, dass sich das Kind verbrüht. Wärmen Sie die Milch im Wasserbad oder in einem Flaschenwärmer. Das Wasser im Flaschenwärmer muss jeden Tag erneuert werden, in dem warmen Wasser bilden sich schnell Keime.

Die richtige Temperatur prüfen Sie, indem Sie einen Tropfen auf Ihren Puls am Handgelenk geben. Sie sollten nicht den Sauger in den Mund nehmen, da unsere Mundbakterien für den Säugling ungesund sind. Einmal aufgewärmte Milch sollten Sie innerhalb einer Stunde verbrauchen, sie kann auch bei Zimmertemperatur verfüttert werden. Es ist sinnvoll, nicht zu viel Milch auf einmal zu wärmen, denn sie darf nicht ein zweites Mal erwärmt werden.

Tiefgefrorene Milch sollte schonend im Kühlschrank oder bei Raumtemperatur aufgetaut werden. Geschlossen hält sie sich dann noch 24 Stunden, geöffnet noch 12 Stunden. Sie darf nicht wieder eingefroren werden.

TIPP Nicht verbrauchte Muttermilch eignet sich hervorragend als Badezusatz, schütten Sie sie also nicht weg! Es macht die Babyhaut noch weicher. Ein wunder Po heilt auch besser mit einer Muttermilchauflage.

Essen und Trinken während der Stillzeit

Die Empfehlungen für eine ausgewogene, gesunde und abwechslungsreiche Ernährung gelten auch für die Stillzeit. Sie sind hoffentlich nicht enttäuscht, dass nach der Geburt nicht gleich alle Pfunde gepurzelt sind, die Sie während der Schwangerschaft zugenommen haben. Baby, Plazenta, Fruchtwasser und Blut ergeben zusammen nur 5–6 Kilogramm. Im Verlauf des Wochenbetts verlieren Sie durch weiteren Blutverlust, das Ausschwemmen von Wasser über die Nieren und die Haut – Sie schwitzen vor allem nachts viel – weitere Pfunde. Etwa 5 Kilogramm werden als Depotfett für die Stillzeit in der Schwangerschaft angelegt. Und da sie dafür angelegt sind, verschwinden sie auch wieder in der Stillzeit. Frauen, die nicht stillen, haben es wesentlich schwieriger abzunehmen.

Sie sollten während der Stillzeit keine Diät machen, um schneller abzunehmen. Das geschieht ganz von alleine, Sie brauchen nur ein bisschen Geduld.

Nach den ersten Wochen trinkt Ihr Kind durchschnittlich 700–800 Milliliter Milch pro 24 Stunden. Muttermilch hat circa 75 kcal pro 100 Milliliter, d. h. Sie geben pro Tag 525–600 kcal ab. Das entspricht etwa einer Stunde Joggen! Da der Stoffwechsel ähnlich wie in der Schwangerschaft sehr energieeffizient ist, reicht für Sie eine Erhöhung der Energiezufuhr um 200–300 kcal aus. Wichtig ist, dass Sie nicht nur gut für Ihr Kind sorgen, sondern auch für sich selbst. Eine Unterzuckerung macht nervös und schlechte Laune!

TIPP Stellen Sie sich abends einen Müsliriegel, eine Banane und eine Dose mit Vollkornkeksen zusammen mit einer großen Flasche Wasser ans Bett, damit Sie morgens, bevor Sie sich am späten Vormittag gemütlich zum Frühstück niederlassen, gleich etwas essen können. Solange Sie noch Hilfe haben, ist natürlich ein Frühstück im Bett etwas Wunderbares. Stellen Sie sich auch an Ihren Lieblingsstillplatz etwas zu knabbern hin.

Früher gab es bestimmte Nahrungsvorschriften für die stillende Mutter. Das hat mancher Frau das längere Stillen verleidet und viele Frauen unnötig verunsichert. Heute ist bekannt, dass alles, was Sie gut vertragen, Sie auch während der Stillzeit essen können. Wenn Sie jedoch auf ein bestimmtes Nahrungsmittel mit Blähungen reagieren, kann es gut sein, dass auch Ihr Kind Bauchweh bekommt. Dann sollten Sie dieses Nahrungsmittel für eine Weile weglassen.

Doch der Magen und Darm Ihres Kindes und seine Haut reifen im Lauf der ersten Wochen. D. h. falls es etwas gibt, was Ihr Kind mit zwei Wochen nicht gut verträgt, heißt das nicht, dass Sie das während der gesamten Stillzeit nicht essen oder trinken dürfen.

Da Sie beim Stillen nicht nur viel Energie an Ihr Kind abgeben, sondern auch viel Flüssigkeit, müssen Sie diese Flüssigkeit wieder »auffüllen«. Empfohlen werden ca. 2,7 Liter in 24 Stunden. Sie können Wasser, Fruchtsaftschorle, Gemüsesaft, Kräutertee, Milch- oder Malzkaffee trinken. Falls Ihr Urin dunkel ist, trinken Sie auf jeden Fall zu wenig. Auch harter Stuhl oder Verstopfung sind ein Zeichen von zu wenig Flüssigkeit. Wenn Sie dauerhaft zu wenig trinken, geht auch die Milchmenge zurück. Das gilt auch für zu viel trinken (4 oder 5 Liter am Tag), dies reduziert die Milch ebenso.

Manche Kinder vertragen es nicht so gut, wenn ihre Mutter viel frische Milch trinkt. Milchprodukte wie Käse, Joghurt und Quark machen keine Probleme. Auf Salbei- und Pfefferminztee und -bonbons sollten Sie in der Stillzeit verzichten, beide Kräuter reduzieren die Milchbildung.

> **TIPP** Am besten stellen Sie sich vor dem Stillen jeweils ein großes Glas oder einen Becher bereit, denn Sie werden beim Stillen durstig, und dann ist es gut, gleich etwas zum Durstlöschen vor sich zu haben.

Rauchen, Alkohol und Medikamente während der Stillzeit

Solange Sie stillen, gelten dieselben Empfehlungen wie in der Schwangerschaft: Nicht rauchen, keinen Alkohol trinken, keine Drogen und nur die Medikamente nehmen, die nach Rücksprache mit den Fachleuten absolut notwendig sind.

Rauchen

Rauchen ist ungesund, das ist allgemein bekannt. Kleine Kinder werden in ihrer Entwicklung besonders beeinträchtigt durch die vielen Schadstoffe, sowohl beim »Aktivrauchen« über die Muttermilch als auch durch Passivrauchen in der Raumluft. Die Nikotinkonzentration in der Milch ist dreimal so hoch wie im Blut. Es wurden sogar erhöhte Schadstoffwerte im Blut von Säuglingen nachgewiesen, deren Eltern nie in Gegenwart des Kindes geraucht haben. Über die Kleidung, die Haut, die Haare und beim Ausatmen nimmt das Baby die toxischen Stoffe auf. Neben dem Nikotin gelangen auch krebserregende Stoffe wie Dioxin, Benzpyrene und Schwermetalle über die Muttermilch zum Kind. Trotzdem wird nicht vom Stillen abgeraten, wenn Frauen rauchen, da die Vorteile des Stillens dem Kind trotzdem zugute kommen.

Leider fangen 40–50 % der Frauen, die in der Schwangerschaft mit dem Rauchen aufgehört haben, nach der Geburt wieder damit an. Wenn Sie zu dieser Gruppe gehören, versuchen Sie, nur unmittelbar nach dem Stillen zu rauchen. Nach etwa 1 1/2 Stunden ist nur noch halb so viel Nikotin in der Muttermilch. Vielleicht hilft Ihnen der Slogan der Aktion Mensch: »Sie können auf alles verzichten, nur nicht auf ein gesundes Kind.« Nehmen Sie an einem Rauchentwöhnprogramm teil!

Wenn Sie mehr als 20 Zigaretten am Tag rauchen, kann es bei Ihrem Kind zu Bauchkrämpfen, Übelkeit, Erbrechen und Durchfall kommen. Auch Atemwegserkrankungen sind häufiger. Schon bei 10–15 Zigaretten täglich geht die Milchmenge zurück, weil die Blutgefäße durch das Rauchen enger gestellt werden und weniger Hormone zur Brust gelangen.

> Achten Sie darauf, dass nie in Gegenwart des Kindes geraucht wird.
> Die Gefahr des plötzlichen Säuglingstodes steigt mit jeder Zigarette!

Alkohol

Die Alkoholkonzentration in der Muttermilch ist etwa so hoch wie im Blut. Die maximale Alkoholkonzentration wird 30–60 Minuten nach dem Trinken erreicht, wenn gleichzeitig wenig gegessen wird, etwa eine halbe Stunde später. Das Kind wird durch den Alkohol schläfrig und trinkt weniger. In größeren Mengen kann Alkohol die Milchabgabe hemmen, weil der Milchspendereflex gestört wird.

Wenn Sie auf ein gelegentliches Glas Bier oder Sekt nicht verzichten wollen, versuchen Sie das so zu planen, dass Ihr Kind so wenig wie möglich davon abbekommt. Wenn ein Fest ansteht, können Sie auch einen kleinen Vorrat vorher abpumpen und mit der Flasche füttern und die »alkoholisierte« Milch abpumpen und wegschütten. Schläft Ihr Kind nachts schon längere Zeit durch, ist gegen ein Glas ab und zu nach der letzten Stillmahlzeit nichts einzuwenden. Auf Hochprozentiges sollten Sie jedoch ganz verzichten.

> Alkoholfreies Bier oder Sekt sind eine gute Alternative.

Medikamente

Das Thema Medikamente und Stillen ist sehr umfangreich. Zum Glück gibt es embryonaltoxikologische Beratungsstellen, die kostenlos sowohl in der Schwangerschaft als auch in der Stillzeit bezüglich der Verträglichkeit verschiedener Medikamente beraten. Ihre Hebamme oder Ihr Arzt/Ihre Ärztin können dort anrufen, falls es Zweifel gibt, ob Sie mit einem bestimmten Medikament stillen dürfen. In der Regel gibt es eine stillverträgliche Alternative. Bei kurzfristiger Einnahme von einem nicht verträglichen Medikament können Sie die Muttermilch abpumpen und wegschütten und danach weiterstillen. Wenn es planbar ist, können Sie vorher einen Milchvorrat anlegen, damit die ununterbrochene Muttermilchernährung gewährleistet ist.

Als Schmerzmittel empfiehlt sich Paracetamol oder Ibuprofen. Aspirin sollten Sie nicht nehmen.

Wenn Sie eine örtliche Betäubung, z. B. für eine Zahnbehandlung, brauchen, können Sie problemlos und sofort weiterstillen. Wie der Name schon sagt, ist die Betäubung örtlich und geht nicht in die Muttermilch über. Auch nach einem Kaiserschnitt in Vollnarkose kann Ihr Kind, sobald Sie wach sind, an die Brust.

(K)ein Thema – Chemische Rückstände in der Muttermilch

Lassen Sie sich nicht verunsichern: Immer mal wieder gibt es Schlagzeilen in der Presse über chemische Substanzen, die in der Muttermilch nachgewiesen wurden. Das verunsichert viele stillende Frauen. Leider sind wir heute nirgendwo auf der Welt vor Umweltverschmutzung sicher. Wir nehmen alle eine Vielzahl von Schadstoffen und Rückständen in uns auf. Einige davon passieren die Plazentaschranke, d. h. das Kind nimmt schon vor der Geburt chemische Stoffe über die Nabelschnur in seinem Körper auf.

Sie müssen Ihre Milch trotzdem nicht untersuchen lassen, sondern können darauf vertrauen, dass Sie Ihrem Kind das Beste geben. Nur wenn Sie lange Zeit in der chemischen Industrie gearbeitet haben oder in der Nähe von einem Chemieunfall gelebt haben, ist es sinnvoll, Ihre Milch von den Gesundheitsbehörden untersuchen zu lassen.

Künstliche Säuglingsmilch ist auch nicht frei von chemischen Rückständen. Darüber hinaus gibt es immer wieder Rückholaktionen von Säuglingsnahrung, weil irgendein Schadstoff oder eine Verunreinigung darin nachgewiesen wurden.

Bisher ist noch nicht erforscht, welche Risiken es in sich birgt, wenn die stillende Mutter gentechnisch veränderte Nahrung zu sich nimmt. Die Babynahrungsmittelhersteller können nur bei Biomilchprodukten garantieren, dass für die Pulvermilch keine Milch von Kühen verwendet wird, die genverändertes Futter bekommen haben.

Stillen und die Liebe

Irgendwann erwacht die Lust auf körperliche Liebe zu Ihrem Partner wieder. Dies kann bald nach der Geburt sein, aber auch erst Monate später. Viele Frauen erleben die Innigkeit und körperliche Nähe zum Kind als ausreichend und haben kein weiteres Verlangen. Für andere verändert sich in Bezug auf das Liebesleben nicht viel durch die Geburt. Falls Sie Geburtsverletzungen haben, werden Sie vielleicht warten wollen, bis diese wieder ganz verheilt sind, und auch bis der Wochenfluss vollkommen versiegt ist, was meistens nach vier Wochen der Fall ist.

Setzen Sie sich nicht unter Druck. So vieles ist jetzt anders. Sie sind nicht mehr alleine, meistens fehlt es an Schlaf, die Brüste sind vielleicht noch empfindlich und die gewohnte Stellung bereitet Schmerzen. Reden Sie miteinander über Ihre Gefühle, Wünsche und Bedürfnisse.

> **TIPP** Wenn Sie von Menschen, denen Sie gerne Ihr Kind für ein paar Stunden anvertrauen würden, gefragt werden, ob Sie noch etwas brauchen, bitten Sie sie um Babysittingzeit. Dann haben Sie die Möglichkeit, wieder einmal mit Ihrem Partner auszugehen, in Ruhe im Restaurant zu essen oder eine kulturelle Veranstaltung zu besuchen. Das tut gut und bringt Sie beide als Paar auch wieder näher.

Vermutlich haben Sie es auch genossen, dass Sie sich während der Schwangerschaft keine Gedanken um die Verhütung machen mussten. Dies ist jetzt leider wieder anders.

> Stillen ist kein sicheres Verhütungsmittel!

Die erste Regelblutung kann nach ein paar Wochen oder erst nach ein paar Monaten wieder einsetzen. Die Stillhormone beeinflussen den Zyklus, und der Körper »spart« eventuell den Eisprung und den Blutverlust ein.

> **Sie haben einen 98 %igen Schutz vor einer erneuten Schwangerschaft, wenn ...**
>
> › Ihr Baby jünger als 6 Monate ist,
> › Sie regelmäßig und nach Bedarf stillen (8–12-mal in 24 Stunden),
> › Sie ausschließlich stillen und Ihr Kind keinen Schnuller bekommt,
> › Sie höchstens eine Pause von 6 Stunden zwischen den Stillmahlzeiten haben,
> › Sie noch keine Blutung hatten.

Sie müssen entscheiden, ob Ihnen diese Laktationsamenorrhoe-Methode (LAM) genannte Empfängnisverhütung ausreichenden Schutz bietet. Wenn eine der oben angeführten Bedingungen nicht mehr zutrifft, sollten Sie sich mit einer Barrieremethode wie Kondom oder Diaphragma zusätzlich schützen. Nichthormonelle Verhütungsmittel haben keinerlei Auswirkung auf das Stillen. Die Scheide ist in der Stillzeit manchmal trocken, ein Gleitmittel oder eine spermienabtötende Creme schaffen Abhilfe.

Die Minipille oder andere reine Progesteronpräparate wie Spirale, Vaginalring oder Depots in der Haut werden als mit dem Stillen vereinbar angesehen, allerdings sollten sie erst nach 6–8 Wochen eingesetzt werden. Solange Sie ausschließlich stillen, dürfen Sie keine Zweiphasenpille nehmen. Untersuchungen haben gezeigt, dass die Milchmenge zurückgehen und das Wachstum der Säuglinge reduziert sein kann, und geringe Mengen von Steroiden in der Milch nachweisbar sind. Welche langfristigen Auswirkungen dies auf die Kinder und deren Fruchtbarkeit hat, ist noch nicht untersucht.

Welches Verhütungsmittel das richtige für Sie und Ihren Partner ist, müssen Sie gemeinsam herausfinden. Lassen Sie sich auch von Ihrer Hebamme beraten. Nach 6–8 Wochen bei der Abschlussuntersuchung bei Ihrer Gynäkologin/ Ihrem Gynäkologen ist auch Gelegenheit, über die zukünftige Verhütung zu sprechen.

Stillen und Erwerbstätigkeit

Seit 1951 gibt es in Deutschland eines der besten Mutterschutzgesetze der Welt. Sowohl die schwangere als auch die stillende Frau, die in einem Arbeitsverhältnis steht, ist durch den Gesetzgeber geschützt. Neben dem Schutz vor Gefahren am Arbeitsplatz und dem Kündigungsschutz ist auch geregelt, wie lange vor und nach der Geburt die Frau nicht arbeiten darf. Die letzten 6 Wochen vor der Geburt darf die Schwangere nicht beschäftigt werden, es sei denn, die Frau möchte es selbst. Nach der Geburt dürfen Mütter erst nach 8 Wochen, bei Früh- und Mehrlingsgeburten nach 12 Wochen wieder beschäftigt werden. Bei Frühgeburten verlängern sich die Fristen zusätzlich um den Zeitraum der Schutzfrist, der nicht in Anspruch genommen werden konnte.

Als Beispiel: Werden Zwillinge in der 36. Woche geboren, hat die Frau Anspruch auf 12 Wochen Mutterschutz plus 4 Wochen, die vor der Geburt nicht genommen werden konnten. Die Lohnfortzahlung gilt entsprechend.

Stillpausen und Beschäftigungsverbote

Wenn Frauen während der Stillzeit wieder einer bezahlten Arbeit nachgehen, sind sie vor bestimmten Gefahren am Arbeitsplatz geschützt. Sie dürfen nicht schwer heben und tragen, gesundheitsgefährdenden Stoffen oder Lärm ausgesetzt sein und keine Akkordarbeit verrichten.

Außerdem stehen stillenden Frauen Stillpausen zu. Bei einer Arbeitszeit von 8 Stunden entweder 2-mal täglich eine halbe Stunde oder einmal eine ganze Stunde Pause. Auch bei Teilzeitarbeit stehen Ihnen Stillpausen zu. Es darf durch die Stillpausen kein Verdienstausfall entstehen, sie dürfen nicht auf die festgesetzten Ruhepausen angerechnet und die durch das Stillen »verlorene« Zeit darf nicht nachgearbeitet werden.

So weit die gesetzlichen Bestimmungen.

Was heißt das nun für Sie? Wie Sie stillen und die Arbeit verbinden können, ist sehr davon abhängig, wie alt Ihr Baby ist, ob Sie noch ausschließlich stillen und wie lange Sie außer Haus sind. Wenn Sie nach 8 Wochen wieder anfangen zu arbeiten und Ihr Kind weiter ausschließlich mit Muttermilch ernähren, müssen Sie während der Abwesenheit die Milch für den nächsten Tag abpumpen. Wie das mit dem Pumpen geht, können Sie ab S. 245 nachlesen. Bei einer 40-stündigen Arbeitswoche müssen 15 bis 20 Stillmahlzeiten ersetzt werden, aber 35- bis 50-mal können Sie Ihr Kind selbst stillen.

> ### TIPP
>
> › Stillen Sie nach Bedarf, bis Sie anfangen, außer Haus zu arbeiten. Das Stillen sollte gut klappen.
> › Etwa 2 Wochen, bevor es so weit ist, fangen Sie an, zwischendurch zu pumpen, damit Sie mit dem Vorgang vertraut werden und Sie sicher sein können, dass Ihr Kind die Milch auch aus der Flasche trinkt.

> Sie brauchen eine gute elektrische Milchpumpe mit Doppelpumpset, in Ihrer Firma einen Kühlschrank, eine Kühltasche mit Kühlelementen und genügend sterile Flaschen für den Transport.
> Essen und trinken Sie ausreichend und gut.
> Pumpen Sie alle 3–4 Stunden während der Arbeit ab – in einem Raum, in dem Sie sich wohlfühlen und nicht gestört werden.
> Wenn Sie zu Hause stillen, legen Sie sich oft dabei hin, damit Sie sich gleichzeitig ausruhen können.
> Die Personen, die sich in Ihrer Abwesenheit um das Baby kümmern, sollten das Stillen bzw. die Muttermilchernährung unterstützen. Holen Sie sich Rat und Unterstützung bei anderen Frauen, die Arbeit und Stillen erfolgreich vereinbart haben.
> Wenn Ihr Kind älter als ein halbes Jahr ist, kann es die Breimahlzeiten während Ihrer Abwesenheit bekommen. Morgens, abends und nachts können Sie stillen.

Ein Hinweis: Es kann sein, dass Ihr Kind in dieser Phase nachts wieder öfter gestillt werden möchte, weil es Ihre Nähe braucht.

Wenn Ihr Arbeitgeber Sie nicht unterstützt oder die Stillpausen nicht gewährt, versuchen Sie zunächst, ihn zu überzeugen, dass er selbst auch davon profitiert. Sie müssen seltener freinehmen, weil Ihr Kind gesünder ist und bleiben wird. Sie werden sich mehr für den Betrieb einsetzen, wenn dieser familienfreundlich ist. Falls es trotzdem noch Schwierigkeiten gibt, können Sie sich an den Betriebs- oder Personalrat, die Gewerkschaft oder die Aufsichtsbehörde wenden.

Beikost: Der erste Brei

Der erste Brei bedeutet Abschied nehmen vom ausschließlichen Stillen, aber noch nicht das Abstillen. In diesem Kapitel wird das Thema Beikost nicht erschöpfend behandelt. Es gibt gute Ratgeber, die Sie sich, wenn es so weit ist, besorgen sollten. In der Stillgruppe wird sicherlich über den ersten Brei gesprochen und es gibt auch Kurse zur Einführung von Beikost, z. B. in Elternschulen.

Manche Kinder haben schon mit 3 oder 4 Monaten ein großes Interesse an dem, was sich andere Menschen in den Mund stecken, und sie schauen, wenn sie mit am Tisch sitzen, jedem Bissen hinterher. Andere Kinder interessiert das Essen der anderen überhaupt nicht.

Säuglinge sind bereit, andere Nahrung aufzunehmen, wenn sie …

> mindestens 6 Monate alt sind,
> ihren Kopf aufrecht halten können,
> mit Unterstützung sitzen können,
> ihre Hände gezielt zum Mund führen können,
> angebotene halbfeste Nahrung mit der Zunge nicht wieder aus dem Mund herausbefördern.

Wenn Sie sich mit dem Thema schon beschäftigt haben, werden Sie sicherlich auf den Babybreigläschen oder in der Werbung Angaben wie »Ab dem 4. Monat« oder »Nach dem 4. Monat« bemerkt haben. Diese Angaben sind irreführend. Gestillte Kinder erhalten mit der Muttermilch alles, was sie in den ersten 6 Monaten brauchen. Würden Sie früher anfangen, Brei zu geben, würden Sie ein hochwertiges Nahrungsmittel, Ihre Milch, durch ein Nahrungsmittel ersetzen, das Ihr Kind noch gar nicht richtig verdauen kann. Lassen Sie sich durch Ratschläge wie: »Dein Kind braucht doch jetzt mal was Handfestes«, oder durch die Werbung der Babynahrungsindustrie nicht verunsichern.

Die beste Tageszeit, um mit dem ersten Brei zu beginnen, ist am späten Vormittag oder mittags, wenn Ihr Baby ausgeschlafen und gut gelaunt ist. Beginnen Sie nicht abends, denn dann können Sie die Reaktionen auf die Nahrung nicht beobachten. Sie sollten Ruhe und Zeit dafür haben, Ihr Baby sollte gesund sein und es sollten keine größeren Ereignisse wie eine Reise bevorstehen. Ihr Kind sollte nicht hungrig, sondern schon gestillt worden sein.

Der erste Brei besteht aus püriertem Gemüse wie Frühkarotten, Kürbis oder Pastinaken ohne Zusätze. Erwarten Sie nicht, dass Ihr Kind gleich ein halbes Gläschen isst. Die ersten 2 oder 3 Löffel sind eher eine neue Erfahrung und noch kein Ersatz für die Stillmahlzeit. Wenn Ihr Kind etwa eine Woche lang das angebotene Gemüse gut vertragen und keine Reaktionen wie Hautausschlag oder Wundsein gezeigt hat, können Sie eine zweite Gemüsesorte einführen. Es kann sein, dass Ihr Kind durch die neue Nahrung einen leichten Durchfall oder vorübergehend Verstopfung bekommt. Sobald Sie zu einer Mahlzeit nicht oder kaum noch stillen, braucht Ihr Kind auch einen Ölzusatz im Brei, damit es die fettlöslichen Vitamine verdauen kann; mengen Sie am besten einige Tropfen Olivenöl hinzu.

> *TIPP* Sie können entweder Fertiggläschen nehmen oder selbst das Gemüse kochen und pürieren. Empfehlenswert sind in beiden Fällen Bioprodukte.

Meistens dauert es 2–4 Wochen, bis Sie eine Stillmahlzeit durch eine Breimahlzeit ersetzt haben. Dann müssen Sie Ihrem Kind auch etwas zu trinken anbieten, am besten Wasser aus einem Becher. Da Ihr Kind noch viel gestillt und so sein Saugbedürfnis befriedigt wird, braucht es keine zusätzliche Nuckelflasche. Auch das Trinken mit dem Becher will gelernt sein, Kinder sind unterschiedlich geschickt darin. Spätestens jetzt wissen Sie, wofür Lätzchen gut sind!

Manche Kinder nehmen den Brei nicht von der Mutter an, dann muss der Vater oder jemand anderes das Baby füttern. Allergiegefährdete Kinder verweigern manchmal über den 6. Monat hinaus den ersten Brei. Das ist ganz in Ordnung, die Muttermilch reicht auch 9–10 Monate aus. Für allergiegefährdete Kinder gelten besondere Empfehlungen wie z. B. im ganzen ersten Lebensjahr keine Kuhmilchprodukte zu geben. Auch Honig sollte Ihr Kind im ersten Lebensjahr nicht essen.

Wenn Ihr Kind inzwischen Zähne bekommen hat, kann die Nahrung etwas gröber werden und Sie können ihm etwas zum Beißen geben. Sie müssen keine Angst um Ihre Brustwarzen haben, Ihr Kind wird Sie mit seinen Zähnen nicht verletzen.

Nach dem ersten Geburtstag kann Ihr Kind langsam an die Familienkost gewöhnt werden. Nehmen Sie dann einen Teil der Nahrung beiseite, bevor Sie den Rest salzen und würzen.

Das Abstillen

Irgendwann ist der Zeitpunkt gekommen, an dem diese besondere innige Beziehung zwischen Ihnen und Ihrem Baby zu Ende ist. Am schönsten ist es, wenn dies in gegenseitigem Einvernehmen geschieht: Wenn Sie merken, dass Ihr Kind groß ist und diese spezielle Form der Nahrungsaufnahme und Zuwendung nicht mehr braucht, und auch Sie das Gefühl haben, nun ist es genug und Sie wollen Ihren Körper wieder ganz für sich haben. Wann es so weit ist, hängt von den individuellen Gegebenheiten und Umständen ab. Die Empfehlung der Weltgesundheitsorganisation (WHO) lautet: »Alle Frauen sollten ein halbes Jahr ausschließlich und dann mit zunehmenden Mengen von adäquater Beikost bis ins 2. Lebensjahr und darüber hinaus stillen.«

Eine so lange Stilldauer ist in den Industrieländern eher ungewöhnlich, in nichtindustrialisierten Ländern durchaus üblich. Jedes Mutter-Kind-Paar sollte für sich herausfinden, wann der Zeitpunkt des Abstillens gekommen ist. Stillen über den ersten Geburtstag hinaus bedeutet, sich darauf einzulassen, dass das Kind mitbestimmt, wann die Stillbeziehung zu Ende ist. Es bedeutet auch, dass Sie Ihrem Kind weiterhin eine wertvolle und gesunde Nahrung geben, zusammen mit Trost, Geborgenheit, Sicherheit und Nähe. Ein Kleinkind zu stillen ist eine ganz andere Erfahrung, als einem Säugling die Brust zu geben. Wenn Sie weniger stillen, z. B. nur noch morgens und abends, ist die Milch besonders reich an Abwehrstoffen, die Ihr Kind vor Infektionen schützen und, falls es krank wird, helfen wird, schneller wieder gesund zu werden.

Wenn Sie mit dem Brei langsam eine Stillmahlzeit nach der anderen ersetzen, wird sich Ihre Brust daran gewöhnen, immer weniger und unregelmäßig geleert zu werden. Sie füllt sich nicht mehr zwischen den Mahlzeiten, sondern die Milch steht zur Verfügung, wenn Sie stillen. Wenn Sie nur noch ein- oder zweimal am Tag stillen und dann irgendwann das letzte Mal, müssen Sie keine besonderen Maßnahmen ergreifen. Es wird noch etwa 4 Wochen lang Milch in Ihrer Brust sein und dann wird sie versiegen. Falls in dieser Zeit Ihr Kind schwer krank wird und Sie wieder stillen wollen, ist das kein Problem. Die Milchbildung kommt dann wieder in Gang.

Manchmal verweigern Kinder plötzlich die Brust. Wenn dies vor dem ersten Geburtstag geschieht, sollten Sie diesen »Stillstreik« mit viel Geduld beheben, indem Sie Ihre Milchbildung durch Abpumpen oder Entleeren von Hand aufrechterhalten und Ihr Kind z. B. im Halbschlaf oder in einer ganz anderen Position anlegen.

Es gibt medizinische Gründe (z. B. eine schwere Erkrankung der Mutter oder die Einnahme von mit dem Stillen nicht zu vereinbarenden Medikamenten), die ein plötzliches Abstillen erforderlich machen. Abstilltabletten können schwere Nebenwirkungen haben und manchmal bildet sich erneut Milch, sobald Sie die Tabletten absetzen.

> **Die schonendere Methode abzustillen für Ihre Brust und auch für Ihre Psyche:**
>
> > Mithilfe von Homöopathie und physikalischen Maßnahmen können Sie innerhalb von etwa 2 Wochen abstillen.
> > Entleeren Sie die Brüste nur so viel, dass Sie Erleichterung spüren und kein Milchstau entsteht.
> > Kühlen Sie mit kalten Umschlägen nach dem Entleeren und zwischendurch.
> > Trinken Sie 3–4 Tassen Salbeitee am Tag.
> > Nehmen Sie die Beratung Ihrer Hebamme oder von einer Stillberaterin in Anspruch.

Ihr Kind braucht in dieser Zeit besonders viel Nähe und Zuwendung, um es über den Verlust der innigen Stillbeziehung hinwegzutrösten. Wenn es jünger als ein Jahr ist, bekommt es die Milch mit der Flasche, damit es sein Saugbedürfnis noch stillen kann.

Hebammenhilfe

Obwohl Sie vermutlich schon wissen, dass Sie Anspruch auf Hebammenbetreuung haben, hier noch einmal die wichtigsten Informationen: Neben der Begleitung und Vorsorge in der Schwangerschaft und der Betreuung während der Geburt wird die Hebammenbetreuung im Wochenbett und in der Stillzeit von den Krankenkassen bezahlt, ebenso Geburtsvorbereitungskurse und Rückbildungsgymnastik.

Wenn Sie gesetzlich versichert sind, braucht Ihre Hebamme die Krankenkassenkarte und rechnet nach Abschluss der Betreuung direkt mit Ihrer Kasse ab. Wenn Sie privat versichert sind, ist es sinnvoll, in der Police nachzuschauen oder nachzufragen, ob alle Leistungen übernommen werden. Wenn Sie über das Sozialamt versichert sind, müssen Sie vorher mit Ihrer Sachbearbeiterin oder Ihrem Sachbearbeiter klären, ob die Betreuung bezahlt wird.

TIPP Falls Sie nicht schon in der Schwangerschaft von einer Hebamme begleitet werden, sollten Sie etwa in der 20. Schwangerschaftswoche eine Hebamme in Ihrer Umgebung suchen, mit der Sie sich in der Schwangerschaft treffen und alles Notwendige für die Wochenbettzeit und das Stillen besprechen können.

Nach 8 Wochen haben Sie noch Anspruch auf 4 Besuche und 4 telefonische Beratungen durch Ihre Hebamme, wenn Sie Fragen zum Stillen oder zur Ernährung Ihres Babys haben.

Sie haben Anspruch auf tägliche Besuche durch die Hebamme für die ersten 10 Tage nach der Geburt. Vom 11. Tag bis zur 8. Woche können weitere 16 Besuche oder Telefonate durchgeführt und abgerechnet werden. Weitere Besuche innerhalb der 8 Wochen und über diesen Zeitraum hinaus sind abrechnungsfähig, wenn ein ärztliches Attest vorliegt.

Bei Frühgeborenen und Mehrlingen, die oft länger als 8 Wochen stationär behandelt werden müssen, ist ein Rezept von dem Kinderarzt/der Kinderärztin erforderlich, damit nach der Entlassung des Kindes oder der Kinder Hebammenbesuche von der Kasse bezahlt werden.

Adressen von Hebammen finden Sie in den Gelben Seiten, im Internet, beim Hebammenverband, über Hebammenlisten bei Frauenarzt/Frauenärztin oder im Krankenhaus. (Siehe auch Adressen im Anhang, ab S. 317).

Stillgruppen: Austausch und Unterstützung

Seit den 1970er-Jahren gibt es Selbsthilfegruppen von Frauen für Frauen zur gegenseitigen Stillunterstützung. Auch wenn das Stillen heute allgemein mehr gefördert wird, sind solche Gruppen immer noch sinnvoll. Dort können Sie erfahren, dass es bei aller Individualität doch auch universelle Situationen gibt und Sie nicht alleine sind mit Ihren Freuden und Problemen. Sie können sich austauschen, Freundschaften knüpfen, und vielleicht sogar eine Krabbelgruppe gründen.

Stillgruppen werden von Stillgruppenleiterinnen angeboten und begleitet. Es gibt sie sowohl von der Arbeitsgemeinschaft Freier Stillgruppen (AFS) oder von der La Leche Liga (LLL) (Adressen siehe Anhang, ab S. 317). Immer mehr Krankenhäuser, Hebammen, Stillberaterinnen, Geburtshäuser und Elternschulen bieten ebenfalls Stillgruppen an. Fragen Sie einfach danach!

Babyfreundliche Krankenhäuser

Die Unterstützung und die Umstände für Mutter und Kind in den ersten Tagen nach der Geburt haben einen großen Einfluss darauf, wie das Stillen gelingt und ob es erfolgreich weitergeht. Da in den westlichen Ländern fast alle Kinder in einem Krankenhaus zur Welt kommen und die Bedingungen in den 1970er- und 1980er-Jahren nicht optimal waren, haben UNICEF, das Kinderhilfswerk der Vereinten Nationen, und die Weltgesundheitsorganisation WHO 1991 eine Initiative ins Leben gerufen, um den gemeinsamen Start ins Leben und die Stillförderung zu verbessern. Es wurden »Zehn Schritte zum erfolgreichen Stillen« aufgestellt und jedes Krankenhaus, das sich der Initiative anschließen will, muss diese zehn Schritte erfüllen. Außerdem dürfen in diesen Krankenhäusern keine Milchpulverproben an die Mütter verteilt werden und es darf keine Werbung für Muttermilchersatznahrung oder Schnuller gemacht werden.

In Deutschland gibt es inzwischen 33 babyfreundliche Krankenhäuser und eine Kinderklinik (Stand 6/08). Wenn Sie wissen wollen, ob eines davon in Ihrer Nähe ist, können Sie unter www.babyfreundlicheskrankenhaus.de die Liste aufrufen.

Zehn Schritte zum erfolgreichen Stillen

Alle Einrichtungen, in denen Geburten stattfinden und Neugeborene betreut werden, sollten die folgenden 10 Anforderungen erfüllen:

1. Schriftliche Richtlinien zur Stillförderung haben, die allen MitarbeiterInnen, die Mütter und Kinder betreuen, in regelmäßigen Abständen nahegebracht werden.
2. Das gesamte MitarbeiterInnenteam in Theorie und Praxis so schulen, dass es die Richtlinien zur Stillförderung mit Leben erfüllen kann.
3. Alle schwangeren Frauen über Bedeutung und Praxis des Stillens informieren.
4. Allen Müttern ermöglichen, unmittelbar ab Geburt ununterbrochenen Hautkontakt mit ihrem Baby zu haben, mindestens eine Stunde lang oder bis das Baby das erste Mal gestillt wurde.
5. Allen Müttern das korrekte Anlegen zeigen und ihnen erklären, wie sie ihre Milchproduktion (auch im Falle einer Trennung von ihrem Kind) aufrechterhalten.
6. Neugeborenen Kindern weder Flüssigkeiten noch sonstige Nahrung zusätzlich zur Muttermilch geben, außer bei medizinischer Indikation.
7. Rooming-in praktizieren – Mutter und Kind bleiben Tag und Nacht zusammen.
8. Zum Stillen nach Bedarf ermuntern.
9. Gestillten Kindern keine Gummisauger oder Schnuller geben.
10. Alle Mütter bei der Entlassung aus der Klinik oder Geburtseinrichtung auf Stillgruppen hinweisen und die Entstehung von Stillgruppen fördern.

Wenn Babys weinen

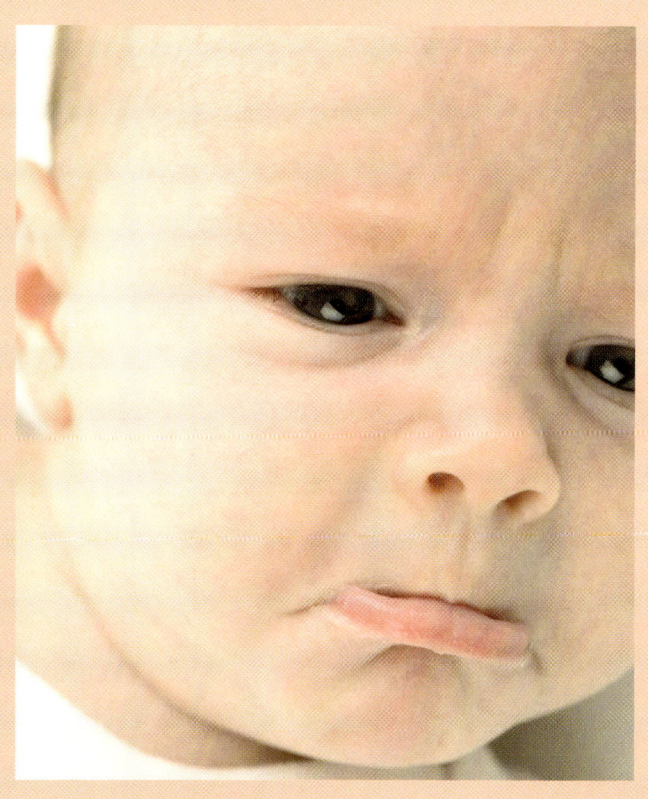

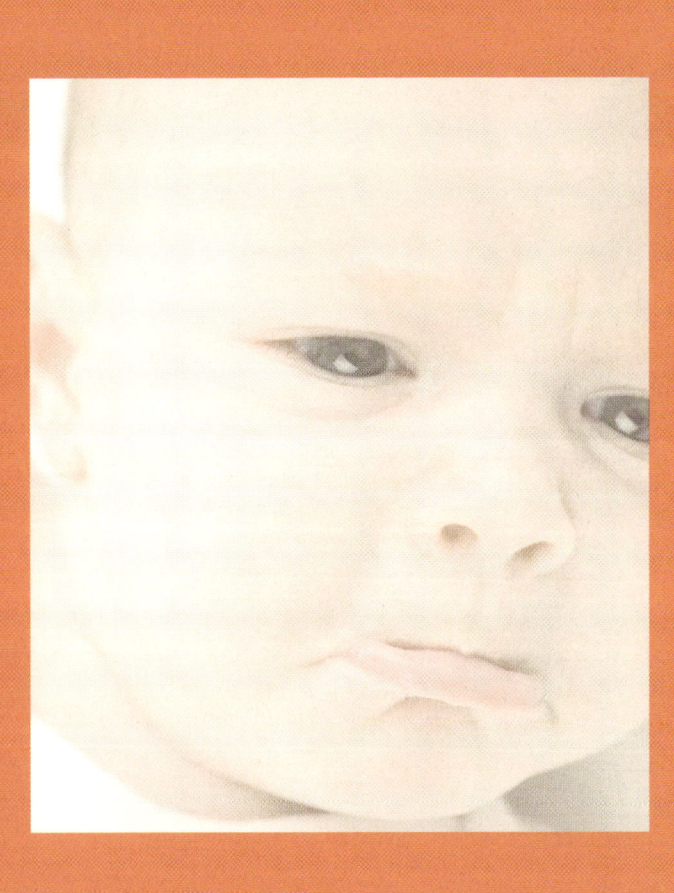

Ein paar Worte vorab

Sie haben vor Tagen, Wochen oder vielleicht Monaten ein Kind zur Welt gebracht oder die Geburt eines Kindes miterlebt. Diese Geburt hat Sie überwältigt, beglückt oder auch verstört. Sie haben den ersten Schrei Ihres Kindes sicherlich freudig begrüßt – zeigte er doch, dass das Kind lebt und bereit ist, es mit der Welt aufzunehmen. Seit diesem Moment versuchen Sie wahrscheinlich zu verstehen, was Ihr Baby Ihnen sagen möchte, wenn es weint, schreit oder quengelt. Seine Stimme ist überraschend kraftvoll und durchdringend und verlangt unmissverständlich von Ihnen, etwas zu unternehmen. Oft gelingt es Ihnen, die richtige Antwort zu finden. Dann ist Ihr Baby zufrieden und Sie können sich darüber freuen. Dennoch gibt es Situationen, in denen Sie ratlos sind, vielleicht sogar verzweifelt, weil sich Ihr Baby einfach nicht beruhigen lässt. Sie fragen sich: »Was will es bloß? Was soll ich tun?«

Ich habe im Laufe von 20 Jahren als Hebamme in Kursen Eltern auf die Geburt vorbereitet, sie im Wochenbett zu Hause besucht und ihnen seit fast 10 Jahren in meiner familientherapeutischen Praxis bei besonderen Fragen, Sorgen oder Belastungen rund um das Kind, die Geburt und die »neue Familie« geholfen. Eine besondere Belastung für manche Eltern ist es, wenn ein Baby mehr schreit, als seine Eltern es ertragen können.

Ich möchte Ihnen dabei helfen, die Sprache Ihres Babys besser zu verstehen, damit es nicht mehr weinen und schreien muss, als notwendig ist; auch versuche ich, Sie dabei zu unterstützen, sich Ihrer eigenen Stärken und Fähigkeiten (wieder) bewusst zu werden; und nicht zuletzt möchte ich Sie ermutigen, Kräfte zu sammeln, damit Sie eine anstrengende Zeit gut überstehen! Dabei stelle ich Ihnen die Erfahrung von Hebammen zur Verfügung und mache Ihnen die Ergebnisse der aktuellen Forschungen verständlich und nutzbar.

Ich möchte Sie unterstützen, damit Sie, wie ein alter Sinnspruch sagt, »*das Wissen und den Mut haben, Dinge zu ändern, die Sie ändern können, die Kraft finden, Dinge auszuhalten, die Sie nicht ändern können, und die Weisheit entwickeln, das eine vom anderen zu unterscheiden.*«

Und ich möchte Ihnen meine Überzeugung vermitteln, dass Sie nicht perfekt sein müssen: Eltern sind gut, wenn sie gut genug sind!

Von kleinen Wundern und großen Gefühlen

Was ein Baby schon alles kann, wenn es geboren wird

Ein Baby ist einerseits noch sehr »unfertig«, wenn es geboren wird, andererseits hat es schon viele Fähigkeiten, die ihm helfen, sich in dieser Welt zurechtzufinden, die so ganz anders ist als sein Lebensraum in den ersten 9 Monaten.

Erinnern Sie sich noch, wie es war, als Ihr Baby vor einigen Tagen, Wochen oder Monaten zur Welt gekommen ist? Es war noch ganz neu, zart, und vielleicht zunächst ermattet von der harten Arbeit des Geborenwerdens. Dennoch hat es sofort nach der Geburt Erstaunliches geleistet. Es hat, von einem kurzen Schrei oder lautem Gebrüll begleitet, seinen ersten Atemzug getan und seitdem versorgt es sich selbst mit Sauerstoff. Es hat Kontakt zu Ihnen aufgenommen, hat Sie angeschaut, hat gespürt, wie Sie es gestreichelt und hat Ihnen zugehört, wie Sie es begrüßt haben. Und dann hat es begonnen, an Ihrer Brust zu saugen, getrieben von dem Bedürfnis nach Nahrung, Wärme und Kontakt – und von einem inneren Plan gesteuert, der ihm genau gesagt hat, wie es die Brust findet und wie es daran saugen muss, damit die süße Milch kommt.

Danach geschah ein weiteres kleines Wunder: Es ist eingeschlafen – endlich angekommen an einem Ort, wo vieles neu ist, an dem es aber auch Vertrautes findet. Mamas Körper ist da, ihre Wärme, ihre Stimme.

Vielleicht musste Ihr Kind aber noch ganz andere Herausforderungen bestehen: von Ihnen getrennt sein, von fremden Menschen davongetragen werden, vielleicht abgesaugt oder sogar beatmet werden, in einem einsamen Bett liegen und nicht wissen, wo der ihm vertraute Mensch ist und ob er jemals wiederkommt.

All diese unabänderlichen oder zusätzlichen Abenteuer hat Ihr Baby nun überstanden, es weiß und kann nun schon die wichtigsten Dinge, die es zum Leben braucht. Es hatte 9 Monate Zeit, um sich in der Geborgenheit des mütterlichen Körpers auf die Geburt und das Leben vorzubereiten. Diese Zeit hat es gut genutzt. Es hat fleißig geübt, sich zu bewegen, damit seine Muskeln mit der Schwerkraft fertig werden können. Es hat gesaugt und Fruchtwasser geschluckt, um das Atmen und das Trinken zu üben. Und dabei hat sich auch so ganz nebenbei der Kehlkopf ausgebildet mit all seinen Muskeln und Knorpeln und mit den Stimmbändern. Immer, wenn sein Zwerchfell gewachsen ist, haben Sie das als Schluckauf gespürt, erinnern Sie sich? So hat es nun zum Atmen und Schreien ein kräftiges Zwerchfell, wie Sie deutlich hören können. Seine inneren Organe – Herz, Leber, Niere, Lunge, Magen und Darm – und all die anderen sind jedes auf seine Weise reif geworden, damit sie nun ihre Arbeit tun können.

Auch die Sinnesorgane haben sich entwickelt. Schon ab der 8. Schwangerschaftswoche hat das Baby die Erfahrung gemacht, dass seine Haut berührt wird. Und das hat sich gut angefühlt während der folgenden 7 Monate in Mamas Bauch! Weich war es, kuschelig und immer in Bewegung. Das Baby hat auch seinen Gleichgewichtssinn trainiert, es wurde ja ständig geschaukelt. Geschmack hat es auch schon entwickelt: Das Fruchtwasser war lecker, leicht süß und etwas salzig. Zu sehen gab es nicht so viel, ein wenig Licht, rosa, wenn die Sonne auf den Bauch schien. Aber zu hören gab es umso mehr – es gurgelte und brummte in Mutters Bauch, der Atem in der Lunge knisterte, der Blutstrom in den Adern pulsierte, das Herz pochte. Und da war noch etwas: die Stimme, sanft oder laut, auch mal heftig, diese einzigartige Melodie der Sprache, so viele unterschiedliche Laute, ein ganz besonderer Rhythmus. Zuerst hat das Baby sie mehr gespürt als gehört, denn das Ohr liefert erst ab Mitte der Schwangerschaft Impulse an das Gehirn, vorher spürte das Baby die Druckveränderungen und den Rhythmus der Sprache als Berührung auf der Haut.

Wenn das Kind geboren wird, kennt es zwar den Anblick seiner Mutter noch nicht, ihre Stimme aber umso besser, und zum Glück hat es noch 2 Wochen lang Wasser in den Gehörgängen, sodass der Klang der mütterlichen Stimme auch nach der Geburt eine Zeit lang noch so ähnlich ist wie vorher. Sie wissen ja, wie fremdartig sich Geräusche unter Wasser anhören. Erst nach 2 Wochen verändert sich sein Klangerleben.

Und Ihr Baby kann noch viel mehr: Es kann sich schon von Anfang an mit Ihnen unterhalten! Es imitiert Ihre Mimik, es gibt Laute von sich: leise, glucksende und kräftige. Ja, und es kann richtig schreien!

Aus den Erfahrungen seines bisherigen Lebens leitet das Kind die Erwartung ab, dass es im Wesentlichen auch nach der Geburt so weitergeht: Dass da immer Berührung ist, dass da immer Bewegung ist, immer Geräusche zu hören sind. Wird diese Erwartung nicht erfüllt, ist es irritiert. Spürt es gar, dass ihm etwas widerfährt, was nicht gut ist für sein Wohlbefinden – wie Schmerz, Hunger, Alleinsein, Kälte, Hitze –, dann kann es ganz deutlich machen: Da ist etwas, das sollte schleunigst geändert werden. Darüber lässt es seine Umwelt keinesfalls im Zweifel. Es ist so zart, so winzig klein, und dennoch ist es nicht machtlos. Es hat die Fähigkeit, Laute zu produzieren, die bei allen Menschen rundherum das dringende Bedürfnis wecken, etwas zu tun, damit das Geschrei aufhört.

Die Kraft eines schreienden Babys

Die Macht der menschlichen Stimme ist groß. Die Kraft, die ein sonst hilflos erscheinendes kleines Wesen in seiner Stimme hat, ist überwältigend.

Es gibt wenige Geräusche auf der Welt, die bei Erwachsenen und auch schon bei Kindern eine so einheitliche Reaktion hervorrufen: Der innere Spannungsspiegel steigt – der Blutdruck erhöht sich, das Herz rast, es kommt zu Schweißausbrüchen. Ein dringender, körperlich zu spürender Impuls entsteht, etwas zu tun, um zu helfen – was auch immer. Damit sichern sich unsere Babys, die noch so unfertig zur Welt kommen, ihr Überleben. Wir können sie nicht ignorieren, nicht überhören, nicht vergessen. Eltern sind bereit, sofort jede andere Handlung zu unterbrechen, um auf das Baby zu reagieren. Wenn es dann aber nicht gelingt, das Baby zu trösten, wenn es anhaltend weiterschreit, können sich die Gefühle der Erwachsenen ändern. Aus der Erfahrung, dass nichts wirkt, kann Hilflosigkeit entstehen, und verbunden mit Erschöpfung kann sich daraus selbst bei sonst liebevollen Eltern Wut entwickeln.

Dieses Gefühl erleben die meisten Eltern irgendwann einmal. Meistens ist es nach einigen Stunden Schlaf wieder verschwunden. Es kann aber auch zur Entstehung eines Teufelskreises kommen. Im Kapitel »Von Teufelskreisen und Glücksspiralen« (siehe Seite 306) erfahren Sie mehr darüber, wie solche Situationen zu bewältigen sind.

Was Ihr Baby in den ersten Wochen noch nicht kann

Auch wenn Ihr Baby gut dafür ausgestattet ist, mit Ihrer Hilfe zu leben und zu wachsen, gibt es doch einiges, was es noch nicht kann. Vor allem eines kann es noch nicht: Warten. Es spürt ein Unwohlsein, zum Beispiel Hunger. Bis dahin hat es noch nie Hunger empfunden, es wurde ja von der Nabelschnur unablässig mit Nährstoffen versorgt. Plötzlich erwacht dieses Gefühl in seinem Inneren und sein Körper weiß, jetzt muss etwas passieren. Dieses Gefühl ist mächtig, fast wie ein wildes Tier, das sich auf das Baby stürzt. Es empfindet: »Mein Leben ist bedroht, wenn dieses Gefühl nicht verschwindet.« Es wird Monate dauern, bis das Kind die Erfahrung gespeichert hat, dass es für dieses Gefühl mit Sicherheit eine Lösung gibt: dass Mama kommt – und dann gibt es Milch und dann wird alles besser. Die Entwicklung des Vertrauens darauf, dass jemand kommt und ihm etwas zu essen gibt und dass dann ein wohliges Gefühl von Sattsein entsteht, dauert lange. Und bis dahin schreit das Baby, als ginge es um sein Leben.

Es kann zu Anfang weder Hunger oder Durst selbst stillen, nicht für ausreichend Wärme oder frische Luft sorgen, noch kann es eine unbequeme Lage selbst ändern. Nur mit Schreien kann es deutlich machen, dass etwas geändert werden muss. Je kleiner es ist, umso mehr braucht es seine Eltern!

Was Ihr Baby sicher noch nicht kann: Sie ärgern oder Sie austricksen, oder seinen Trotz, seine Wut oder Aggression an Ihnen auslassen. Die Fähigkeit zu so komplizierten geistigen und psychischen Prozessen bildet sich erst viel später aus. Wenn ein Baby schreit, sagt es einfach: »Ich fühle mich unwohl! Ich brauche Unterstützung! Bitte lass mich nicht allein!«

Und weil es zwischen ungefährlichem Unbehagen wie Hunger oder Müdigkeit und echter Gefahr, z. B. bei Schmerzen, noch nicht unterscheiden kann und auch noch nicht weiß, dass Sie gleich kommen und ihm helfen, schreit es zu Anfang sicherheitshalber immer so laut, wie es nur kann. Und je nach Temperament und Kraft des Kindes kann das sehr, sehr laut sein.

Sowohl Sie als auch Ihr Baby werden im Laufe der Zeit lernen, dass es bei unterschiedlichen Anlässen verschiedene Ausdrucksweisen gibt und dass sich das Baby meistens wieder beruhigt, wenn sein Bedürfnis erkannt und befriedigt wird.

Die Grundbedürfnisse eines Kindes

Ein Kind hat körperliche, seelische, geistige und soziale Bedürfnisse. Wenn diese ausreichend oft und ausreichend gut – d. h. durchaus nicht immer und nicht perfekt – erfüllt werden, kann es sich gesund entwickeln.

Je kleiner ein Kind ist, umso ähnlicher sind seine Bedürfnisse den Erfahrungen, die es im Mutterleib gemacht hat. Von dieser Basis aus ist es bereit, Neues zu erfahren und sich weiterzuentwickeln. Das Tempo seiner Entwicklung ist individuell und verändert sich je nach Alter und Wohlbefinden. Wenn es zu viel Neues auf einmal verkraften muss, gerät das Gleichgewicht zwischen Sicherheit und Neugier außer Balance und es sucht vertraute Erfahrungen: Es ruft nach seiner Mutter, später auch nach seinem Vater oder einer anderen ihm nahestehenden Person.

> *Bedürfnis Nr. 1:* Zuverlässiger liebevoller Kontakt
> *Bedürfnis Nr. 2:* Nahrung, Wärme, Sauberkeit und Schutz
> *Bedürfnis Nr. 3:* Hilfe zur Regulation von Wachen und Schlafen
> *Bedürfnis Nr. 4:* Balance zwischen Erwartetem/Vertrautem und Neuem/Anregendem
> *Bedürfnis Nr. 5:* Individuell passende Reize für alle Sinne: Fühlen, Hören, Sehen, Schmecken, Riechen, Gleichgewicht und Selbstwahrnehmung

Damit Eltern ihren Kindern diese Bedürfnisse ausreichend gut erfüllen können, müssen auch ihre eigenen befriedigt sein. Auch sie brauchen bestärkende Kontakte, das Gefühl, nicht allein zu sein, sie brauchen Sicherheit, Ruhe und Anregung, Nahrung, Berührung und Bewegung. Und darüber hinaus das Gefühl, dass ihr Leben sinnvoll ist und dass sie selbst etwas bewirken können.

Verwöhnt oder zufrieden?

Wenn Eltern ihrer grundsätzlichen Bereitschaft nachgeben, die Bedürfnisse ihres Babys zu erfüllen, fragen sie sich häufig, ob sie ihr Kind damit nicht vielleicht verwöhnen. Ihre Sorge ist, dass sie ein anspruchsvolles, ständig unzufriedenes Kind heranziehen, das sie später mit seinen Ansprüchen ärgern wird. Beispiele dafür lassen sich schnell im Bekanntenkreis, täglich auf der Straße oder im Supermarkt finden. Wohlmeinende Warnungen vor einem Verwöhnen des Kindes werden von Großeltern oder anderen Experten gerne und ungefragt verkündet. Fachleute sind sich heute allerdings weitgehend darin einig, dass ein Baby, dessen Bedürfnisse von seinen Eltern erkannt und zeitnah und auf die passende Weise erfüllt werden, nicht etwa verwöhnt, sondern zufrieden wird. Wenn ein Baby schreit, zeigt es, dass es sich unwohl fühlt und dass es sich selbst nicht helfen kann. Wenn es dann immer wieder erlebt, dass seine ihm nahestehenden Menschen es hören und kommen und etwas unternehmen, was sein Unbehagen ändert, macht es die Erfahrung von liebevoller Zuwendung. Und das tut gut. Das Baby spürt: »Es geht mir schlecht« (vielleicht weil es hungrig ist oder sich allein fühlt) – »Ich tue etwas« (es schreit) – »Es passiert etwas« (Mama oder Papa kommt und nimmt es auf den Arm, es bekommt Milch) – »Ich fühle mich besser!«

Oder: »Es geht mir schlecht« (vielleicht weil es müde oder überreizt ist) – »Ich tue etwas« (es schreit, weil es noch zu klein ist, um sich anders zu äußern oder sich selbst zu helfen) – »Mama oder Papa legen mich in mein Bett. Sie bleiben noch etwas bei mir und da kann ich zur Ruhe kommen.«

Das Kind kann Vertrauen dahingehend entwickeln, dass da jemand ist, der es hört und es unterstützt, und gleichzeitig bildet sich ein gewisses Selbstvertrauen, weil es durch sein Rufen etwas bewirkt hat. Das gilt bei Fachleuten als gute Basis für die Entwicklung einer sicheren Bindung und für die seelische Gesundheit eines Kindes. Die Grundbedürfnisse eines Babys nicht oder nicht rasch genug oder nicht passend zu beantworten, lässt ein Baby eher häufiger quengeln und länger schreien. Damit wir uns richtig verstehen: Wir sprechen über Babys in den ersten Wochen und Monaten! Später wird Ihr Kind auch lernen, dass es einen Moment warten kann, bis seine Bedürfnisse befriedigt werden. Es wird mehr und mehr auch selbst etwas tun können.

Von »Verwöhnen« sprechen Fachleute dann, wenn die Eltern auf ein Bedürfnis des Kindes nicht altersgerecht antworten, d. h. die Fähigkeit des Kindes, selbst zu handeln, unterschätzen oder wenn sie jede Unlustäußerung mit Essen, Trinken oder dem Kauf eines neuen Spielzeugs beantworten. Wenn ein Kind – gleich welchen Alters – Unlust äußert, ist es sinnvoll, sich zu fragen:

Welches seiner Grundbedürfnisse ist nicht erfüllt?
Was kann es seinem Alter entsprechend selbst tun?
Was kann und möchte ich als Mutter/als Vater tun?

Die Bedürfnisse eines Babys zu erkennen und herauszufinden, was ihm hilft, ist eine echte Kunst, die Eltern im Laufe der Zeit lernen. Manchmal lassen sich dabei Missverständnisse nicht vermeiden.

Irrtum Nr. 1: Wenn ein Baby satt, sauber und warm ist, hat es alles, was es braucht.
Hier werden seine weiteren Grundbedürfnisse übersehen! Vielleicht braucht es Nähe, Körperkontakt, Bewegung oder Ruhe und Schlaf.

Irrtum Nr. 2: Wenn ein Baby schreit, braucht es immer mehr von irgendetwas: mehr Essen, mehr Anregung, mehr Schaukeln, mehr Kontakt.
Manchmal braucht ein kleines Kind vor allem weniger: weniger sehen oder hören, weniger Anregung – und stattdessen mehr Ruhe, damit es sich selbst beruhigen kann und seinen Weg in den Schlaf findet.

Irrtum Nr. 3: Es gibt für jedes Unwohlsein eine Lösung.
Manchmal ist die Ursache des Weinens nicht zu erkennen und nicht zu lösen. Man hat alles getan und das Baby schreit immer noch. Dann braucht ein Kind nicht etwa viele neue Versuche, um es zum Schweigen zu bringen, sondern geduldigen Trost.

Aus solchen Missverständnissen, die häufig auch bei viel gutem Willen aus mangelndem Wissen entstehen, können sich Teufelskreise entwickeln, die die Beziehung zwischen Eltern und Kindern stark belasten. Damit Sie Ihr Baby besser verstehen können, lesen Sie am besten im Kapitel »So verstehen Sie Ihr Baby richtig« (siehe Seite 276) etwas über die unterschiedlichen Verhaltenszustände von Babys und im Kapitel »Ein kleines Lexikon der Babysignale« (siehe Seite 281) etwas über die Signale, die Ihnen Ihr Baby sendet, um Ihnen seine Bedürfnisse mitzuteilen.

Was wir heute über das Schreien wissen

Schreien, Weinen, Rufen

Ein Baby ist ohne Erwachsene hilflos. Seine Fähigkeit, durch lautes Geschrei auch über eine größere Entfernung Hilfe herbeizuholen, sichert sein Überleben. Ein Kind drückt so seine Lebenskraft und seinen unbedingten Willen aus, leben zu wollen. Schreien ist ein Rufsignal, das auch über größere Entfernungen wirkt. Babys in anderen Kulturen, die immer am Körper der Mutter getragen werden, schreien weniger, weil sie keine Entfernungen zu überbrücken haben und ihre Mütter durch kleine Signale spüren, was ihr Baby braucht.

Mit dem Schreien macht das Baby nur deutlich, dass es sich unwohl fühlt und Hilfe braucht. Es sagt zunächst nichts über die Ursache seiner Missempfindung aus und schon gar nichts darüber, wie diese zu beheben ist. Das können wir nur durch genauere Beobachtungen seines Verhaltens vor allem vor der Schreiattacke herausfinden. Je genauer Eltern im Laufe der ersten Wochen lernen, die zarten Signale ihres Babys zu erkennen und zu verstehen – man spricht auch davon, das Baby »lesen« zu lernen – und passend darauf zu antworten, desto weniger lang, nicht weniger häufig (!) schreit ein Kind.

Die Frage, ob Babys früher weniger häufig geweint haben als heute, lässt sich nicht beantworten. Sicher ist nur, dass Eltern und Fachleute sich heute ernsthaft bemühen, die Bedürfnisse eines kleinen Menschen zu verstehen, und schon ein sehr kleines Kind unterstützen möchten, damit es sich wohlfühlen kann.

Wann, wie oft und wie lange Säuglinge schreien

Alle folgenden Zahlen sind Durchschnittszahlen, das heißt, manche Kinder weinen viel mehr und andere viel weniger. Es ist gut möglich, dass Ihr Baby kein Durchschnittskind ist!

Babys schreien im statistischen Durchschnitt in den ersten 3 Monaten innerhalb von 24 Stunden täglich 2 Stunden und vom 4. Monat bis zum Ende des ersten Lebensjahres nur noch etwa 1 Stunde.

Die individuellen Unterschiede sind dabei sehr groß. Man beobachtete eine Bandbreite von 1 Stunde bis zu 4 Stunden innerhalb eines Tages.

Die Schreidauer nimmt in den ersten 6 Wochen zu. Untersuchungen beschreiben eine Hochphase zwischen der 3. und der 6. Woche.

In den ersten 3 Monaten schreien Babys vor allem zwischen 16 und 22 Uhr, danach verteilt sich die Zeit des Schreiens gleichmäßiger über den Tag und wird weniger in den Nächten. 9 Monate alte Babys schreien nicht unbedingt seltener als 3 Monate alte; allerdings beruhigen sie sich schneller – vorausgesetzt sie haben keine Schmerzen.

Aus welchen Gründen Babys weinen

Man kann die Ursachen, die ein Baby zum Schreien bringen, in drei Gruppen einteilen:

1. Unwohlsein: Etliche Male am Tag erlebt jedes Baby Momente von Unwohlsein. Es hat Hunger oder Durst, fühlt sich allein und wünscht sich Kontakt, die Temperatur oder seine Kleidung ist ihm ungemütlich oder es hat ähnliche leicht nachvollziehbare Beschwerden. Meistens gelingt es Eltern mit der Methode »Versuch und Irrtum« herauszufinden, was das Baby plagt. Es beruhigt sich und alle atmen auf.
2. Krankheit: Das Baby kann krank sein und Schmerzen haben. Eine genaue Untersuchung durch den Kinderarzt/die Kinderärztin klärt den Grund.
3. Und dann gibt es Ursachen, die nicht so leicht zu erfassen sind. Wenn ein Baby aus nicht erkennbarem Grund oft und lang anhaltend weint, dabei völlig außer sich gerät und die beiden oben genannten Ursachen ausgeschlossen werden können, spricht man von unerklärlichem oder »exzessivem Schreien«.

Wachsen tut manchmal weh

Babys verändern sich immer wieder in großen Sprüngen. Manche davon sind offensichtlich, einige sind für andere Menschen nicht wahrnehmbar. Jede dieser Veränderungen kann Irritationen hervorrufen. Immer wenn ein Baby plötzlich etwas Neues erlebt, sucht es die Rückversicherung bei seinen Eltern. Es weint und möchte getröstet werden. Jede neue Entwicklungsstufe, die ein Baby erklimmt, kann begleitet sein von häufigerem Weinen. Auch das schubweise Wachstum der Zähne, noch lange bevor diese sichtbar werden, lässt Babys manchmal weinen.

Irritationen aus dem Inneren

Außer dem scheinbar »gefährlichen« Gefühl des Hungers, das ein kleines Baby als bedrohlich empfindet, erlebt ein Neugeborenes weitere Überraschungen: Da sind zum Beispiel die ungewohnten Bewegungen der Darmmotorik, die Entwicklung von Darmgasen und Blähungen, wenn sich der Darm nach und nach mit Keimen besiedelt, und die sprunghafte Veränderung seines Nahrungsbedarfs, die dann wieder Magen und Darm vor neue Aufgaben stellt.

Die Veränderung der Wahrnehmung

Bis zum Ende der 2. Lebenswoche ist ein Baby gut geschützt vor lauten Geräuschen. Es hat scheinbar »Stöpsel« in den Ohren und ist durch Lärm überraschend wenig aufzuschrecken. Seine Gehörgänge sind nach der Geburt noch mit Wasser gefüllt, das nach 2 Wochen absorbiert ist. Danach nimmt es plötzlich die Geräusche seiner Umgebung nicht mehr so wahr wie unter Wasser, sondern viel lauter, schärfer und härter. Auch sein Blick wird klarer. Diese neuen Sinneswahrnehmungen erschrecken und überfordern ein Baby schnell. Alles ist plötzlich so anders. Wie gut, dass es schon gelernt hat, Trost im Anblick der Gesichter seiner Eltern zu finden, darin, dass sie es halten und wiegen, und dass es nuckeln kann, um sich zu beruhigen.

Kann ein Baby traurig sein?

»Babys weinen aus Heimweh«, hörte ich einmal eine alte Frau sagen. Auch wenn man die Gefühle eines Babys nicht genau benennen kann, ist es denkbar, dass das Baby ebenso wie seine Mutter einen Verlust empfindet. Die Zeit der engen Symbiose ist vorbei und vielleicht kann sich ein Baby nach der Zeit in der Gebärmutter sehnen. Alle seine Bedürfnisse waren erfüllt, es war geborgen, umhüllt, schwerelos, kannte keinen Hunger, keine Kälte, kein Alleinsein.

Halten Sie es einfach ein wenig in den Armen und erlauben Sie ihm, traurig zu sein und zu weinen.

Was als exzessives Schreien bezeichnet wird

Es gibt eine nunmehr seit 50 Jahren bestehende Regel, die einen Anhaltspunkt dafür bietet, wie man übermäßiges von normalem Schreien abgrenzen kann: Wenn ein Kind (a) länger als 3 Stunden am Tag (b) häufiger als 3-mal in der Woche und (c) länger als 3 Wochen schreit, wird es »Schreibaby« genannt. Heute wird auch die Bewertung durch die Eltern mit einbezogen. Man schaut mehr auf den Zusammenhang, und gleichzeitig individueller und differenzierter. Wenn ein Baby viel schreit, dann ist das keine Eigenschaft des Kindes, die an ihm klebt wie ein Etikett, sondern es ist eine Verhaltensweise, die zum Glück vorübergehend ist. Man sieht es mittlerweile auch mitfühlender: Wenn ein Baby so viel und so lange weint, dass seine Eltern ratlos und erschöpft sind, dann brauchen beide, das Baby und die Eltern, besondere Unterstützung, um diese schwierige Zeit zu bewältigen.

Und wann hört das wieder auf?

Eine gute Nachricht: **Es hört wieder auf, ganz sicher!!**

Die meisten Babys schaffen es bis zum Ende des 3. Lebensmonats, ihr Unwohlsein deutlicher mitzuteilen – sie schreien, wie oben erwähnt, mit 9 Monaten nicht **seltener**, aber deutlich **kürzer** als mit 3 Monaten.

Manchmal dauert diese unruhige Zeit länger als 3 Monate. Möglicherweise ist das Nervensystem eines Kindes besonders empfindlich oder/und zwischen den Eltern und dem Kind haben sich Missverständnisse entwickelt, die es beiden Seiten schwer machen, miteinander auszukommen.

> Häufiges und anhaltendes Geschrei ist kein Persönlichkeitsmerkmal des Kindes, sondern Ausdruck dessen, dass es ihm noch schwerfällt, mit dem Leben außerhalb der Gebärmutter zurechtzukommen. Manchmal höre ich Eltern sagen: »Das Baby ist nörgelig, unzufrieden, zickig, eine Nervensäge«, oder: »Es terrorisiert uns«. Sein Schreiverhalten zeigt jedoch nicht seinen Charakter, dieser wird oft erst sichtbar, wenn die ersten 12 Wochen vorbei sind. Die meisten Babys, die in den ersten 3 Monaten schwer zu beruhigen sind, entwickeln sich danach zu fröhlichen, zufriedenen Kindern.

So verstehen Sie Ihr Baby richtig

Von Anfang an im Dialog

Von seinen ersten Lebensstunden an beginnt Ihr Kind, sich mit Ihnen zu unterhalten: Es sucht Ihren Blick und taucht tief in ihn hinein. Es gibt für ein Neugeborenes kaum etwas Anziehenderes als das Gesicht eines Menschen. Und wenn aus diesem Gesicht mit den glänzenden Augen und dem beweglichen Mund die Stimme seiner Mutter oder seines Vaters kommt, die es schon aus dem vorgeburtlichen Leben kennt, ist es völlig hingerissen. Es schaut und schaut und versucht sogar, den Gesichtsausdruck nachzuahmen: Wenn Mutter oder Vater die Augenbrauen hochziehen und die Stirn runzeln, macht es das auch – Verhaltensforscher nennen das die »Grußreaktion«. Oder wenn Sie die Zunge herausstrecken, versucht das Neugeborene unter großer Anstrengung, dasselbe zu tun. Ein herrlicher kleiner Dialog entsteht. Die Entwicklungsaufgabe des Babys besteht in den ersten Wochen unter anderem darin, die Stimmen und die dazugehörigen Gesichter seiner nahen Umgebung wahrzunehmen und zu speichern. Es ist von Anfang an daran interessiert, im Kontakt mit anderen Menschen zu sein und zu begreifen, was im Gegenüber vor sich geht. Das Baby lernt sich und seine Gefühle im Spiegel des Gesichts seiner Eltern kennen. Mithilfe von besonderen Nervenzellen, den Spiegelneuronen, kann es den Gesichtsausdruck und die Körperhaltung des anderen Menschen innerlich imitieren und verstehen, wie er oder sie sich fühlt. Das schafft ein Gefühl der Verbundenheit miteinander.

Manchmal dann, ganz plötzlich, wendet das Kind den Blick ab: Es ist ermüdet, braucht eine Pause. Sein Gehirn muss die Informationen, die es gerade gesammelt hat, erst einmal verarbeiten. Wenn es diese Pause nicht bekommt, weil die Erwachsenen sich weiter mit ihm unterhalten wollen, wird es sich noch eine Weile bemühen mitzuhalten. Es hält die Augen krampfhaft geöffnet, bis es schließlich nicht mehr kann: Dann beginnt es zu weinen.

Ein Baby drückt mit seiner Mimik und mit seinen Bewegungen sein Befinden sehr deutlich aus, und im Laufe der ersten Wochen gelingt es den meisten Eltern, seine Zeichen zu entziffern und passend darauf zu antworten.

Manchmal ist das allerdings nicht ganz einfach. Jedes Baby ist anders. Manche drücken sich sehr deutlich aus, bei anderen sind die Signale so diskret, dass sie schwer zu entdecken sind. Manche Babys sind sehr geduldig mit ihren Eltern. Sie versuchen noch einmal und noch einmal, ob Mama oder Papa nicht endlich verstehen will, dass sie müde sind. Wenn alles nicht hilft, beginnen sie zu weinen. Andere wiederum sind selbst so erschrocken über ihre Gefühle – wenn zum Beispiel der Hunger sie überfällt –, dass sie scheinbar ohne Vorwarnung in höchste Aufregung geraten und laut schreien. Ein solches Baby fordert von seinen Eltern, dass sie die feinen Signale, die dem Geschrei meistens vorausgehen, zu lesen lernen.

Die Verhaltenszustände des Babys

Viele Wissenschaftler haben sich inzwischen damit beschäftigt herauszufinden, wie Babys uns darüber Auskunft geben, was sie gerade empfinden und was ihr momentanes Bedürfnis ist. Da natürlich jedes Baby anders ist, ist es die Aufgabe jeder Mutter und jedes Vaters, die besonderen Ausdrucksweisen und Reaktionen ihres Kindes zu entdecken.

Wir als Fachleute können Ihnen nur beschreiben, wie sich Babys im Allgemeinen verhalten. Wie genau Ihr kleiner Sohn oder Ihre Tochter es macht, das finden nur Sie selbst durch geduldiges Beobachten heraus.

Das Verhalten von Babys wechselt in verschiedenen Zuständen, die in fünf große Gruppen eingeteilt werden können: Wach sein, Dösen, Schlafen, Quengeln und Schreien.

Die Entwicklungsaufgabe eines Babys liegt darin zu üben, von dem einen Zustand in den anderen zu wechseln und sich selbst zu regulieren. Auch für Sie als erwachsene Person ist es vielleicht manchmal schwer, aus dem Schlaf heraus aufzuwachen oder aus einer angeregten Stimmung heraus in den Schlaf zu finden. Seien Sie geduldig mit Ihrem Baby, es lernt diese Kunst erst nach und nach – als es noch im Mutterleib war, war alles viel einfacher. Die Tage und Nächte, die Geräusche, die Bewegungen und die Nahrung: Alles kam und ging in einem stetigen Fluss. Die Zeit und der deutliche Wechsel der Zustände beginnen sich erst nach der Geburt herauszubilden.

Wach sein

Der Wachzustand hat drei unterschiedliche Aspekte. Diese unterscheiden zu können, hilft Eltern sehr, die passende Reaktion zu finden.

Wach und aufmerksam

Die Augen des Babys sind offen, sie sind klar und verweilen konzentriert auf Ihrem Gesicht oder dem Spielzeug, das Sie ihm anbieten. Sein Körper befindet sich in einer guten Spannung, und das Kind drückt Freude und Interesse mit seinen Armen und Händen und auch durch ein Zappeln mit den Beinen und den Füßen aus. Das ganze Kind wirkt offen und bereit.

Seine Botschaft lautet: »Ich bin bereit, schau mich an, sprich mit mir, spiel mit mir!«

Jetzt ist die richtige Zeit für ein kleines Gespräch miteinander, für eine Massage, für ein Spiel mit den Händen und Füßen.

Wach und nach innen gekehrt

Das Baby erscheint wach, wendet aber seinen Kopf bald zur Seite, der Blick wird verschwommen, der Körper wird weich. Je jünger ein Säugling ist, desto weniger lang kann er wach und aufmerksam sein. Sein Gehirn ist zwar begierig darauf, Neues zu lernen, aber sein Aufnahmevermögen ist noch begrenzt. Er ermüdet schnell und braucht kurze oder längere Momente der Ruhe, in denen er die vorherigen Sinnesreize verarbeitet. Dann erst kann er sich wieder der Außenwelt zuwenden. Zu Anfang braucht das Baby schon nach wenigen Minuten eine Pause, später kann es mehr verkraften.

Seine Botschaft lautet: »Bitte lass mich einen Moment in Ruhe, sprich mich nicht an, bleib einfach da, halte mich und warte, bis ich wieder bereit bin! Ich möchte gern mit Dir spielen, aber jetzt muss ich eben mal spüren, was in mir los ist!«

Jetzt ist die richtige Zeit für Sie, auch eine kleine Verschnaufpause einzulegen, vielleicht tatsächlich tief durchzuatmen und gespannt darauf zu sein, wann und wie sich Ihr Baby Ihnen wieder zuwendet.

Wach und angespannt

Die Augen des Babys sind offen, manchmal starr, die Bewegungen sind ruckhaft und hektisch, die Aufmerksamkeit lässt sich nur kurz von einem anregenden Gegenstand oder vom Herumtragen und Schaukeln fesseln, dann wird das Kind wieder unruhig und es muss scheinbar etwas Neues her. Immer wieder wendet es sich ab, manchmal versucht es, seine Überreizung dadurch zu beruhigen, dass es seine eigenen Hände und Füße berührt. Das Abspreizen der Finger ist ein besonders feines Signal für eine innere Anspannung.

Die Botschaft des Babys lautet: »Bitte hilf mir, dass ich zur Ruhe komme, auch wenn ich selbst so tue, als ob ich noch ganz wach und neugierig bin. Lass Dich davon nicht täuschen. Ich brauche jetzt nicht mehr Unterhaltung, sondern Ruhe!«

Jetzt ist es Zeit, den Entschluss zu fassen, das Unterhaltungsprogramm herunterzufahren und vielleicht mit ruhigem Körperkontakt dem Baby zu helfen, dass es in den Schlaf findet, auch wenn es noch so wach aussieht und eventuell zunächst protestiert. Manchen Kindern fällt es schwer, sich abzuwenden. Sie scheinen immer noch hungrig auf neue Reize zu sein, auch wenn sie eigentlich schon lange müde sind. Oder ihre Umwelt verhindert, dass sie Ruhe finden.

Dösen

Babys haben die unnachahmliche Fähigkeit, mit offenen Augen in einen Trancezustand zu gehen. Das ist ein Zustand zwischen Schlafen und Wachen, in den Monaten vor der Geburt befand es sich oft in diesem »Zwischenreich«. Man kann dann nur aus dem Zusammenhang erahnen, ob das Baby gleich einschlafen oder ob es wieder wach und aufmerksam sein wird. »Stilltrance« nennt man diesen Zustand gegen Ende und nach einer Mahlzeit. Jetzt nicht gestört zu werden, hilft einem Baby sehr, sein inneres Gleichgewicht aufzubauen. Es ist unnötig, ein Baby aus diesem herrlichen Zustand herauszureißen, um es für ein Bäuerchen hochzunehmen. Wenn Sie es einfach im Arm behalten, stößt es dort ganz von allein auf, oder Sie nehmen es erst dann hoch, wenn es wieder klar guckt oder wenn es unruhig wird.

Die Botschaft des Babys lautet: »Bitte nicht stören, auch wenn meine Augen offen sind!«

Jetzt ist Zeit für friedliche Ruhe und Körperkontakt. Vor allem nach dem Stillen oder Füttern kann das auch für Sie ein Moment der wohltuenden Ruhe sein. Es wäre schade, wenn dieser Moment durch geschäftige Aktivitäten unterbrochen wird!

Schlafen

Der Anblick eines schlafenden Säuglings ist für die meisten Menschen sehr berührend. Er drückt so viel Vertrauen und Hingabe, vollkommene Entspannung und tiefen Frieden aus. Und doch ist der Schlaf für die Entwicklung des Babys wichtige »Arbeitszeit«. Es verknüpft jetzt alle Erfahrungen der wachen Zeit in seinem Gehirn zu neuen Mustern, es lernt sozusagen im Schlaf. Dabei stöhnt und schmatzt und schnauft es, es verzieht gelegentlich das Gesicht, und manchmal öffnen sich sogar die Augen ein wenig. Sein Atem ist manchmal tief und ruhig, dann wieder rasch und aufgeregt. Manchmal weint es auch kurz im Schlaf. Im Schlaf wechselt das Baby zwischen tiefem Abgetauchtsein und Ruhe und bewegter, aktiver innerer Arbeit. Für äußere Reize ist es jetzt nicht zugänglich, es ist ganz mit seiner inneren Welt beschäftigt.

Seine Botschaft lautet: »Wenn ich schlafe, bleib bitte in meiner Nähe und gib mir die Sicherheit, dass ich nicht ganz allein bin. Wenn ich Deinen Atem höre, wenn ich etwas auftauche, kann ich leichter wieder tief einschlafen. Und wenn ich mich bewege und unruhig werde, weck mich bitte nicht gleich auf, denn vielleicht glaubst Du nur, dass ich ausgeschlafen habe. Wenn ich wirklich wach werden will, sage ich es Dir deutlich!«

Jetzt ist es Zeit, um das eigene Ruhebedürfnis zu befriedigen. Dabei geht die Empfehlung heute dahin, das Kind in der Nähe des eigenen Bettes schlafen zu lassen, damit es sich auch im Schlaf nicht einsam fühlt.

Quengeln

Wenn das Kind quengelt, ist offensichtlich, dass irgendetwas dem Baby nicht behagt. Zwar versucht es tapfer, selbst damit fertig zu werden, aber seine Möglichkeiten sind (noch) begrenzt. Je nach Temperament und Stärke des Unwohlseins quengelt ein Kind längere oder kürzere Zeit, bis es in einen anderen Verhaltenszustand wechselt: Es schläft (wieder) ein, wird ruhig und aufmerksam oder es schreit. Den Übergang schafft es manchmal nicht allein, da braucht es Hilfe von den Erwachsenen, die erkennen, was jetzt hilft:

- Ruhe, damit es (wieder) in den Schlaf findet, vielleicht nur die Stimme der Eltern oder eine Hand auf dem Rücken.
- Anregung, weil es neugierig ist, und gern wach und aufmerksam sein möchte.
- Eine Mahlzeit, weil es hungrig ist.
- Körperkontakt, Blickkontakt oder die Stimme, weil es sich allein fühlt.
- Bewegung, weil die Unbeweglichkeit sich nicht gut anfühlt.
- Eine frische Windel, wärmere oder leichtere Kleidung.

Manchmal ist die Ursache des Quengelns nicht ohne Weiteres erkennbar. Dann hilft es oft, abzuwarten und zu beobachten, was sich entwickelt, oder durch Versuch und Irrtum herauszufinden, was ihm hilft.

Die Botschaft des Babys lautet: »Ich fühl mich unwohl. Wenn Du siehst, was mir fehlt, dann hilf mir. Wenn wir beide es gerade nicht erkennen können, sei mir bitte nicht böse!«

Jetzt ist es Zeit, das Baby genau anzuschauen und zu prüfen, ob es nicht diskrete Signale gibt, aus denen Sie schließen können, was es möchte, und nachzudenken, was im Tagesablauf jetzt vielleicht gerade »dran sein« könnte. Und halten Sie für möglich, dass bei mancherlei Unwohlsein das Baby sich gut allein beruhigen kann, ja dass sogar Aktionen von Ihnen genau verhindern, dass es das schafft.

Schreien

Wenn ein Baby schreit, hat es dafür immer einen Grund. Und es braucht Sie, um damit fertig zu werden. Vermutlich hat es das schon selbst versucht, es ist ihm aber nicht geglückt, und nun ruft es Sie zu Hilfe. Es hat sich bewährt, auf das Schreien eines Babys sofort zu reagieren. In der allerersten Zeit gibt es bei unterschiedlichen Ursachen kaum einen Unterschied in der Art des Schreiens. Im Laufe der ersten Wochen und Monate wird die Stimme des Kindes vielfältiger in ihrem Ausdruck. Die meisten Eltern können nach einiger Zeit heraushören, ob ihr Kind Hunger hat, ob es aus Müdigkeit schreit, ob es Schmerzen hat, sich erschrocken hat oder sich alleine fühlt.

Die Botschaft des Babys lautet: »Hilfe, da ist etwas sehr unangenehm, ich brauche Dich, um es zu bewältigen. Und selbst wenn nicht einmal Du es ändern kannst, lass mich bitte nicht allein, denn dann ist es noch schlimmer!«

Jetzt ist es Zeit, dem Baby beizustehen. Es braucht Sie, damit Sie erkennen, ob es sich in einer gefährlichen Situation befindet, ob es krank oder verletzt ist. Es braucht Sie, weil es sich manche seiner drängenden Bedürfnisse nicht selbst erfüllen kann. Es braucht Sie und Ihre Pflege, um satt zu werden, frische Windeln und die passende Kleidung zu bekommen. Es braucht Ihre Nähe, wenn es sich allein fühlt, wenn sein Körper gehalten und berührt werden möchte. Es braucht Ihre gelassene Anwesenheit, wenn es müde ist und nur schwer in den Schlaf findet. Und es braucht Ihren Trost, wenn es Schmerzen hat oder außer sich ist.

Ein kleines Lexikon der Babysignale

Genauso, wie das Baby mit vielen Fähigkeiten ausgestattet ist, um sich mit Ihnen zu verständigen, haben auch Sie als Eltern eine Art natürliches Erkennungsprogramm, das es Ihnen möglich macht, die Körpersprache und die Laute des Babys zu entziffern. Auch bei Erwachsenen sind es die »Spiegelneuronen«, die es Menschen ermöglichen, die Befindlichkeit und die Bedürfnisse des Babys zu erkennen: Sie vollziehen den Ausdruck Ihres Kindes innerlich nach und können so erspüren, wie es sich fühlt. Dazu kommt, dass Eltern eine hohe Bereitschaft haben, ihr Kind gut zu versorgen, ihm Zuwendung, Nahrung und Wärme zu geben. Dennoch ist die Sprache des Babys zunächst fremd: Sie ist so ganz ohne Worte und es ist für uns ungewohnt, uns nur in der Körpersprache zu verständigen. Ihr Baby lehrt Sie jetzt die Sprache seines Körpers und seiner Mimik.

Um eine neue Sprache zu lernen, muss man sie oft hören oder in diesem Fall: sehen, hören und fühlen. Wenn die erste Zeit nach der Geburt von Unruhe, Belastungen und Aufregungen überschattet ist, brauchen Eltern und Kinder manchmal etwas länger, um eine gemeinsame Sprache zu finden. Und weil ein Baby nur ein begrenztes Maß an Missverständnissen aushalten kann und weil es nicht warten kann, bis Mama oder Papa endlich begriffen hat, was es braucht, und sich Zeit nimmt, um sein Bedürfnis zu erfüllen, schreit es.

Doch bevor es schreit, gibt es in der Regel durch Laute, Mimik und Körpersignale Botschaften an seine Umwelt weiter. Säuglinge haben eine überraschend große Vielfalt an Ausdrucksmöglichkeiten! Wenn Eltern ihr Baby gut beobachten und wissen, worauf sie achten müssen, um ihr Baby verstehen zu können, lässt es sich zwar nicht vermeiden, dass es weint, aber es fällt leichter, das richtige Mittel zu finden, um es wieder zu beruhigen. Oder es wird deutlich, dass die Ursache des Unmuts nicht abzustellen ist. Dann können Eltern ihr Kind trösten und es dabei begleiten, dass es die ungute Situation gut übersteht. Noch einmal zur Erinnerung: Es ist völlig normal, dass ein Kind schreit, und nicht immer steht es in der Macht der Eltern, das Geschrei zu beenden!

Im Folgenden werden mögliche Verhaltensweisen des Babys und Versuche beschrieben, die Sie unternehmen können, um zu testen, ob Ihre Vermutung stimmt. Natürlich ist jedes Baby ein besonderes Baby und Sie werden bald durch möglichst genaue Beobachtung und durch Versuch und Irrtum herausfinden, wie genau Ihr kleiner Sohn oder Ihre Tochter seine oder ihre Bedürfnisse äußert.

Hunger

Verhalten: Das Baby macht Suchbewegungen mit dem Mund, es dreht den Kopf hin und her, seine ganze Aufmerksamkeit scheint auf den Mundbereich konzentriert, es führt seine Hände zum Mund, wenn es das schon schafft, und saugt daran. Oder es saugt an allem, was sich in der Nähe seines Mundes befindet. Zunächst gibt es kurze Quengellaute von sich.

Test: Berühren Sie das Baby leicht an der Wange. Wenn es sich voller Interesse zu Ihrem Finger wendet und daran saugen möchte, kann es sein, dass es Hunger hat.
Wenn Sie dann nachrechnen, wann Ihr Kind zuletzt getrunken hat, und dies schon eine Weile her ist, können Sie ihm die Brust anbieten oder, falls Sie nicht stillen, die Flasche. Saugt es dann kräftig, war die Vermutung richtig: Hunger!

Wie sich das Verhalten erklärt: Nicht immer können Sie sich auf die Zeiteinteilung und -rechnung »Hunger – Satt sein« verlassen. Ein Baby trinkt zunächst vielleicht unregelmäßig und selbst wenn es nach einigen Wochen so scheint, als ob sich ein Rhythmus eingestellt hätte, kann der nächste Wachstumsschub wieder häufigeren Hunger auslösen. Besonders um die 6. Lebenswoche herum und nach circa 3 Monaten irritieren Kinder ihre Eltern häufig durch plötzlich vermehrtes Hungergeschrei. Dann muss das Baby eben häufiger angelegt werden, die Brust produziert aufgrund der stärkeren Nachfrage mehr Milch und die Abstände verlängern sich wieder. Da Ihr Baby mit dem Hunger auch seinen Durst löscht, ist es an heißen Tagen auch möglich, dass es öfter ein Schlückchen zwischendurch nehmen möchte. Wenn Ihr Baby nach einigen kräftigen Zügen eine Pause macht, sich vielleicht sogar von der Brust abwendet, vielleicht auch kurz weint, kann es sein, dass mit dem Saugen der gesamte Darm des Kindes in Bewegung geraten ist. Weil das aber noch eine ganz neue Körpererfahrung ist, die irritierend sein kann, braucht das Kind eine Weile, um diese Störung zu verarbeiten. Manchmal können Sie auch hören, wie es in die Windel drückt. Erleichtert wendet es sich dann wieder der Brust zu und trinkt weiter. Keinesfalls weint es, weil ihm die Milch nicht schmeckt!

> Beim Stillen oder Füttern und bei allen Fragen der Ernährung des Kindes tauchen erfahrungsgemäß in den ersten Lebenstagen und -wochen viele Fragen auf. Dann ist es gut, wenn Sie eine Hebamme haben, die Sie geduldig anleitet und alle Ihre Fragen beantwortet. Die Hebamme kann Sie bereits in der Schwangerschaft und dann bis zum Ende der Stillzeit dabei unterstützen, sich im Leben mit Ihrem Baby gut zurechtzufinden. Diese Leistung wird von Ihrer Krankenkasse bezahlt!

Nuckeln und Saugen

Verhalten: Wenn Ihnen Ihr Kind unklare Signale gibt, sich einerseits für die Brust interessiert, andererseits nicht richtig »zugreift«, z. B. die Brustwarze rasch wieder loslässt, ist es nicht ganz einfach zu entscheiden: Hat es Hunger oder möchte es nur saugen, um bei der Brust Trost zu finden?

Wie sich das Verhalten erklärt: Die Brust der Mutter ist nun einmal das ganze Babyglück. Es wird gehalten, spürt den vertrauten Herzschlag und den Atemrhythmus, seine sensibelste Körperregion um den Mund herum spürt Haut: das allerschönste Gefühl. Und dann ist da noch der Duft der Haut und der Milch. Eine kurze Rückkehr ins Paradies. Die Saugbewegung hat es bereits in der Gebärmutter häufig gemacht. Sie hilft dem Kind auch, Spannungen abzubauen und sich selbst zu beruhigen. Gleichzeitig trainiert es mit dem Saugen seine Muskeln rund um den Mund, im Rachen und im Kehlkopf – damit die Vorbedingungen für die Sprachentwicklung.

Babys haben über den Hunger hinaus ein sehr unterschiedlich ausgeprägtes Saugbedürfnis, und Sie sollten ihm helfen, das Bedürfnis zu befriedigen. Ob Sie dem Baby erlauben möchten, an Ihrer Brust zu nuckeln, auch wenn es nicht hungrig ist, oder ob Sie ihm lieber einen Schnuller anbieten oder ihm helfen, seine Finger zu finden, ist Ihre Entscheidung. Weder das Füttern mit der Brust oder der Flasche noch ein Schnuller sollte allerdings dazu genutzt werden, um dem Baby jedes Mal etwas in den Mund zu stecken, wenn es unruhig wird. Es hat noch viele andere Bedürfnisse, auch wenn es noch klein ist!

Der Schnuller

Der Schnuller hat immer wieder heftige Diskussionen ausgelöst. Es ist eben nicht leicht zu entscheiden: Da ist auf der einen Seite dieser kleine Mund, der begierig nach allem sucht, an dem er saugen kann; da ist diese friedliche Hingabe, mit der ein Baby nuckelt. Ausreichend saugen zu können, ist wichtig für die Entwicklung und gibt dem Kind die Möglichkeit, Spannungen abzubauen und sich selbst zu beruhigen. Babys können jedoch in Verwirrung geraten, wenn sie in den ersten Lebenstagen die Brust und den Schnuller angeboten bekommen. Das Saugen an der Brust erfordert eine ganz andere Technik. Auf jeden Fall sollte ein Baby erst dann einen Schnuller bekommen, wenn es an der Brust trinken kann.

Und: Ein Baby darf keinesfalls eine mit Saft oder süßem Wasser oder Tee gefüllte Nuckelflasche zur Beruhigung angeboten bekommen. Seine Zähne nehmen davon ernsthaften Schaden, auch wenn sie noch nicht sichtbar sind!

Müdigkeit

Verhalten: Das Baby guckt häufig zur Seite, nimmt sich eine kleine Pause. Seine Augen wirken leicht verschleiert, der eben noch ganz klare Blick wird verklärt. Die Muskulatur um die Augen herum wird schlaffer. Es gibt leise Unmutslaute von sich und wird unruhig, manchmal zappelig. Es fasst sich vielleicht an die Ohren oder reibt sich das Näschen: All dies sind kleine Signale, die zeigen, dass das Kind müde wird. Wenn es dann noch gähnt, ist die Sache klar. Aber: All diese Signale sind sehr kurz und flüchtig und man übersieht sie leicht.

Test: Rechnen Sie nach, wann Ihr Baby zuletzt geschlafen hat. Könnte es sein, dass es ein Nickerchen braucht? Versuchen Sie, es hinzulegen, ihm eine ruhige Umgebung zu verschaffen. Falls es heftig protestiert, beobachten Sie, ob es nach einigen Minuten Anzeichen dafür zeigt, dass es zur Ruhe kommt.

Wenn Eltern die Signale für Müdigkeit nicht wahrnehmen, weil sie sie nicht kennen oder weil sie so zart und schnell vorbei sind, kann es sein, dass sie den richtigen Moment verpassen, ihr Kind schlafen zu legen. Oder sie verstehen die Unruhe des Kindes falsch und denken, es langweile sich und brauche mehr Abwechslung. Das Baby ist dann kurz von dem neuen Angebot fasziniert und versucht, sich wach zu halten, bis es nicht mehr kann, und dann schreit es. In der Praxis erlebe ich häufig, dass Eltern zwar sehen oder ahnen, dass das Baby müde ist, sich selbst und ihrer Wahrnehmung aber nicht trauen und auf deutlichere Zeichen warten. Oder sie denken, dass es gar nicht müde sein kann. Oder es passt jetzt einfach nicht in ihre Pläne für den Tagesablauf.

Der Versuch, das Baby hinzulegen, führt manchmal spontan zum Erfolg, das Kind schläft sofort ein. Leider nur manchmal. Nicht jedem Baby fällt es leicht, rasch in den Schlaf zu kommen, manche quengeln noch ein wenig, nicken kurz ein, wachen dann aber schnell wieder auf. Jetzt braucht das Kind Sie, damit Sie es dabei unterstützen, der Müdigkeit nachzugeben. »Zur Ruhe kommt man nur durch Ruhe«, das gilt auch für Babys. Die Bestimmtheit und die Ruhe der Erwachsenen haben einen großen Einfluss darauf, wie leicht ein Baby zur Ruhe findet.

TIPPS und Einschlafhilfen für müde Babys

> Erkennen Sie rechtzeitig, dass das Baby müde ist und reagieren Sie darauf. Ist es erst einmal überreizt, kommt es schwer zur Ruhe.
> In den Schlaf finden kann Ihr Baby nur selbst, Sie können es dabei lediglich begleiten.
> Dämpfen Sie Außenreize (Licht, Geräusche, Bewegung), wiegen Sie es sacht, singen oder summen Sie (s)ein Schlaflied.
> Ziehen Sie ihm seinen Schlafsack an.
> Entscheiden Sie, ob es auf dem Arm oder in seinem Bett einschlafen soll.

Auf dem Arm: Halten Sie es in Ihrer Armbeuge, umfassen Sie auch seine Arme und Beine. Halten Sie es waagerecht, so gewöhnt es sich leichter an die übliche Schlafposition. Wiegen Sie es sacht.

Im Bettchen: Legen Sie es mit ruhigen Bewegungen hin, streichen Sie mit leichten Händen über seinen Kopf, dann hinunter bis zu den Füßen.

> Bieten Sie ihm etwas zum Nuckeln an, wenn Sie das möchten.
> Wünschen Sie ihm eine gute Reise in das Land der Träume. Sagen Sie ihm und sich selbst, dass Sie gut aufpassen und dass Sie in der Nähe sind, während es schläft.
> Ein Baby schläft oft in Etappen ein: Es taucht immer wieder kurz auf, quengelt einige Minuten und beruhigt sich wieder. Es versichert sich dann, dass Sie da sind und dass es jetzt wirklich schlafen soll und darf. Diese Phase des Auf und Ab kann 10–15 Minuten dauern. Stören Sie es jetzt nicht, sondern bleiben Sie weiterhin ruhig, geben Sie ihm etwas zum Nuckeln, singen Sie, summen Sie oder halten Sie vielleicht seine Hände.

Nasse Windel, unbequeme Kleidung

Verhalten: Das Baby quengelt, ist zappelig.

Ob die Kleidung stört, lässt sich relativ leicht herausfinden und ändern. Bei der Auswahl der Kleidung für Ihr kleines Kind könnte es hilfreich sein, wenn Sie sich daran orientieren, was Sie gern tragen, wenn Sie über Stunden im Bett liegen oder Gymnastik machen. Besonders wenn das Baby gerade einen wunden Po hat, ist es ihm sehr unangenehm, wenn seine Windel voll ist. Auch zu eng geklebte Windeln, eine schlechte Passform oder Knöpfe und Schnallen können das Wohlbefinden des Kindes beeinträchtigen.

Zu warm, zu kalt

Verhalten: Ihr Baby hat einen hochroten Kopf, Schweißperlen auf der Stirn, quengelt und ist unruhig: Es ist ihm zu warm!

Wenn es einen Schluckauf bekommt, kann das ein Zeichen dafür sein, dass es friert. Schluckauf ist häufig zu beobachten, wenn ein Baby für längere Zeit nackt ist.

> **Test und was hilft:** Wenn Sie sich nicht sicher sind, fahren Sie mit dem Finger in den Nacken des Kindes. Wenn es hier feucht und schwitzig ist, sollten Sie für leichtere Kleidung sorgen; wenn es dort kühl ist, braucht es etwas Wärmeres.

Bedenken Sie dann, dass Ihr Kind es sehr gern hat, wenn es wie im Uterus eine kleine Umhüllung hat, sonst fühlt es sich leicht schutzlos. Seine Haut kann die Wärme noch nicht so gut regulieren und es kann nicht sagen: »Mama, Papa, mir ist ungemütlich.« Eine dünne Schicht Stoff, möglichst aus einer Naturfaser, hilft ihm, seine Körperenergie zu halten. Das kann ein langärmeliges Hemdchen sein, eine leichte Strampelhose, ein Schlafsack, eine dünne Decke oder ein Tuch. Eine Umhüllung ist für ein Baby, das jünger ist als 3 Monate, sehr angenehm, auch im Sommer. Kalte Hände und Füße sind zwar für die Gesundheit des Babys keine Belastung, sie weisen aber dennoch auf einen im Moment eingeschränkten inneren Energiefluss hin. Interessanterweise lässt sich dieses Problem eher durch Massage oder Köperkontakt beheben als durch Socken oder gar Handschuhe.

Das Bedürfnis nach Kontakt und Berührung

Verhalten: Im Schlaf gibt es kurze, leise Laute von sich, die wohl der Mutter versichern sollen, dass alles in Ordnung ist. Kurz nach dem Aufwachen ruft es mit einem kurzen, einzelnen Laut, um sich zu versichern, dass da jemand ist. Wenn keine Antwort kommt, keine Person hörbar, sichtbar oder spürbar ist, beginnt das Kind zu weinen. Es überstreckt sich manchmal nach hinten und rudert mit den Armen

Test und was hilft: Wenn Ihr Baby Sie ruft, antworten Sie! Sie werden das sowieso intuitiv tun. Manchmal reicht es, wenn es Ihre Stimme hört oder Sie sieht. Wenn es schon weint, sollten Sie es auf den Arm nehmen. Beruhigt es sich? Was immer die wirkliche Ursache der Kontaktsuche war: Wenn Mama oder Papa da ist, ist erstmal alles besser. Für einen Säugling ist es lebenswichtig, immer den Kontakt zu »seinen Leuten« zu fühlen. Er spürt, dass sein Leben gefährdet wäre, wenn niemand für ihn da wäre. Das ist eine der großen Veränderungen nach der Geburt: Das Baby ist nicht mehr ständig umgeben von Bewegung und Geräuschen, die vom Körper seiner Mutter ausgehen, sein Bett ist beängstigend still. Wenn Sie Ihr Baby rufen hören, geben Sie ihm ein Signal: Sprechen Sie mit ihm, zeigen Sie sich oder nehmen Sie es auf den Arm, wenn es sich anders nicht beruhigen kann.

Das Überstrecken des Körpers oder wildes Rudern mit den Armen wird von noch unerfahrenen Eltern oft als der Wunsch des Babys nach mehr Freiheit interpretiert. Häufig braucht das Kind genau das Gegenteil: Es sucht eine feste Begrenzung, in die es sich dann hineinkuscheln kann. Sein Raum in der Gebärmutter war schön eng begrenzt, überall hat es etwas Weiches, Lebendiges und gleichzeitig Festes um sich herum gespürt. Und das ist nun auf einmal weg. Es dehnt und streckt sich und sucht danach; irgendwo muss diese riesige Welt doch eine Grenze haben!

Das Bedürfnis des Babys nach Körperkontakt ist groß. Manche Kinder scheinen in den ersten Wochen gar nicht genug davon bekommen zu können und sind am liebsten ständig am Körper von Mutter oder Vater. Besonders Babys, die zu früh zur Welt gekommen sind, oder solche, die einen schweren Start hatten, scheinen noch für eine Weile so etwas wie einen Gebärmutterersatz zu brauchen. Und wunderbarerweise tut es auch den Eltern gut, die mit ihrem Kind eine schwere Zeit durchgemacht haben, wenn sie ihrem Kind diese Nähe geben können, die vielleicht direkt nach der Geburt nicht da war.

Vaters haarige Brust und Mutters weicher Bauch sind herrlich kuschelig für eine kleine Ruhepause. Besonders wertvoll sind regelmäßige Massageeinheiten. Sie tun Eltern und Kindern gut und haben darüber hinaus gute Langzeitwirkungen. (Mehr darüber im Kapitel *Berührung tut gut*, S. 303.)

Das Bedürfnis nach Bewegung

Verhalten: Das Baby ist unruhig, quengelt. Sie halten Hunger, Müdigkeit, Wärme, Kälte für unwahrscheinlich. Wenn Sie Ihr Kind auf dem Arm haben und dabei selbst still im Sessel sitzen, quengelt und zappelt es weiter.

Test und was hilft: Wiegen Sie es hin und her, stehen Sie vielleicht auf und gehen Sie herum. Beruhigt es sich?
Körperkontakt, schaukeln und wiegen, oder einige Minuten in der Hängematte, ein Spaziergang im Tragetuch, eine Fahrt mit dem Kinderwagen – all das sind Angebote, die das Baby passiv bewegen. Eine Spielrunde auf dem Wickeltisch oder auf dem Boden, Fahrradfahren mit den Beinen, gemeinsames Herumkugeln: Auch Babys lieben aktive Sportstunden.

Wie sich das Verhalten erklären lässt: Ein Baby zu schaukeln und zu wiegen, ist einer der vielen intuitiven Impulse, die schon kleine Kinder mit ihren Puppen und Stofftieren zeigen. Das ist gut zu verstehen: Während der Zeit im Mutterleib wurde das Baby ständig leicht oder heftiger bewegt. Selbst wenn die Mutter schlief oder ruhte, gab es die leichte Bewegung des Atems, die nie aufhörte. Die ersten Sinneszellen des Embryos, die ihre Arbeit aufnahmen, bildeten später das Gleichgewichtsorgan im Innenohr. Alfred Tomatis, ein Forscher, der sich mit der Bedeutung des Gleichgewichtssystems und des Hörens für die seelische Entwicklung beschäftigt hat, sagt, dass mit dem Erwachen des Gleichgewichtssinns die Lebensfreude, die Lust darauf, mehr und mehr davon spüren zu wollen, entstanden ist. Fast alle Kinder lieben es, wild zu schaukeln. Ihr Baby ist dafür vielleicht jetzt noch zu klein. Es mag sanftere Reize: Es möchte fest gehalten werden wie im Uterus, hin und her gewiegt werden, und wenn die Eltern dann noch mit ihm sprechen oder ihm etwas vorsingen oder summen, ist es »fast wie damals«. Wenn Sie sich vorstellen, was Ihr Baby im Mutterleib erfahren hat, und ihm Ähnliches anbieten, finden Sie leicht heraus, was ihm gefällt. Wenn Sie es zum Beispiel in einem Tragetuch tragen, ist es fest umhüllt, dicht am Körper mit allen Ihren Berührungen, Bewegungen, Geräuschen und Gerüchen. Viele Babys mögen das sehr und es gibt Hinweise darauf, dass Babys, die viel im Tragetuch getragen werden, zwar nicht seltener schreien, sich aber deutlich schneller beruhigen. Unter anderem ermöglicht ein gut angeregter Gleichgewichtssinn einem Baby, sein inneres Gleichgewicht wiederherzustellen, wenn es durch »Unlustgefühle« aus der Balance gerät. Das Schaukeln und Wiegen hilft zudem oft, von einem Verhaltenszustand leichter in einen anderen zu kommen: also vom Wachzustand in den Schlaf oder auch vom Schlafen in das Wachsein.

Je älter das Baby wird, desto mehr sollte es sein eigenes Bewegungsrepertoire aktiv erweitern und trainieren können. Dazu braucht es Platz auf einer Decke am Boden und bewegungsfreudige Erwachsene, die mit ihm spielen und mit ihm gemeinsam kleine Turnstunden genießen.

Überreizung

Verhalten: Eben noch hatte Ihr Baby offensichtlich Freude an dem gemeinsamen Spiel, dann beginnt es zu quengeln und sich zu drehen und zu wenden. Wenn Sie Ihm etwas Neues anbieten, es anders halten, mit ihm herumgehen, es schaukeln oder aus dem Fenster schauen lassen, wirkt das nur kurz, dann beginnt es wieder zu quengeln. Sein Blick wirkt verschleiert oder starr, es wendet sich schnell ab. Vielleicht strampelt es und rudert mit den Armen.

Test und was hilft: Wenn Sie nun Ihr Tempo deutlich reduzieren, das ganze Kind fest in die Arme nehmen, kann es sein, dass es sich nach kurzem, stärkerem Strampeln beruhigt, vielleicht noch einmal lauter quengelt oder kurz weint und dann wieder zu sich findet. Nuckeln kann dabei sehr helfen.

Ein Baby ist so offen für alle Sinnesreize, es ist so begierig darauf, mehr von der Welt zu erleben, dass es selbst oft nicht den Punkt findet, an dem es genug hat. Babys sind unterschiedlich gut dazu in der Lage, sich selbst gegen eine Überreizung zu schützen. Gerade die besonders wissbegierigen, die mit großen Augen in die Welt schauen, oder solche mit einem empfindlichen Nervenkostüm werden von ihren Eltern oft überfordert. Da ein Baby sehr darauf bedacht ist, mit seinen Eltern einen guten Kontakt zu pflegen, kann es sein, dass es sich höflicherweise von Ihnen weiter unterhalten lässt, obwohl es längst genug hat. In der Praxis erlebe ich, dass Eltern viel häufiger denken, dass ihr Kind nach mehr Anregungen verlangt, als dass sie auf die Idee kommen, dass es Ruhe und Rückzugsmöglichkeiten braucht. Sie möchten ihr Baby zufriedenstellen und fördern. Das ist gut. Aber es ist auch gut zu wissen, dass das Aufnahmevermögen je nach Alter und Temperament des Kindes nur kurz sein kann und dass für ein Baby weniger oft mehr ist. Denn es muss die angebotenen Reize auch verarbeiten. Wenn ein Baby über längere Zeit zu viele Reize aushalten musste, entlädt sich die aufgestaute Spannung häufig abends in lang anhaltendem Geschrei.

Bitte tragen Sie Ihr Baby nicht mit dem Rücken zu Ihrem Körper in einem Tuch oder Tragesack. Diese Körperhaltung widerspricht seiner natürlichen Tendenz, sich anzuklammern. Und das Baby ist den visuellen Reizen und dem Wind hilflos ausgeliefert. – Stellen Sie sich vor, Sie rasen am Rücken aufgehängt ohne Windschutzscheibe und Brille mit 200 Stundenkilometern über die Autobahn. Babys beschweren sich darüber oft nicht sofort. Sie sind sehr bemüht, die Welt so hinzunehmen, wie Ihre Eltern sie ihm bieten. Die empfindsameren Kinder weinen jedoch dann oft abends, weil sie einfach zu viele zu intensive Reize verkraften mussten.

Verunsicherung

Verhalten: Daran können Sie erkennen, dass Ihr Baby gerade im Stress ist: Schreckhafte und fahrige Bewegungen, die eher auseinanderfliegen; ein steif gestreckter Körper; der Versuch, sich durch eine Berührung der eigenen Hände selbst zu beruhigen, quasi die Hände zu ringen; weit offene Augen, die durch alles hindurchzublicken scheinen, oder ein Blick, der sich an Ihnen festsaugt; rascher Atem, kalte Hände und Füße, marmorierte Haut.

Test und was hilft: Fragen Sie sich, ob sich Ihr Kleines vielleicht gerade erschrocken hat. Gab es ein lautes Geräusch, haben Sie es etwas zu schnell bewegt? Sind Sie zum Beispiel beim Wickeln zu hastig gewesen? Versuchen Sie, den Blick Ihres Babys zu erhaschen, sprechen Sie ruhig und freundlich mit ihm und erklären Sie ihm, was geschehen ist, auch wenn Sie glauben, dass es Ihre Worte noch nicht versteht. Geben Sie ihm Halt, indem Sie es mit Ihren Armen fest umschließen. Helfen Sie ihm, seinen verlorenen Mittelpunkt wiederzufinden, indem Sie seine Arme und Beine überkreuzen oder sanft auf die Mitte seines Brustbeins drücken.

Ein Baby ist ebenso wie alle Menschen darauf angewiesen, dass seine Umwelt verlässlich ist. Es soll möglichst immer das passieren, was es gewohnt ist, was es erwartet. Plötzliche und ungewohnte Geräusche, zu schnelle Bewegungen, wenn die Eltern laut streiten und vielerlei weitere Ereignisse im Laufe eines langen Tages kennt das Baby noch nicht. Es erschreckt sich und dann braucht es Ihre Ruhe und Zuwendung, damit es für sich lernen kann: »Das scheint ungefährlich zu sein, denn Mama und Papa bleiben ganz ruhig.« Im alltäglichen Umgang ist es nervenschonend für Ihr Baby, wenn Sie versuchen, unnötige Schrecksituationen zu vermeiden.

Körperpflege im Dialog
Die Zeit, in der Sie es waschen, wickeln, anziehen, ist für Ihr Baby wichtige Lebens- und Lernzeit. Betrachten Sie es als Ihren Partner, Ihre Partnerin in einem gemeinsamen Tanz und nicht als Objekt, das möglichst schnell aus- und eingewickelt werden muss. Wenn Sie alle Hantierungen so langsam machen, dass es die Veränderungen der Körperlage nachvollziehen und verarbeiten kann, und wenn Sie Ihr Tun mit Sprache begleiten, entwickelt sich zwischen Ihnen ein herzliches Zwiegespräch.

Bauchweh

Verhalten: Das Baby zieht die Beine an oder streckt sie steif von sich. Der Schmerz scheint in Intervallen zu kommen, das Kind verzieht das Gesicht und beginnt zu weinen. Wenn die Attacke vorbei ist, entspannt es sich wieder. Manche Kinder machen Suchbewegungen mit dem Mund.

Test: Prüfen Sie, ob sein Bauch prall gespannt ist, und ob der Schmerz wellenförmig kommt.

Wie sich das Verhalten erklärt: Die ungewohnten Empfindungen der Darmbewegungen scheinen viele Babys zunächst zu irritieren: Sie halten inne, spüren nach innen und manchmal weinen sie auch kurz. Für eine unkomplizierte Verdauung brauchen wir eine gesunde Darmflora. Ist diese noch nicht richtig ausgereift oder mit den falschen Bakterien besiedelt, kommt es im Verdauungsprozess zur Bildung von Gasen, die meistens laut hörbar abgehen, die manchmal aber auch festsitzen und Beschwerden bereiten. Die Besiedlung des Darms mit Bakterien beginnt bei der Geburt. Eine neue Studie aus den Niederlanden zeigt, dass Babys, die zu Hause zur Welt gekommen sind und ausschließlich gestillt wurden, einen Monat nach der Geburt viele »gute« Bifidabakterien und wenige problematische Keime im Darm hatten. Bei Kindern, die mit Kaiserschnitt geboren wurden, nach einem längeren Krankenhausaufenthalt, bei Frühgeborenen und bei Flaschenkindern war das Ergebnis deutlich schlechter. Geschwister wiederum wirkten sich positiv auf die Darmflora aus (!). Ob und wie sich die Reifung des Darms, seine Motorik und die Darmflora auf das Schreiverhalten eines Babys auswirkt, ist umstritten.

Sicherlich ist es eine der großen Herausforderungen für das Neugeborene, sich daran zu gewöhnen, dass sein Darm spürbar arbeitet und sich bewegt und dabei auch manchmal Unbehagen bereitet. Dann weint das Baby kurz, manchmal auch mehrfach kurz hintereinander, und entspannt sich wieder, wenn der Krampf vorbei ist. Koliken gelten aber nicht als Ursache für exzessives Schreien!

Wenn Ihr Baby hart daran arbeitet zu verdauen, braucht es Ihre Hilfe: Zwar können Sie ihm die Aufgabe nicht abnehmen, Sie können ihm aber beistehen. Sprechen Sie mit ihm, erklären Sie ihm, was da gerade in seinem kleinen Bauch passiert. Halten Sie es fest im Arm oder drücken Sie seine Beine gegen seinen Bauch. Wenn es sich nach hinten überstreckt, halten Sie es klein und rund, das ist günstiger für die Darmmotorik. Vielleicht hilft es Ihnen, sich vorzustellen, dass es so ähnlich ist wie bei einer Wehe: Ihr Partner konnte Ihnen die Anstrengung und den Schmerz zwar nicht abnehmen, Sie konnten es aber besser aushalten, wenn er bei Ihnen war, mit Ihnen gesprochen und Ihnen den Rücken gestärkt hat. Sie wussten, Sie sind nicht allein und es gibt keinen Grund zur Panik.

Der Fliegergriff

Viele Babys mögen gern im Fliegergriff getragen werden, wenn ihr Bauch sie plagt. Dazu legen Sie es mit dem Oberkörper auf Ihren Unterarm, der Kopf zeigt in Richtung Ihrer Armbeuge und ist zur Seite gedreht. Der Bauch des Babys liegt auf Ihrer warmen Hand. Das Baby macht sich automatisch rund, die Beine hängen locker herab. Halten Sie es dabei dicht an Ihrem Körper. Es tut ihm gut, die Wärme und Ihre Nähe zu spüren.

Bauchmassage

Streichen Sie im Uhrzeigersinn um den Nabel herum, mit zwei Fingern, solange der Nabel noch feucht ist, oder mit der flachen Hand, wenn der Nabel abgeheilt ist. Wenn Sie mögen, können Sie ein wärmendes Öl dazu nehmen: Olivenöl oder Mandelöl mit einem Tropfen Kümmelöl oder Fenchelöl gemischt. Die Massage des Bauches wirkt auf (mindestens) zweierlei Weise: Die Wärme und die Bewegung entspannen den Darm und regen ihn zu rhythmischen Bewegungen an, die notwendig sind, um den Darminhalt vorwärtszutransportieren. Darüber hinaus löst vor allem die liebevolle Berührung des Bauches im Gehirn eine Fülle stressreduzierender Reaktionen aus. Muskelentspannung, Senkung der Pulszahl und des Blutdrucks auf der körperlichen Ebene und ein tiefes Wohlbefinden auf der seelischen Ebene können die angenehmen Effekte sein.

Saugen, Schlucken, Trinken

Bei sehr kleinen Kindern stehen beim Saugen und Schlucken die Bewegungen des Mundbereichs und die Darmbewegungen noch in sehr engem Zusammenhang. Deshalb entspannt es manches Baby, wenn es bei Bauchweh nuckeln kann. Die Brust oder der Schnuller tun ihm jetzt gut. Manchmal helfen auch einige Schlucke Fencheltee oder eine Teemischung aus Fenchel, Kümmel und Anis.

Schmerzen

Wenn Ihr Baby ganz plötzlich schreit und sich gar nicht beruhigen lässt, ist es möglich, dass es Schmerzen hat. Wenn Sie ihm nicht helfen können und sich Sorgen machen, bringen Sie es in die Arztpraxis oder in die Ambulanz eines Kinderkrankenhauses. Je nach Alter des Kindes kommen ganz unterschiedliche Ursachen infrage: ein Nabelbruch, ein Leistenbruch, bei kleinen Jungen ein verdrehter Hoden, eine Blasenentzündung oder Ohrenschmerzen, um nur einige Möglichkeiten zu nennen. Sie brauchen jetzt die Meinung eines Arztes oder einer Ärztin. Und wenn es sich als falscher Alarm herausstellt, ist es umso besser! Dann fahren Sie beruhigt nach Hause.

Auch ein bei der Geburt verstauchter Nacken kann ein Baby laut und anhaltend weinen lassen. Meistens hält das Kind den Kopf schief und mag auf einer Seite gar nicht liegen oder an der Brust trinken. Es gibt Ärzte, die darauf spezialisiert sind, ein sogenanntes KISS-Syndrom (KISS = Kopfgelenkinduzierte Symmetriestörung) zu erkennen und zu beheben.

Wie Sie ein weinendes Baby trösten können

Trost kommt aus dem Herzen

Wenn ein Baby weint, löst es bei den meisten Menschen schon im Kindesalter Mitgefühl aus. Der Impuls entsteht, es trösten zu wollen. Man möchte es in den Arm nehmen und ihm beistehen. Und man möchte, dass es ruhig wird. Eltern handeln beim Trösten ihres Babys meistens intuitiv. Sie denken nicht darüber nach, sondern ihre Hände, ihre Stimme, ihre Bewegungen und ihre Mimik tun etwas, was in den meisten Fällen dem Baby zuverlässig hilft.

Wenn man den Ablauf der »Trosthandlung« genau betrachtet, geschieht Folgendes:

- Das Baby weint, Mutter oder Vater wendet sich ihm zu.

- Sie sprechen es an: »Was ist denn los?«, oder: »Was hast Du denn?« Die Melodie der Sprache geht dabei automatisch von höheren zu tieferen Tönen.
- Sie nehmen es auf den Arm und nähern Ihr Gesicht dem Baby. Die elterliche Mimik spiegelt manchmal die Mimik des Kindes oder wagt ein beruhigendes Lächeln: »Ich versteh Dich«, sagt das Gesicht, »das ist unangenehm, aber es ist nicht wirklich schlimm, ich bin bei Dir, es geht vorbei«.
- Das Baby liegt in der Armbeuge eingekuschelt, Vater oder Mutter halten seine Ärmchen fest, damit sie nicht wild herumrudern. So kann es seine Hände zum Gesicht oder zum Mund führen und daran saugen. Genau dies kennt es aus der Zeit vor der Geburt: dass es rund gehalten wird, dass es den Körper der Mutter spürt und ein wenig gewiegt wird, dass es die Stimme hört, in sinnvollen Sätzen oder als Summen, dass es sich selbst berührt und saugen kann. Es beruhigt sich nach einer Weile.

Wenn nur eine vorübergehende Missempfindung die Ursache des Weinens war oder das Bedürfnis nach Nähe, dann ist jetzt auch schon alles wieder gut. Wenn Hunger die Ursache ist, dann bekommt es etwas zu essen. Auch manch andere Ursache lässt sich leicht beheben und alle sind zufrieden. – Das sind glückliche Momente im Familienleben und oft gelingt es Eltern und Kind gemeinsam, ein Unbehagen so zu lösen.

> **Wer beruhigt wen?**
> Eine sprachliche Feinheit: Grundsätzlich sind es nicht die Eltern, die ein Baby beruhigen, sondern es beruhigt sich selbst mit der Hilfe seiner Eltern. Die Selbstregulation, also der Wechsel von einem Verhaltenszustand in einen anderen, ist etwas, was ein Kind selbst bewerkstelligen muss. So wie Sie Ihrem Baby nicht das Atmen oder die Verdauungsarbeit abnehmen können, können Sie es nicht »einschlafen machen« oder »ruhig machen«. Sie machen ihm Angebote und unterstützen es dabei, damit es die noch ungewohnte Aufgabe vollbringen kann. Die Arbeit muss es letztlich selbst bewältigen, dabei braucht es Ihre Nähe, Ihre Fürsorge und Ihre Unterstützung.

Hilfe zur Selbstregulation

Wenn sich ein Baby unwohl fühlt, versucht es zunächst, sich selbst zu beruhigen. Es zieht sich zusammen oder überstreckt sich nach hinten, es strampelt mit den Beinen, spreizt die Finger ab oder versucht, die Hände zum Gesicht zu bringen. Wenn das alles nicht hilft, schreit es. Es ruft Sie zu Hilfe. Seine Fähigkeit, sein

Wohlbefinden selbst zu regulieren, ist überfordert, es wird überschwemmt von seinen Empfindungen und gerät außer sich.

Natürlich versuchen Sie zu ergründen, was die Ursache des Unbehagens ist. Hat es Schmerzen, Hunger, ist es müde, fühlt es sich allein? Hat es zu viel erlebt? Können Sie die Ursache beheben? Oder nicht? Weint es, weil es einschlafen möchte oder weil es gerade wach wird? Ist es vielleicht aus dem Dösen aufgeschreckt worden? Vielleicht haben Sie aber auch gerade gar keine Idee, was Ihr Kind jetzt gerade plagt.

Unabhängig davon, was die Ursache des Geschreis ist, braucht das Baby jetzt Hilfe dabei, seine Mitte wiederzufinden, damit es seine chaotischen Gefühle wieder ordnen kann. Meistens dauert es ein paar Minuten, bis ein Baby auf die Aktion der Eltern reagiert.

Manchmal muss es auch noch ein wenig weiterweinen, ehe es sich beruhigen kann. Auch kann es sein, dass es nicht immer gleich auf die gleichen Maßnahmen reagiert.

Sie können Ihrem Baby folgende Hilfestellungen bei der Selbstregulation geben:

Durch Körperkontakt

Schließen Sie Ihr weinendes Kind in die Arme. So geben Sie ihm äußeren Halt, damit es sein inneres Gleichgewicht wiederfinden kann. Es spürt den warmen Körper, die feste Umhüllung der Arme, den Herzschlag. Körperkontakt reduziert Stressreaktionen im Körper, oft beruhigt sich das Baby. Es ist günstig, das Kind fest in die Arme zu nehmen und auch seine Beine, Arme und Hände festzuhalten.

> Was immer Sie versuchen, um Ihrem Kind zu helfen, probieren Sie nicht zu viel hintereinander aus. Geben Sie sich und Ihrem Baby Zeit, um zu spüren, ob Ihr Angebot hilft. Babys reagieren oft viel langsamer, als ihre Eltern erwarten. Und manchmal müssen sie sich noch etwas weiter beklagen, auch wenn die Ursache des Unwohlseins schon beseitigt ist.

Durch Zentrieren

Wenn es gerade außer sich geraten ist, hilft Ihrem Baby manchmal, wenn es zu seiner Körpermitte hin zentriert wird. Halten Sie es klein und rund im Arm und üben Sie leichten Druck auf die Mitte seines Brustbeins aus. Oder legen Sie es auf Ihre Oberschenkel, seine Beine liegen an Ihrem Bauch, führen Sie seine Arme zur

Mitte und drücken Sie leicht auf sein Brustbein. Kontakt zu seiner Körpermitte hilft ihm, seine seelische Mitte zu finden.

Durch Stimme

Singen, Summen oder Sprechen hilft vielen Kindern dabei, zu sich selbst zu finden. Das Ohr hat eine enge Verbindung zu den Gefühlen, gesungene Harmonien oder die Melodie der Sprache können innere Verwirrung auflösen. Musik, vor allem der Gesang einer menschlichen Stimme, hat eine heilsame Wirkung. Auch wenn Sie sich selbst darüber unsicher sind: Für Ihr Baby gibt es nichts Schöneres zu hören als Ihre Stimme! Legen Sie sich ein kleines Repertoire an Wiegenliedern zu und singen Sie Ihrem Baby vor. Das beruhigt auch Sie.

Durch Schaukeln und Wiegen

Wenn Eltern ihr Baby auf den Arm nehmen, machen sie automatisch wiegende Körperbewegungen dazu. Eine solche Anregung des kindlichen Gleichgewichtssinns hilft ihm manchmal, sein inneres Gleichgewicht wiederzufinden. Es dürfte die Erinnerung an die ständige Bewegung im Mutterleib sein, die diesen beruhigenden Einfluss ausübt.

Gelegentlich kommt es dabei zu Missverständnissen zwischen Eltern und Kind: Wenn die Bewegung rasch ist, wird das Kind oft für kurze Zeit ruhig. Wenn es dann wieder zu weinen beginnt, sind Sie vielleicht versucht, es noch rascher zu bewegen. Das ist für Sie anstrengend und für Ihr Kind eher aufregend als beruhigend. Die Kunst besteht darin, das richtige, in der Regel eher langsame Maß zu finden und dem Kind Zeit zu geben, sich darauf einzustellen.

Durch Saugen und Nuckeln

Die Stimulation des empfindlichen Mundbereiches und die Muskeltätigkeit der Saugmuskulatur helfen Kindern dabei, sich zu beruhigen. Die Brust der Mutter oder – wenn die Mutter nicht jedes Mal zur Verfügung stehen möchte – ein Schnuller und die eigene Hand können eine gute Hilfe zur Selbstregulation sein.

Durch eine feste Hülle

Wenn ein Baby sehr zappelig ist, kann es ihm helfen, wenn Sie es fest in ein Handtuch oder eine Decke wickeln (»pucken«). Im Babyfachhandel für Naturkleidung wird ein sogenannter »Pucksack« angeboten. Die feste Hülle ist wieder so eine Erinnerung an die Zeit in der Gebärmutter. Hier gab es überall feste Grenzen und es kann ihm so guttun, im Schlaf zu spüren, dass es von allen Seiten gehalten ist.

Auch ein Tragetuch leistet gute Dienste. Babys, die häufig im Tuch getragen werden, weinen weniger als andere.

Wenn ein Baby viel weint und sich schwer trösten lässt

Beruhigen ist nicht immer möglich

Manchmal ist für die Eltern beim besten Willen nicht zu erkennen, was ihr Baby so aus der Fassung bringt. Es zeigt keine Signale von Hunger oder Müdigkeit, es ist nicht alleine und hatte im Laufe der letzten Stunden nicht zu viele Sinnesreize zu verkraften. Auch sind Sie sicher, dass es keine Schmerzen hat und gesund ist. Alle Versuche, das Kind zu beruhigen, haben nicht geholfen, das Baby weint bitterlich.

Die Gründe dafür sind oft nur zu erahnen. Und selbst wenn Sie eine Idee davon haben, was Ihr Kind gerade zum Weinen bringt, gibt es viele Dinge, die Sie nicht ändern können. Auch wenn Ihr Baby noch so klein ist, ist es doch schon eine eigene Person, die manches selbst bewältigen muss – und auch kann. Seit seiner Geburt gibt es eine Menge Dinge, die es selbst tut: Es atmet allein, es trinkt und verdaut, es wächst, es findet in den Schlaf und wieder heraus. Bei all diesen Vorgängen können Sie ihm gute Rahmenbedingungen bieten, Sie können seine Grundbedürfnisse nach Nähe, Essen, Wärme, Bewegung, Ruhe und Anregung erfüllen, Sie können für Ihr Kind da sein. Dennoch können Sie ihm nicht jedes Unbehagen ersparen und es steht auch nicht immer in Ihrer Macht, Ihr Baby zu beruhigen. Wenn Ihr kleines Mädchen oder Ihr kleiner Junge einige Jahre älter geworden ist und beim Spielen hinfällt und sich das Knie aufschlägt, ist es wahrscheinlich für Sie klar: Das Knie tut weh, Sie können Ihr Kind in den Arm nehmen und es trösten, aber wahrscheinlich wird es eine Weile weinen. Die Ursache des Schmerzes können Sie nicht beseitigen und Sie können auch nichts dagegen tun, dass Ihr Kind Schmerz empfindet. Sie können allerdings Schrecken und Angst lindern, wenn Sie es in den Arm nehmen, Verständnis zeigen und ihm erlauben, bei Ihnen zu weinen. Den Schmerz bewältigen muss das Kind selbst. Später können Sie auch Liebeskummer für Ihren dann Jugendlichen weder verhindern noch ihm abnehmen. Jeder Mensch, gleich welchen Alters, hat vieles selbst zu bewältigen. Und es tut gut, wenn dann jemand da und man nicht allein damit ist. Das gilt auch für ein Baby. Manches körperliche und seelische Unbehagen muss auch ein Baby selbst bewältigen. Sie als Eltern haben es weder verursacht, noch können Sie es ändern. Wenn Sie Ihrem Kind jetzt helfen wollen, dann nehmen Sie es in den Arm, sagen Sie ihm, dass Sie mit ihm fühlen und dass Sie bei ihm sind. So verringern Sie zumindest den Stress, der mit dem Unbehagen verbunden ist. Und sorgen Sie auch dafür, dass Sie selbst gut versorgt sind, damit Sie Ihr Kind unterstützen können. Wenn Sie spüren, dass Sie an den Rand Ihrer Kräfte kommen, lassen Sie sich helfen (siehe Kapitel »Was oder wer Ihnen weiterhilft«, S. 310)

Die Suche nach den Ursachen

Weil das Geschrei so schwer auszuhalten ist und jeder gerne möchte, dass es aufhört, gibt es bei Laien und Fachleuten eine Menge Theorien darüber, warum ein Baby lang und anhaltend schreit.

Meistens gibt es nicht die eine Ursache, sondern ein ungünstiges Zusammenspiel verschiedener Faktoren.

Mögliche Ursachen für den Einzelfall

Koliken

Die wohl häufigste Überlegung ist die, ob das Kind vielleicht Bauchweh hat. Bauchweh trifft jedoch nur auf jedes zehnte der ungewöhnlich viel schreienden Babys zu. (Anderslautende Aussagen werden oft von Produzenten der entsprechenden Heilmittel gemacht.) Einige Kinder haben tatsächlich Bauchweh: Manchmal ist zu spüren, dass der Bauch hart und gespannt ist, und es gehen nach einiger Zeit laut hörbar Winde ab. Es wird vermutet, dass die Gase im Darm häufig eher eine Folge als die Ursache des Geschreis sind. Zu beobachten ist auch, dass Babys irritiert sind von den Empfindungen, die die Arbeit des Darms bei ihnen auslöst. Manchmal sieht man es ihnen förmlich an, dass Verdauung und Ausscheidung harte und konzentrierte Arbeit ist, und manchmal muss ein Baby auch ein wenig dabei weinen. Die Ursache für anhaltendes, untröstliches Schreien scheinen Koliken jedoch eher selten zu sein.

Nahrungsmittelallergie

Auch dafür haben sich keine Beweise gefunden. Die Nahrungsmittel, die der Mutter wirklich gut bekommen, sind meistens auch für das Kind verträglich. Keineswegs sollte sich eine Mutter bei ihrer Nahrung besonders einschränken und zum Beispiel auf Obst und Gemüse oder Kuhmilchprodukte verzichten aus Sorge, ihr Kind könnte davon Schreiattacken bekommen. Wenn ein Kind auf Kuhmilch allergisch reagiert, äußert sich das eher in Form von Hauterscheinungen und nicht als Geschrei. Und wenn es einmal mit Bauchweh reagiert, dann geht das bald vorbei. Davon wird kein Baby zum Schreibaby.

Flaschennahrung

Wenn Sie Ihr Kind nicht mit Muttermilch ernähren, werden Sie zunächst eine Pre-Nahrung füttern. Diese ist der Muttermilch so gut angepasst, wie es möglich ist. Bitte halten Sie sich bei der Zubereitung genau an die Angaben auf der Packung. Füttern Sie auf keinen Fall eine Nahrung, die für ältere Kinder gedacht ist! Wenn Sie den Verdacht haben, dass Ihr Baby die normale Pre-Nahrung auf Kuhmilchbasis nicht verträgt, versuchen Sie es mit einer hypoallergenen (HA-) Nahrung. Manchmal schreit es dann weniger. Zeigt sich nach einer Woche keine deutliche Veränderung im Verhalten des Kindes, können Sie wieder zur normalen Säuglingsnahrung greifen.

> **Gibt es einen Zusammenhang zwischen Schreien und dem Geschlecht des Kindes, sozioökonomischen Umständen oder der Geschwisterabfolge?**
>
> Für diese Thesen haben die Wissenschaftler bisher keine Bestätigung gefunden. Weder leiden Mädchen seltener oder häufiger unter untröstlichem Schreien als Jungen, noch gibt es einen Zusammenhang mit Bildungsgrad und Einkommen der Eltern. Eltern gehen tatsächlich häufiger mit ihrem ersten Kind zum Kinderarzt/ zur Kinderärztin, das sagt aber nichts darüber aus, ob das erste Kind häufiger weint.
>
> Auch haben sich keine Belege dafür gefunden, dass Eltern, deren Baby viel schreit, ihr Kind weniger lieben oder sich weniger Mühe mit ihm geben. In derselben Familie gibt es Säuglinge, die (zu) viel weinen, und solche, die ruhiger sind. Natürlich gibt es auch unter den sogenannten Schreibabys solche, die auch später noch durch ein besonderes Temperament auffallen. Die meisten allerdings verwandeln sich nach der Schreiperiode in freundliche, ganz normale Kinder.

Diese Theorien mögen in manchem Einzelfall zutreffen. Als wissenschaftlich haltbare Grundlage zur Erklärung, warum manche Kinder exzessiv und andere »normal viel« schreien, haben sie sich bis jetzt nicht erwiesen. Für wahrscheinlicher gelten heute folgende Aspekte:

Wahrscheinliche Zusammenhänge

Regulationsprobleme: Ist das Baby besonders empfindsam?

Viele Kinder, die ausdauernd schreien, scheinen besonders viel Unterstützung dabei zu benötigen, sich an die natürlichen Vorgänge von wach sein und schlafen, essen und satt sein, Ruhe und Anregung zu gewöhnen. Sie sind empfindsam und leicht zu stören. Ihr seelisches und körperliches Gleichgewicht ist noch unreif, sodass Reize von außen oder innen sie leicht aus der Fassung bringen.

Man spricht von einer »verzögerten Reifung der Selbstregulation«. Nicht immer ist offensichtlich, warum ein Baby besonders empfindsam ist. Wenn es zu früh geboren ist, wenn die Mutter in der Schwangerschaft sehr belastet war und wenig Unterstützung erfahren hat, oder auch wenn das Kind besonders feine Ohren oder ein empfindliches Gleichgewichtssystem hat, kann seine Fähigkeit zur Selbstregulation belastet sein.

Bekannte und vermeidbare Ursachen von Regulationsproblemen sind Nikotin und Alkohol in der Schwangerschaft. Babys, die in der Schwangerschaft mitgeraucht haben, weinen öfter und länger als andere. Wenn Sie also noch schwanger sind, tun Sie sich und Ihrem Kind den Gefallen und hören Sie mit dem Rauchen auf. Darüber hinaus ist es natürlich günstig für die gesunde Entwicklung Ihres Kindes, wenn es insgesamt in einer rauchfreien Umgebung aufwachsen kann. Auch der Konsum von Alkohol und anderen Drogen wirkt sich nachteilig auf die Fähigkeit des Kindes aus, sich an das Leben zu gewöhnen. Die Reifung des Gehirns wird nachhaltig beeinträchtigt!

Interaktionsprobleme: Belastungsfaktoren als Ursachen für Missverständnisse
Es gibt einige Belastungsfaktoren, von denen wir heute wissen, dass sie es Eltern und Kind erschweren, sich miteinander zurechtzufinden. Manche Schwierigkeiten verstärken sich gegenseitig. Es ist das Wesen von Interaktionsproblemen, dass oft nicht herauszufinden ist, »wer und wie« es angefangen hat.

- Wenn die Eltern sehr belastet sind durch persönliche Sorgen und Nöte, durch Krankheiten, Stress und Einsamkeit, fällt es ihnen vielleicht schwer, die feinen Signale ihres Kindes früh genug zu erkennen, sodass das Baby irritiert ist. Andererseits zeigen manche Kinder ihre Bedürfnisse weniger deutlich als andere und sind schwer zu verstehen.
- Einige Babys, die viel weinen, haben eine langwierige und schwierige Geburt erlebt, was sowohl körperlich als auch seelisch bei Kind und Mutter nachwirken kann.
- Wenn die Schwangerschaft für die Mutter überschattet war von schweren Problemen und wenn sie gleichzeitig wenig Unterstützung durch nahestehende Menschen hatte, haben sie und ihr Kind es manchmal schwer, zueinanderzufinden. Auch wenn eine Mutter nach der Geburt wenig Hilfe erfährt, wenn sie in einer spannungsgeladenen Umgebung lebt, kann sich das belastend auf die Beziehung zu ihrem Kind auswirken.

Wenn mehrere dieser Faktoren zusammentreffen, kommt es zwischen Eltern und Kind häufiger zu mehr oder zu größeren Missverständnissen, als das Kind aushalten kann. Auch die Eltern fühlen sich unwohl in der Situation. Weil sie erwachsen sind, beißen sie die Zähne zusammen und tun ihr Bestes. Das Baby kann das noch nicht: Also schreit es. Manchmal drückt ein Baby mit seinem Geschrei die Anspannung der ganzen Familie aus. Und es entsteht ein Teufelskreis, denn sein Gebrüll lässt den Stress für alle weiter steigen. Es ist oft nicht zu klären, was die Henne und was das Ei ist. Es ist nur eines unüberhörbar: Eltern und Baby brauchen Unterstützung, vielleicht eine Art Übersetzungshilfe, damit sie einander besser verstehen.

Die Nachwirkungen einer schweren Geburt

Darüber, was ein Baby bei der Geburt erlebt und erfährt, kann man unterschiedliche Spekulationen anstellen. Vielleicht: »Es ist ganz natürlich, sich durch den engen Geburtskanal zu arbeiten. Darauf ist das Baby vorbereitet, das hat es geschafft, dafür ist es wie geschaffen. Die Geburt war eine Herausforderung, der es sich mit seiner ganzen Kraft gewidmet hat. Das hat es stärker gemacht, um der Außenwelt besser begegnen zu können. Die starke Reizung der Haut hat seinen Muskeltonus erhöht, dadurch wurde seine Atmung erleichtert und sein kräftiger Schrei nach der Geburt zeugt von seiner Lebenskraft.«

Andere Stimmen sagen: »Die Geburt ist eine Qual, das Kind wird gequetscht und gedrückt, schrecklich!«

Die unterschiedlichen Aussagen haben wohl auch etwas damit zu tun, wie sich die Erwachsenen selbst die Geburt vorstellen. Leider können Sie Ihr Baby nicht fragen, wie es seine Geburt erlebt hat. Wenn es weitgehend gelassen und zufrieden ist, können Sie davon ausgehen, dass es die Erlebnisse gut verkraftet hat. Wenn es viel und lang anhaltend weint, ist es zumindest denkbar, dass es vielleicht unter der Situation gelitten hat. Umso eher ist das zu vermuten, wenn die Geburt auch für die Mutter qualvoll war, wenn das Baby mithilfe einer Saugglocke oder Zange zur Welt gekommen ist, wenn es plötzlich, vielleicht sogar ohne vorherige Wehen, aus dem geschützten Dunkel des Mutterleibs in das grelle Licht eines Operationssaals gezerrt wurde. Auf solche Art zur Welt zu kommen, ist sicher im inneren Plan eines Ungeborenen nicht vorgesehen. Auch eine Trennung nach der Geburt oder eine viel zu frühe Geburt mit all den medizinischen Eingriffen, die dann folgen, entspricht nicht dem, worauf ein Baby vorbereitet ist oder was ihm gefällt.

Auch besondere Erlebnisse während der Schwangerschaft, zum Beispiel der intrauterine Tod eines Zwillings, ein Unfall oder eine schwere Krise der Mutter können Spuren im Seelenleben des Kindes hinterlassen.

Es ist immer wieder zu beobachten, dass sich ein Baby beruhigt und scheinbar aufmerksam zuhört, wenn ihm die Geschichte seines bisherigen Lebens und seiner Geburt auf eine mitfühlende Weise erzählt wird. Es wirkt, als ob es die verwirrenden und beängstigenden Erlebnisse auf diese Weise besser begreift, auch wenn es noch keine Worte verstehen kann, und dass es sich dadurch wieder im Kontakt mit seiner Mutter fühlt. Die Mutter selbst löst sich aus der Erstarrung, manchmal fließen Tränen. Sie kann spüren, dass nicht nur sie, sondern auch ihr Baby gelitten hat, dass sie daran nicht schuldig ist. Was sie beide erlebt haben, ist nicht mehr etwas Trennendes, sondern verbindet sie. Manchmal braucht die Mutter selbst eine liebevolle Person, die sie dabei in den Armen hält.

Kleines Trostritual für Baby und Mutter nach einer schweren Geburt

> Nehmen Sie Ihr Baby fest in die Arme, schauen Sie es an und erzählen Sie ihm, was es erlebt hat. Wenn Ihnen dabei selbst die Tränen kommen, lassen Sie es zu.
> Sagen Sie ihm, dass Sie verstehen können, dass es sich erschrocken hat.
> Und sagen Sie ihm und sich selbst, dass Sie nicht verhindern konnten, was geschehen ist. Es stand nicht in Ihrer Macht.
> Teilen Sie ihm mit, dass es überstanden ist, dass das Leben auch schöne Momente hat und dass Sie bei ihm sind.
> Sagen Sie ihm:
>> »Du bist klein und ich bin groß.
>> Ich schütze Dich, wo ich kann.
>> Wo ich es nicht kann, stütze ich Dich.
>> Du darfst klein sein, Du darfst auch weinen.
>> Ich halte Dich, so gut wie ich kann.«

Berührung tut gut

Ich fühle, also bin ich

Berührt, gestreichelt, umarmt zu werden, ist für die meisten Menschen angenehm und tröstlich. Vor allem in Krisen ist Körperkontakt beruhigend und stärkend. Das Verlangen danach ist eines der Grundbedürfnisse aller Menschen und auch vieler Tiere. Eine Berührung der Haut wirkt wohltuend auf den Körper und die Seele. Die Haut ist eines der wichtigsten Körperorgane und jede freundliche Berührung stärkt sie in ihrer Funktion. Kein Mensch kann überleben, wenn große Teile der Haut zerstört sind. Sie ist ein wichtiges Stoffwechsel- und Atmungsorgan und ein Teil des Immunsystems. Sie schützt den Körper, reguliert die Temperatur und ist das größte unserer Sinnesorgane. Ob wir schlafen oder wachen – Millionen von Sensoren informieren uns unablässig darüber, was an den Außengrenzen unseres Körpers vor sich geht. Wir können die Augen schließen, den Ohren, der Nase, der Zunge Reize vorenthalten, aber die Haut spürt ohne Pause die Grenzen unseres Körpers, die Bewegung des Atems, den Kontakt zur Kleidung oder den Lufthauch auf der nackten Haut. Sie vermittelt uns das Wissen von Tiefe, Struktur und Form, sie lässt uns uns selbst spüren und den Kontakt mit unserer Umwelt. Die Haut gibt uns ständig Informationen darüber, wie und wo sich der Körper gerade befindet und womit oder mit wem er gerade in Kontakt ist. Diese Empfindungen sind die Basis der Eigenwahrnehmung, des Selbst-Bewusstseins und des Bewusstseins von dem anderen. Mit dem Tastsinn begreifen wir uns und die Welt.

Berührung ist die älteste Form der Medizin rund um die Welt. Wenn das seelische oder körperliche Gleichgewicht gestört ist, kann eine Berührung von professionellen oder persönlichen Bezugspersonen wesentlich dazu beitragen, die innere Balance wiederherzustellen und die Selbstheilungskräfte zu aktivieren. Berührung reduziert messbar Stress bei Menschen in jedem Alter.

Massage macht ein Baby stark

Wenn ein Baby nackt auf den Bauch der Mutter gelegt wird, werden seine Füße schnell warm. Dies ist eine unmittelbar nachprüfbare Beobachtung. Im Körper eines Kindes, das Hautkontakt erfährt, geschehen noch viele andere Prozesse, die sein Wohlbefinden verbessern und die es auch auf lange Sicht stärken. Der Blutdruck reguliert sich, Puls und Atmung werden ruhig, das Kind verbraucht weniger Energie. Eine regelmäßige Stimulation der Haut fördert eine gute Durchblutung, reguliert die Muskelspannung und es werden weniger Stresshormone ausgeschüttet. Die Abwehrkräfte des Körpers werden gestärkt und das Baby entwickelt gleichzeitig eine gute Widerstandsfähigkeit gegen Stress: Sein psychisches Immunsystem wird stärker. Den Belastungen des täglichen Lebens kann es besser begegnen, es reguliert sich leichter und braucht nicht so viel zu schreien. Durch eine Massage bekommt Ihr Kind ein gutes Gefühl für den eigenen Körper, sein Selbst-Bewusstsein wächst, Sie geben ihm Halt. Zugleich fördert Massage die Beziehung zwischen Ihnen und dem Kind: Sie erleben gemeinsame Momente der Freude, tauchen ein in den Fluss von Nähe und Berührung und auch Ihr Körper reagiert darauf positiv mit dem Abbau von Stresshormonen. Besonders wenn Sie es nach der Geburt im Leben mit Ihrem Baby schwer haben, kann die tägliche Massageeinheit Sie und das Kind gleichermaßen trösten und stärken. Nach einer Trennung kann die zerrissene Beziehung durch viel Körperkontakt und Massage wieder heilen.

Kontakt von Haut zu Haut tun Baby, Mutter und Vater gut: Gönnen Sie Ihrem Kind eine tägliche Kuschelstunde auf dem nackten Bauch, ein gemeinsames Bad oder eine Massage.

Die Schmetterlingsmassage (Einsteigerversion)

Die Schmetterlingsmassage ist besonders zart und fließend. Sie hüllt das Baby von Kopf bis Fuß in Ihre streichenden Hände ein. Sie können Ihr Baby von Geburt an massieren und später dann in einem Massagekurs noch weitere Möglichkeiten dazulernen. Auch älteren Geschwistern, Mutter und Vater tun diese Massagen gut.

Generell: Massieren Sie mit warmen Händen, in einer ruhigen Atmosphäre, zu einem Zeitpunkt, zu dem das Kind aufmerksam und ruhig ist. Sorgen Sie für eine wohlige Raumtemperatur. Ein guter Platz ist der Wickeltisch unter einer Wärmelampe. Die meisten Babys mögen es gern, wenn sie nackt sind, diese Massage ist aber auch über der Kleidung schön, zum Beispiel, wenn Ihr Kind schon schläfrig ist und im Schlafsack steckt.

> Reiben Sie vor der Massage einige Male Ihre Handflächen fest gegeneinander und schütteln Sie sie dann leicht aus.
> Schauen Sie das Kind während der Massage an und sprechen Sie mit ihm oder singen Sie dabei.
> Streichen Sie mit lockeren Händen von oben nach unten und von der Mitte zur Seite: Die Finger sind leicht gespreizt und das Kind wird gleichsam mit Schmetterlingsflügeln eingehüllt.

> Jede Bewegung sollte 3-mal ruhig und aufmerksam ausgeführt werden. Das schafft einen verlässlichen Rhythmus und sorgt dafür, dass die Massage insgesamt nicht länger als etwa 10 Minuten dauert.

Die Massage: Legen Sie das Kind auf den Rücken. Streichen Sie 3-mal sehr zart vom Scheitelpunkt des Kopfes ausgehend mit leicht gespreizten Fingern über den ganzen Körper des Kindes, bis zu den Zehen und darüber hinaus. Lassen Sie Ihre Hände dabei ganz weich und anschmiegsam jeder Rundung des Körpers folgen. Dann wenden Sie sich nach und nach jedem einzelnen Körperteil zu.

Streichen Sie über das Gesicht, den Nacken, die Arme. Massieren Sie die Hände. Dann kommt die Brust an die Reihe: von der Mitte zur Seite streichen, Rippe für Rippe tiefer gehen. Am Bauch ziehen Sie 3-mal einen großen Kreis im Uhrzeigersinn um den Bauchnabel herum. Die »Bikinifalte« finden Sie am Unterbauch des Kindes, etwa da, wo die Oberkante eines gedachten Bikinihöschens verlaufen würde. Streichen Sie der Falte folgend 3-mal von der Mitte zur Seite.

Streichen Sie schmetterlingszart von der Taille abwärts über die Beine bis zu den Füßen und darüber hinaus. Massieren Sie die Füße.

Verabschieden Sie sich von der Vorderseite: 3-mal schmetterlingsleicht einhüllen, dann drehen Sie Ihr Kind auf den Bauch.

Der Rücken wird mit langem Streichen vom Kopf bis zu den Füßen begrüßt.

Dann streichen Sie über die Schulterblätter von oben nach unten und von der Mitte nach außen. Lockern Sie die Muskulatur um die Schulterblätter herum.

Fahren Sie von der Mitte zur Seite. Beginnen Sie am Nacken und wandern Sie Rippe für Rippe tiefer.

Ertasten Sie die Muskelstränge rechts und links der Wirbelsäule und lockern Sie sie vom Nacken beginnend bis zum Po.

Streichen Sie über den Po sternförmig von der Mitte ausgehend nach außen, dann legen Sie beide Hände weich auf die Pobacken und lockern Sie sie.

Streichen Sie noch einmal über die Rückseite der Beine und Füße und dann zum Abschied 3-mal vom Kopf bis zu den Füßen.

Lassen Sie die Massage in Ruhe ausklingen. Hüllen Sie das Kind in eine Decke. Nehmen Sie es in die Arme, schaukeln Sie es sanft hin und her, wenn Sie mögen summen oder singen Sie dabei.

(Mehr dazu in: Margarita Klein: Schmetterling und Katzenpfoten, Massagen für Babys und Kinder. Münster 6. Aufl. 2007)

Von Teufelskreisen und Glücksspiralen

Von Glücksspiralen und nützlichen Unstimmigkeiten

Eltern erwarten vor der Geburt, dass es zwar wohl anstrengend mit dem Kind wird, dass es aber doch zu schaffen sei. Das ist es auch, wenn Sie mit Ihrem Kind gemeinsam häufig genug Momente eines glücklichen Miteinanders erleben.

Die Glücksspirale

> Das Baby hat ein Bedürfnis.
> Das Baby zeigt sein Bedürfnis.
>   Die Eltern erkennen das Bedürfnis.
>   Die Eltern befriedigen das Bedürfnis.
> Das Baby ist zufrieden.
> Das Baby zeigt seine Zufriedenheit.
>   Die Eltern erkennen seine Zufriedenheit,
>   und freuen sich, weil sie es geschafft haben, »gute« Eltern zu sein.
>   Das Baby sieht, dass seine Eltern sich freuen,
>   und freut sich, weil es mit ihnen übereinstimmt.
>   Und alle freuen sich gemeinsam über die Freude.

Diese Momente geteilter Freude stärken das Selbstbewusstsein und die Bindung zwischen Eltern und Kind. Die Momente, in denen sie weniger glücklich miteinander sind – und solche passieren unausweichlich –, sind dann besser auszuhalten. Denn es ist einfach nicht möglich, dass Eltern und Kinder immer harmonisch miteinander leben. Es gibt täglich kleinere und größere Interessenskonflikte und Missverständnisse. Das Zusammenleben mehrerer Menschen bringt es immer mit sich, dass sie einander nicht vollkommen verstehen oder / und einander nicht immer sofort gegenseitig ihre Wünsche erfüllen können oder wollen. Ein Kind lernt beim Heranwachsen in seiner Familie, dass seine eigenen Bedürfnisse und die seiner Umwelt nicht immer zusammenpassen, es lernt seine Wünsche so zu äußern, dass diese möglichst gehört werden, und es erlebt, dass sie manchmal früher, manchmal später und manchmal gar nicht erfüllt werden. Für ein Baby ist das alles zunächst noch ziemlich unwichtig: Seine Grundbedürfnisse sollen erfüllt werden und zwar sofort. Wenn das überwiegend geschieht, kann es auch verkraften, dass Mama und Papa manchmal Dinge mit ihm tun, die es sich nicht wünscht, z. B. es waschen, ihm eine Windel umlegen oder ihm ein Hemd über den Kopf ziehen. Es bleibt ihm nichts anderes, als den Großen zu vertrauen, dass sie es schon richtig machen. Und wenn es lange und oft genug erlebt hat, dass die »Zumutungen« auszuhalten sind und dass seine Grundbedürfnisse gehört oder gesehen und befriedigt werden, kann es mit der Zeit geduldiger werden. Es wächst an der Bewältigung dieser täglichen kleinen Unstimmigkeiten.

Wie sich Teufelskreise aufbauen

Unter ungünstigen Umständen kann es dazu kommen, dass glückliche Momente des Miteinanders zu selten erlebt werden und dass sich Missverständnisse gegenseitig verstärken. Dann entstehen negative Spiralen, aus denen man nur schwer aussteigen kann. Man hat dann das Gefühl, in einen Teufelskreis geraten zu sein. Dabei ist es meist nicht die eine ungute Situation am Tag, die die Beziehung belastet, sondern es sind viele hintereinander, zu viele! Das Kind schreit oft und anhaltend, ist kaum zu erreichen. Das lässt Eltern daran zweifeln, dass sie »gute« Eltern sind, auch wenn sie ihr Kind von Herzen lieben. Verunsicherung, Angst und Selbstzweifel sind schlechte Ratgeber und können die intuitiven Fähigkeiten, die Eltern meistens passend reagieren lassen, beeinträchtigen. Die anfänglichen Ursachen können vergleichsweise geringfügig sein:

- Vielleicht ist das Baby unklar in seinen Äußerungen, die Eltern können schwer erkennen, was es will und braucht, z. B. zeigt es nicht deutlich, dass es Hunger hat oder dass es mit Genuss trinkt.
- Vielleicht ist die Aufmerksamkeit der Eltern anderweitig gebunden, z. B. durch Streit oder Sorgen, und sie haben nicht wahrgenommen, was das Baby gerade braucht.
- Vielleicht denken die Eltern, dass sie nicht sofort auf die Müdigkeitssignale reagieren müssen, das Kind kann es nicht mehr aushalten, weil es so überreizt ist, und schreit. Wenn es dann einmal so außer sich ist, findet es schwer zur Ruhe zurück.
- Vielleicht weint das Kind zu häufig aus Gründen, die die Eltern nicht erkennen und/oder nicht ändern können, selbst wenn sie wollten.
- Vielleicht schreit das Kind so unvermutet und so alarmierend, dass die Eltern erschrecken und aufgeregt anstatt ruhig reagieren.
- Vielleicht denken Eltern, sie müssen jedes Unwohlsein des Kindes sofort beseitigen können, um gute Eltern zu sein. Wenn ihnen das nicht gelingt, fühlen sie sich als Versager.
- Das weinende Kind erscheint manchen Eltern wie ein strenger Chef oder erinnert sie an ihre eigene Mutter oder den brüllenden Vater, vor dem sie sich als

Kind gefürchtet haben. Dann kann es dazu kommen, dass sie ihre Kompetenz als Erwachsene verlieren und innerlich selbst zu einem kleinen Kind werden, das Trost braucht.

Alle diese Ursachen sind – für sich genommen und wenn sie gelegentlich auftreten – nicht schlimm, sie können aber, wenn mehrere Ursachen zusammen oder gehäuft auftreten, dazu führen, dass eine Atmosphäre voller Anspannung entsteht. Dann steht die bange Frage im Raum: Wann beginnt das Schreien wieder? Selbst zu den Zeiten, in denen das Kind ruhig ist, gellt es den Eltern in den Ohren und sie können sich nicht erholen. Überanstrengte Eltern haben weniger gut Zugang zu ihren intuitiven Fähigkeiten, und die Wahrscheinlichkeit, dass es zu weiteren Spannungen kommt, steigt an. Und ein Baby, das sich erst einmal »eingeschrien« hat, braucht manchmal lange Zeit, bis es sich wieder beruhigen kann. Es schreit und schreit, manchmal ohne Pause. Es scheint so, als ließe sich dann kein Kontakt zu ihm finden. Seine Panik steckt die Eltern an. Nichts scheint zu helfen. Verzweiflung macht sich breit.

So können Sie anhalten und aussteigen

Wenn Ihr Baby so viel und laut und scheinbar untröstlich schreit, können Sie vielleicht für das Kleine im Moment aktiv nichts tun. Sie können nur bei ihm bleiben und es fest in den Armen halten – wenn Sie das ertragen. Jetzt ist das Wichtigste, dass Sie dafür sorgen, dass Sie selbst die Situation überstehen! Die Situation ist damit vergleichbar, dass man selbst festen Boden unter den Füßen haben oder gut schwimmen können muss, um jemand anderem aus dem Wasser zu helfen.

Der Musikforscher und Schriftsteller Joachim Ernst Berendt erzählte folgende kleine Geschichte: *»Ein Vater geht mit einem schreienden Baby im Arm auf und ab. ›Ruhig Moritz, ruhig, Moritz, sei ganz ruhig‹, hört man ihn sagen. Auf die Frage, was er denn hat, der kleine Moritz, antwortet der Vater: ›Ich bin Moritz, nicht er!‹«*

Wenn Sie sich mit Ihrem schreienden Baby akut in Not fühlen und Sie Angst haben, dass Ihnen die Nerven durchgehen, brauchen Sie zunächst einige zuverlässige Maßnahmen als Erste Hilfe, damit Sie und Ihr Baby keinen Schaden nehmen.

Achtung: Schütteln Sie niemals Ihr Kind, auch wenn Ihnen dies harmlos erscheinen mag. Für ein Baby ist es lebensgefährlich!

> **Erste Hilfe**
>
> › Atmen Sie bewusst weiter, was immer auch geschieht.
> › Halten Sie Ihr Baby ruhig und fest im Arm, anstatt es herumzutragen.
> › Legen Sie es in sein Bett, wenn Sie spüren, dass Ihre eigene Verzweiflung über-handnimmt und droht, in Wut umzuschlagen. Wenn es sein muss, verlassen Sie den Raum und finden Sie draußen zu sich.
> › Erinnern Sie sich daran, wie Sie früher akute Krisensituationen bewältigt haben: herumlaufen, aus dem Fenster schauen, ein Glas Wasser trinken und vor allem weiteratmen, singen, summen, (wenn Sie alleine sind) laut schimpfen.
> › Sagen Sie sich, dass nicht Sie schuld daran sind, und dass es im Moment nicht in Ihrer Macht steht, das Geschrei zu beenden.
> › Sagen Sie sich, dass Sie eine kompetente, erwachsene Person sind. Erinnern Sie sich an Ihr wahres Alter, auch wenn Sie sich jetzt gerade klein und bedürftig füh-len.
> › Wenn es möglich ist, rufen Sie eine andere Person zu Hilfe. Manchmal löst sich die Anspannung auf, sobald Sie nicht mehr allein sind oder jemand anders das Baby nimmt.
> › Überlegen Sie, wann Sie zuletzt etwas getrunken oder gegessen haben und ver-sorgen Sie sich!

Wenn Sie erst einmal wieder zu sich gekommen sind und Ihr Baby irgendwann doch schläft, können Sie Ihre Lage in Ruhe überdenken.

- Sie fühlen sich tief erschöpft? – Dann sorgen Sie für die Befriedigung Ihrer Grundbedürfnisse: Trinken, Essen, Schlaf, Bewegung und Körperkontakt. Las-sen Sie sich dabei von Ihrer Familie und Ihren Freunden helfen!
- Sie haben das Gefühl, dass Ihr Baby **immer** schreit? – Das ist sehr unwahr-scheinlich. Dennoch taucht der Gedanke bei Eltern häufig auf. Das erklärt sich dadurch, dass sie, wenn sie im Teufelskreis gefangen sind, das Geschrei noch im Ohr haben, auch wenn das Kind ruhig ist oder/und dass sie befürchten, es könne jeden Moment wieder anfangen.
- Machen Sie sich eine Tabelle über 24 Stunden und tragen Sie für jede Stunde ein, was Sie und Ihr Baby gerade tun. Baby: Schlafen, Essen, Körperpflege, Massage, Spielen, Gucken oder Schreien.
  Mutter/Vater: Schlafen, Essen, eigene Körperpflege, Beschäftigung mit dem Baby, Haushalt, Arbeit, Entspannung.
  Das hilft Ihnen sehr, Ihre Situation klarer zu sehen!

- Beobachten Sie genau, was Sie an den Tagen tun, die (relativ) gut verlaufen. Was machen Sie an diesen Tagen anders? Können Sie das häufiger tun?
- Sammeln Sie täglich gute Momente: Wann habe ich mich wohlgefühlt, wann war ich mit meinem Baby in Harmonie? Worüber habe ich mich gefreut? Auch die kleinen Dinge zählen als Schätze auf Ihrem Glückskonto.
- Überlegen Sie, ob kleine Veränderungen der Alltagsorganisation die Lage dauerhaft entspannen können.
- Werden Sie sich Ihrer eigenen Gefühle bewusst und fürchten Sie sich nicht vor dem, was Sie entdecken. Manchmal ist da Angst, Zorn, Verzweiflung, auch aggressive Impulse können auftauchen. Ein Baby kann in seinen Erwachsenen intensivste Emotionen auslösen: himmelhoch jauchzende und wunderschöne ebenso wie abgrundtiefe, rabenschwarze oder beängstigende. Das ist alles verständlich und es ist schwer zu ertragen.
- Gestehen Sie sich ein, wenn Sie sich zusätzliche Hilfe wünschen. Dann brauchen Sie Unterstützung, um aus dem Karussell auszusteigen. Auch wenn alle sagen, es sei normal: Sie wissen selbst, wann es über Ihre Kräfte geht! Und manchmal kann schon eine kleine, fachkundige Unterstützung Wunder wirken. Schauen Sie im nächsten Kapitel nach, welche Hilfestellung Ihnen passend erscheint.

Was oder wer Ihnen weiterhilft

Rückenstärkung und Bodenhaftung

Eltern brauchen Rat und Hilfe. Die Geburt eines Kindes, die Gefühle, die dieser Winzling bei ihnen auslöst, und die Rätsel, vor die er sie täglich stellt, sind leichter zu bewältigen, wenn jemand da ist, der sie zuverlässig begleitet, ihre Fragen beantwortet, ihnen die Handgriffe zeigt. Jemand, der sich gut auskennt und geduldig ist. Keine Art von Vorbereitung, Bücher oder das Internet können ein lebendiges Gegenüber ersetzen. Ebenso wie ein Kind zuverlässige Kontakte zu einem erwachsenen Menschen braucht, der ihm hilft, mit seinen Empfindungen fertig zu werden, brauchen auch Eltern Menschen, die sich auskennen und sie begleiten, die ihnen den Rücken stärken, ihnen manches erklären und bei denen man sich auch mal ausweinen darf. Sie brauchen eine sichere emotionale Basis, die sich von dem Chaos, dem Geschrei und all den Gefühlen nicht erschrecken lässt. Oder auch jemanden, der Hand anlegt und die Eltern versorgt.

Begleitung und Anleitung: Die Hebamme

Die Hebamme unterstützt Mutter und Kind während der Schwangerschaft, bei der Geburt und bis zum Ende der 8. Lebenswoche des Kindes bzw. bis zum Ende der Stillzeit. Sie hat Kenntnisse über die medizinischen und psychologischen Vorgänge bei Eltern und Kind.

Sie begleitet diese Lebensphase, d. h. sie kommt nicht nur, wenn es Probleme gibt, sondern auch, um zu schauen, ob alles gut läuft. Sie gibt Anleitungen zum Umgang mit dem Baby: Pflege, Ernährung, Schlaf. Die Hebamme kann Eltern helfen, die Bedürfnisse des Babys und seine Sprache zu verstehen. Sie erkennt auch, ob Ihr Baby weint, weil es Hunger hat oder weil es Schmerzen hat.

Und die Hebamme erinnert Sie daran, dass auch Sie Schlaf, Essen und Bewegung brauchen, und berät Sie bei der Gestaltung Ihres Tages.

Sie haben einen gesetzlichen Anspruch auf Hebammenleistungen. Das heißt, die Krankenkasse übernimmt die Kosten. Sie müssen nur selbst eine Hebamme finden und ansprechen. Nicht alle Hebammen machen Hausbesuche bis zur 8. Woche bzw. bis zum Ende der Stillzeit. Erkundigen Sie sich!

Tatkräftige Unterstützung im Haushalt und im Alltag

Eine afrikanische Weisheit sagt: »Man braucht ein Dorf, um ein Kind zu erziehen.«

Um für die eigenen Bedürfnisse zu sorgen, fehlt es Eltern oft an Zeit und Energie. Das gilt vor allem, wenn ein Baby viel weint oder die Eltern aus anderen Gründen sehr erschöpft sind. Es ist meist keine gute Lösung, wenn der frischgebackene Vater alle Verpflichtungen im Haushalt allein übernimmt. Er muss sich ebenso wie die Mutter mit den neuen Anforderungen durch das Baby auseinandersetzen; beide Elternteile brauchen Zeiten zum Ausruhen und Zeiten, um ungestört mit dem Baby zusammen zu sein. Hilfe kann aus dem Kreis der Familie kommen oder von Freundinnen und Freunden: Eine Mahlzeit, die fertig gekocht vorbeigebracht wird, Hilfe beim Einkauf, die Bewältigung von Wäschebergen, das Angebot, auf das Baby aufzupassen, damit die Mutter ganz in Ruhe duschen kann. Oft mangelt es weniger an der Bereitschaft und dem guten Willen der Freunde, sondern mehr daran, dass die jungen Eltern keine Wünsche äußern mögen und meinen, das bisschen Haushalt müsse sich doch allein bewältigen lassen. Um Hilfe zu bitten und Hilfe zu bekommen, kann für Sie eine schöne Erfahrung sein! Die Personen, die Ihnen jetzt Zeit schenken, bekommen ihrerseits ein Geschenk: Sie lernen ein Baby in seinen ersten Wochen und Monaten kennen und können sich vielleicht als seine Paten fühlen.

Unterstützung bekommen Sie auch durch eine Haushaltshilfe, die Sie entweder privat oder über die häuslichen Pflegedienste finden. Wenn Sie selbst krank oder so erschöpft sind, dass eine Einweisung ins Krankenhaus erwogen werden muss, kann Ihre Frauenärztin oder Ihr Hausarzt/Ihre Hausärztin eine Haushaltshilfe verordnen. Dann trägt die Krankenkasse die Kosten. Wenn das nicht möglich ist, bedenken Sie, ob Sie sich nicht eine solche Hilfe privat leisten! Die Kosten dafür sind vermutlich erschwinglicher, als Sie vermuten. Und vielleicht lassen Sie sich lieber einige Stunden Hilfe im Haushalt schenken als den zehnten Blumenstrauß oder den zwanzigsten Strampler!

> ### Wenn ein Baby sehr viel weint, ist fachkundige Hilfe nötig
>
> > Klären Sie, ob Ihrem Kind etwas Ernsthaftes fehlt: Suchen Sie den Kinderarzt/die Kinderärztin auf. Er untersucht das Kind gründlich dahingehend, ob es versteckte Beschwerden hat und ob es sich gut entwickelt. Manchmal hat ein scheinbar untröstlich weinendes Baby einfach chronisch Hunger.
> > Wenn Ihr Baby auf eine für Sie ungewohnte Weise schreit: plötzlich, anhaltend, schrill oder jämmerlich, und wenn Sie darüber beunruhigt sind, dann fahren Sie auch außerhalb der Kinderarzt-Sprechstunde in die Ambulanz der nächsten Kinderklinik.
> > Wenn das Baby körperlich gesund ist und dennoch (zu) viel schreit, lassen Sie sich von Ihrer Hebamme und/oder dem Kinderarzt/der Kinderärztin beraten, was Ihnen und Ihrem Kind helfen könnte. Es gibt ganz unterschiedliche Beratungs- und Therapieangebote für weinende Babys und ihre Eltern, je nachdem, welches Thema im Mittelpunkt der Aufmerksamkeit steht. Genauere Informationen über die einzelnen Angebote und Adressen in Ihrer Nähe geben Ihnen Ihre Hebamme und Ihr Kinderarzt/Ihre Kinderärztin, Sie finden sicherlich einen Teil davon auch im Internet.

Wenn die Interaktion im Mittelpunkt steht

Wenn es gehäuft Missverständnisse zwischen Ihnen und Ihrem Baby gibt, Sie sich dadurch sehr angestrengt fühlen und Ihr Baby viel weint, suchen Sie gemeinsam eine Beratungsstelle für Familien mit Säuglingen und kleinen Kindern auf. Diese arbeiten wie gute Übersetzer oder Dolmetscher, sie sind darauf spezialisiert, die Kommunikation zwischen Eltern und Kind zu verbessern. Oft zeigen sie mithilfe von kurzen Videoaufnahmen, in welchen Momenten die Verständigung gut funktioniert. Das macht es Eltern leichter, solche guten Momente häufiger herzustellen. Diese Form der Beratung wird von unterschiedlichen Institutionen angeboten, fragen Sie diesbezüglich Ihre Hebamme oder Ihren Kinderarzt/Ihre Kinderärztin.

Wenn die Eltern im Mittelpunkt stehen

Bei seelischen Belastungen der Eltern: Wenn Sie selbst durch die Ereignisse rund um die Geburt erschüttert sind, wenn Sie sich schmerzhaft an eigene Kindheitserlebnisse erinnern, wenn Sie sich aus anderen Gründen psychisch belastet fühlen, wenn Sie akute Paarprobleme haben, dann brauchen Sie persönliche Hilfe. Systemische Ansätze, tiefenpsychologisch ausgerichtete Therapie, körpertherapeutische Verfahren, Traumatherapie, Hypnose oder Energetische Psychologie: Fragen Sie Ihre Hebamme oder Ihren Arzt/Ihre Ärztin, ob sie eine Beraterin oder Therapeutin kennen, die sich mit Themen rund um die Geburt gut auskennt.

Bei körperlichen Belastungen: Wenn Sie sich erschöpft fühlen, Rückenschmerzen haben, nicht schlafen können, obwohl Sie müde sind (und das Kind Sie ließe), können Methoden der komplementären Medizin Ihnen helfen, die Belastungen besser zu bewältigen: Homöopathie, Akupunktur, Bachblüten, Schüßlersalze, Massagen, Osteopathie, Reiki, und auch Gymnastik, Qi Gong, Yoga, um nur einige zu nennen.

Wenn das Kind im Mittelpunkt steht

Je nach vermuteter Ursache gibt es für ein Kind, das viel weint, Hilfe von verschiedenen Fachleuten:

- Physiotherapeutinnen mit einer Ausbildung in Sensorischer Integrationstherapie behandeln Babys, deren Wahrnehmungs- und Nervensystem Unterstützung braucht (Regulationsprobleme);
- Spezialisten für die Behandlung einer Blockade im Nackenbereich (KISS-Syndrom) behandeln die Wirbelsäule;
- Fachleute für Osteopathie, Cranio-Sacralbehandlung, bioenergetische Säuglingsmassage nach Eva Reich, Energetische Psychologie etc. lösen durch sanfte Berührung Spannungen im Energiefluss des Kindes.
- Heilpraktiker helfen mit homöopathischen Mitteln oder Bachblüten.

Welche Behandlung sinnvoll erscheint und welche dieser Spezialisten in Ihrer Nähe praktizieren, das erfahren Sie von Ihrer Hebamme oder Ihrem Kinderarzt/Ihrer Kinderärztin.

So werden Sie und Ihr Baby ein gutes Team

Zum Abschluss noch einige Gedanken für den Alltag:

Eltern und ihr Baby brauchen Zeit und Achtsamkeit, um einander kennenzulernen.

Ein Baby teilt sich durch Körpersprache, Mimik und Laute mit.
Eltern lernen intuitiv und durch genaue Beobachtung, die Signale ihres Babys zu verstehen und zu beantworten.

Ein Baby schreit, wenn es Hilfe braucht.
Ein Baby braucht die Unterstützung seiner Eltern, um sich zu beruhigen.
Ein Baby kann noch nicht warten.
Oft können Eltern dem Kind helfen.
Manchmal können sie es nur halten und trösten.

Wenn ein Baby unerklärlich oft, lange und heftig weint, brauchen auch die Eltern Trost.

Ein Baby erwartet, dass es Erfahrungen macht, die es schon kennt.
Geschieht etwas Neues, braucht es Zeit, um die Wahrnehmung zu verarbeiten.
Geschieht zu viel Fremdes und geschieht es zu schnell, ist das Baby verwirrt und schreit.
Körperkontakt und Massage machen ein Baby widerstandsfähig gegen Stress.
Gemeinsam erlebte gute Momente sind Schätze, die man sammeln kann.
Eine Frage für jeden Tag: »Was ist uns heute gut gelungen?«

Das Baby, seine Mutter und sein Vater haben Grundbedürfnisse, die befriedigt sein wollen. In einer Familie möchten sich alle auf Dauer wohlfühlen.

Eltern brauchen praktische Unterstützung, Rat, Hilfe und Bestärkung von Verwandten, von Freunden und/oder von Fachleuten.

>»Jedes Geschöpf ist mit einem anderen verbunden
>und jedes Wesen wird von einem anderen gehalten.«
>
>(Hildegard von Bingen)

Anhang

Über die Autorinnen

Iris Edenhofer, Jule Friedrich, Margarita Klein, Frauke Lippens und Manuela Raydt sind erfahrene Hebammen mit langjähriger Praxis-Erfahrung in ihren jeweiligen Spezialgebieten. Sie praktizieren, geben Kurse und betreuen ihre Patientinnen umfassend in der Klinik, der eignen Praxis und zu Hause.

Iris Edenhofer ist verheiratet und hat zwei Kinder. Seit über 20 Jahren arbeitet sie als Hebamme und gibt Kurse zu Geburtsvorbereitung, Schwangerenvorsorge, Rückbildung und Babymassage. Sie ist erste Vorsitzende des Bayrischen Hebammen-Landesverbandes und lebt in Bad Reichenhall. Iris Edenhofer hat die Kapitel zu den Themen *Schwangerschaft* und *Wochenbett* in diesem Buch verfasst.

Jule Friedrich ist Sozial- und Gesundheitsmanagerin und Gutachterin im Rahmen der WHO/UNICEF-Initiative „Babyfreundliches Krankenhaus". Seit fast 30 Jahren arbeitet sie als freiberufliche Hebamme und war einige Jahre Stillbeauftragte des Deutschen Hebammenverbandes. Sie ist Autorin und Dozentin zum Thema Stillen und zum Thema Gewalt gegen Frauen. Sie hat zwei Söhne und lebt in Hamburg. Jule Friedrich hat im vorliegenden Buch das Kapitel *Stillen* geschrieben.

Margarita Klein ist Diplom-Pädagogin und seit mehr als 20 Jahren Hebamme. Sie ist Mitbegründerin des Geburthauses in Hamburg und berät jetzt in ihrer eigenen Praxis Familien in Krisen vor, während und nach der Geburt. Sie unterrichtet Familienhebammen und gibt Seminare zu folgenden Themen: Systematische Beratung, Hilfe bei Burnout und Massage. Margarita Klein hat zahlreiche Fach- und Sachbücher geschrieben, sie lebt mit ihrem Ehemann in Hamburg und hat zwei erwachsene Töchter. Margarita Klein ist die Autorin des Kapitels *Wenn Babys weinen* in diesem Buch.

Frauke Lippens arbeitet seit 1982 als freiberufliche Hebamme in Hamburg. Nach vielen Jahren als Beleg- und Hausgeburtenhebamme liegen ihre Schwerpunkte heute in der Schwangerenvorsorge, Kursen zur Geburtsvorbereitung, Babypflege und Rückbildung sowie in der Fortbildung von Kolleginnen. Sie ist Autorin mehrerer Fachbücher für Hebammen und hat im vorliegenden Buch das Kapitel zum Thema *Hausgeburt* verfasst.

Manuela Raydt ist freiberufliche Hebamme. Nach ihrer Tätigkeit als Beleg- und Geburtshaushebamme liegen ihre Schwerpunkte heute in der Betreuung von Frauen »rund um die Geburt« mit Beratungen, Vorsorge, Kursen und Wochenbettbetreuung. Seit 1996 engagiert sie sich zusätzlich in der berufspolitischen Arbeit des Hebammenverband Niedersachsen. Sie lebt mit ihrem Ehemann und dem gemeinsamen Kind in Stade. Das Kapitel *Geburt* in diesem Buch wurde von ihr zusammengestellt.

Adressen

Deutschland

Bund deutscher Hebammen (BDH) e.V.

Gartenstr. 26

76133 Karlsruhe

Tel: 0721-98 18 9-0

Fax: 0721-98 18 9-20

E-Mail: info@bdh.de

www.bdh.de und www.hebammen-forum.de

Im *Bund Deutscher Hebammen BDH e.V.* sind die meisten freiberuflichen und ange-stellten Hebammen organisiert. Unter dieser Adresse finden Sie auch Listen mit Hebammen in Ihrer Region.

Bayerischer Hebammen Landesverband e.V.

Tiroler Str. 2b

83435 Bad Reichenhall

Tel: 08651-76 75 79

Bund freiberuflicher Hebammen Deutschlands e.V. (BfHD)

Kasseler Str. 1a

60486 Frankfurt

Tel: 069-79 53 49 71

Fax: 069-79 53 49 72

E-Mail:geschaeftsstelle@bfhd.de

www.bfhd.de

Der *Bund freiberuflicher Hebammen Deutschlands e.V.* ist die jüngere Berufsorgani-sation, in der sich eine kleinere Gruppe freiberuflicher Hebammen zusammen-geschlossen hat, um die speziellen Interessen der freiberuflichen Kolleginnen zu vertreten.

Hebammensuche im Internet: www.hebammensuche.de

www.quag.de
Auf dieser Seite der AG Qualitätssicherung in der außerklinischen Geburtshilfe können Sie sich über die Studienergebnisse zur Sicherheit von Hausgeburten informieren. Für jedes Jahr wird eine Analyse der außerklinischen Geburten durchgeführt.

Selbsthilfegruppe bei seelischen Problemen:
Schatten & Licht – Krise nach der Geburt e.V.
Frau Sabine Surholt
Obere Weinbergstr. 3
D-86465 Welden
www.schatten-und-licht.de

Bundesinteressengemeinschaft Geburtshilfegeschädigter e.V. (BIG)
Nordsehler Str. 30
31655 Stadthagen
www.big-ev.de

Deutsche Gesellschaft für Gynäkologie und Geburtshilfe
Pettenkoferstr. 35
80336 München
www.dggg.de

Netzwerk der Geburtshäuser
Kasseler Str. 1a
60486 Frankfurt
www.geburtshaus.de

www.babyclub.de

www.kaiserschnitt-netzwerk.de

Arbeitsgemeinschaft Freier Stillgruppen e.V.
Bornheimerstr. 100
53119 Bonn
Telefon: 0228-35 03 871
Fax: 0228-35 03 872

E-Mail: geschaeftsstelle@afs-stillen.de
www.afs-stillen.de

La Leche Liga Deutschland e.V.
Gesellenweg 13
32427 Minden
Telefon: 0571-48 946
Fax: 0571-40 49 480
Infoline für Stillberatung:
0571-40 49 481
E-Mail: beratung@lalecheliga.de
www.lalecheliga.de

Bei der Arbeitsgemeinschaft Freier Stillgruppen und bei der La Leche Liga
gibt es zu vielen verschiedenen Themen Broschüren, die dort bestellt werden
können.

Berufsverband Deutscher Laktationsberaterinnen IBCLC e.V.
Hildesheimer Straße 124 E
30880 Laatzen
Telefon: 0511-87 64 98 60
Fax: 0511-87 64 98 68
E-Mail: sekretariat@bdl-stillen.de
www.bdl-stillen.de

Geschäftsstelle der Nationalen Stillkommission
Bundesinstitut für Risikobewertung
Thielallee 88-92
14195 Berlin
E-Mail: stillkommission@bfr.bund.de
www.bfr.bund.de

WHO/UNICEF- Initiative »Babyfreundliches Krankenhaus« (BFHI) e.V.
Jan-Wellem-Str. 6
51429 Bergisch Gladbach (bei Köln)
Telefon: 02204-4045-90
Fax: 02204-4045-92

E-Mail: info@babyfreundlich.org
www.babyfreundlicheskrankenhaus.de

Margarita Klein
Hebamme, Diplom-Pädagogin, Systemische Beratung, Familientherapie,
Hypnose
Fortbildung für Fachleute
KREISEL e.V. ... *für das Leben mit Kindern*
Institut für Weiterbildung und Familienentwicklung
Ehrenbergstr. 25
22767 Hamburg
www.kreiselhh.de
margaritaklein@Kreiselhh.de

Adressen von örtlichen Schlafambulanzen erhalten Sie bei Ihrem Kinderarzt
oder bei den Jugendämtern vor Ort.
Kinderschlaflabore finden Sie angeschlossen an größere Kinderkliniken.
Auskünfte darüber erteilen die Kinderärzte.

Internet–Links zum Thema Schlafen:
www.schlafumgebung.de
www.schlafkampagne.de
www.schreibaby.de
www.trostreich.de
www.kinder.de

Österreich
Österreichisches Hebammengremium
Spörlingasse 3–5/2
1061 Wien oder:
Postfach 438
1060 Wien
Tel. u. Fax: +43 (0)1-5997 14 04
Email: oehg@hebammen.at
www.hebammen.at

NANAYA, Beratungsstelle für natürliche Geburt und Leben mit Kindern
Zollergasse 37
1070 Wien
www.nanaya.at

La Leche Liga Österreich
Marion Thaler
Kaiserweg 10
6336 Langkampfen
Telefon: +43 (0)5332-81290
E-Mail: info@lalecheliga.at
www.lalecheliga.at

Verband der Still- und LakationsberaterInnen Österreichs (VSLÖ)
Annemarie Kern
Lindenstrasse 20
2362 Biedermannsdorf
Telefon u. Fax: +43 (0)2236-72336
E-Mail: info@stillen.at
www.stillen.at

Schweiz
Schweizerischer Hebammenverband
Geschäftsstelle
Rosenweg 25 C
Postfach
3000 Bern 23
Tel: +41 (0)31-332 63 40
Fax: +41 (0)31-332 76 19
E-Mail: info@hebamme.ch
www.hebamme.ch

www.forum-geburt.ch

www.geburtshaus.ch

La Leche Liga Schweiz
Postfach 197
8053 Zürich
Telefon und Fax: +41 (0)44-940 10 12
E-Mail: info@stillberatung.ch
www.stillberatung.ch

Berufsverband Schweizerischer Stillberaterinnen IBCLC
Postfach 686
3000 Bern 25
Telefon: +41 (0)41-671 01 73
Fax: +41 (0)41-671 01 71
E-Mail: office@stillen.ch
www.stillen.ch

Schweizerische Stiftung zur Förderung des Stillens
Franklinstr. 14
8050 Zürich
Telefon: +41 (0)44-311 79 50
Fax: +41 (0)44-311 79 51
E-Mail: stiftungstillen@bluewin.ch
www.allaiter.ch

Bestelladressen:
Alle Öle und Teemischungen von Iris Edenhofer können Sie über
die Internetseite von Iris Edenhofer bestellen:
www.frauenwohl.de

oder bei:

St. Rupertus Apotheke
Apotheker Detlef Bruhn
Berchtesgadener Str. 42
83457 Bayerisch Gmain
Tel: 08651-3748
Fax: 08651-715343
E-Mail: rupertusapotheke@gmx.de

Belladonna
Kohlstattweg 21
83225 Aschau
Tel: 08052-909552
Fax: 08052-909553
E-Mail: belladonna@heb-versand.de
www.heb-versand.de

Literatur

Albrecht-Engel, Ines/Albrecht, Manfred: Kaiserschnitt-Geburt. Reinbek 1995

Benkert, Brigitte: Das besondere Stillbuch für frühgeborene und kranke Babys. Berlin 2001

Bensel, Joachim: Was sagt mir mein Baby, wenn es schreit, Ratingen 2003

Berendt, Joachim Ernst: Geschichten wie Edelsteine. München 1996

Bloemeke, Viresha J.: Es war eine schwere Geburt. München 2003

Bloemeke, Viresha: Alles rund ums Wochenbett. München 1999

Brazelton, T. Berry/Greenspan, Stanley: Die sieben Grundbedürfnisse von Kindern. Landsberg 2005

Brisch, Karl-Heinz/Hellbrügge, Theodor (Hg.): Die Anfänge der Eltern-Kind-Bindung. Stuttgart 2007

Bund deutscher Hebammen (Hg): Das Neugeborene in der Hebammenpraxis. Stuttgart 2004. Darin u. a. Klein, Margarita: »Das vorgeburtliche Erleben des Kindes«; »Das Geburtserlebnis aus der Sicht des Kindes«; »Die Geburt einer Familie.«

Bund deutscher Hebammen e.V.: Hebammengeleitete Geburtshilfe. Empfehlungen und Auswahlkriterien für die Wahl des Geburtsortes. Karlsruhe 2002

Bundeszentrale für gesundheitliche Aufklärung (BzgA): Für mein Baby höre ich mit dem Rauchen auf. (Und viele weitere gute Broschüren unter: www.bzga.de oder Tel. 0221-8992-0)

Cantieni, Benita von: Tiger Feeling. Das sinnliche Beckenboden-Training für Sie und Ihn. München 2004

de Jong, Theresia Maria/ Kemmler, Gabriele: Kaiserschnitt – Wie Narben an Bauch und Seele heilen können. München 2003

Dierrsen, Ingrid und Gustav: Düfte helfen heilen. Ostfildern 1997

Edenhofer, Iris/Klein, Margarita/Koschorz, Konstanze: Das Neugeborene in der Hebammenpraxis. Stuttgart 2004

ELSE, spielend gebären. Kartenspiel. Mabuse-Verlag: Karlsruhe o.J.

Enning, Cornelia: Erlebnis Wassergeburt. Köln 1995

Ferber, Richard: Schlaf, Kindlein, schlaf. Editions Trobisch 1994

Fischer, Hanna: Atlas der Gebärhaltungen. Stuttgart 2003

Fischer, Hanna: Praxisbuch Geburtsvorbereitung. Stuttgart 2006

Fleck-Bohaumilitzky, Christine: Du hast kaum gelebt. Stuttgart 2006

Fürchtner, Valeria: Heilende Selbstmassage. München 2006

Gaskin, Ina May: Die selbstbestimmte Geburt. München 2004

Guóth-Gumberger, Márta/ Hormann, Elizabeth: Stillen. München 2004

Hebammenforum 12/2006: Hausgeburten.

Jahn-Zöhrens, Ursula: Entspannt erleben: Babys 1. Jahr. Stuttgart 2005

Kabat-Zinn, Myla und Jon: Mit Kindern wachsen. Freiburg 2006

Kast-Zahn, Annette/Morgenroth, Hartmut: Jedes Kind kann schlafen lernen. Ratingen 1995

Klaus, Marshall und Phyllis: Das Wunder der ersten Lebenswochen. München 2000

Klein, Margarita/Weber, Maria: Das tut mir gut nach der Geburt. Reinbek 1998

Klein, Margarita: Schmetterling und Katzenpfoten. Massagen für Babys und Kinder. Münster 2005

Kunze, Petra/Keudel, Helmut: Schlafen lernen. Sanfte Wege für Ihr Kind. München 2004

Lang-Reeves, Irene: Beckenboden. Wie Sie den Alltag zum Training nutzen. München 2007

Largo, Remo: Babyjahre. München 2003

Leboyer, Frédéric: Atmen, singen, gebären. Düsseldorf 2006

Leboyer, Frédéric: Geburt ohne Gewalt. München 1991

Leboyer, Frédéric: Sanfte Hände. München 2005

Liedloff, Jean: Auf der Suche nach dem verlorenen Glück. München 1980

Lothrop, Hannah: Das Stillbuch. München 2006

Lottrop, Hannah: Gute Hoffnung – Jähes Ende. München 1992

Meier, Robert: Der Bauch ist rund und Schluss ist, wenn die Hebamme abpfeift. Ein Begleitbuch für werdende Väter. Frankfurt a. M. 2005

Montagu, Ashley: Körperkontakt. Stuttgart 1995

Munsch, Robert: Ich liebe dich für immer. Oldenburg 2006

Nilsson, Lennart/Schneider, Lothar: Ein Kind entsteht. Berlin 1997

Nispel, Petra: Mutterglück und Tränen. Freiburg 2001

Odent, Michael: Es ist nicht egal, wie wir geboren werden. Risiko Kaiserschnitt. Düsseldorf/Zürich 2005

Odent, Michel: Die sanfte Geburt. München 1979

Odent, Michel: Geburt und Stillen, Über die Natur elementarer Erfahrungen. München 1994

Papoušek, Mechthild u. a.: Regulationsstörungen in der frühen Kindheit. Bern 2004

QUAG: Zu Hause und im Geburtshaus. (Broschüre zu beziehen über QUAG, Am Schaplowsee 8, 15859 Storkow)

Rankl, Christine: Einschlafen – (k)ein Kinderspiel. Düsseldorf 2006

Röcker, Anna Elisabeth: Beckenbodentraining (Kartenset). München 2006

Sears, William: Schlafen und Wachen, Ein Elternbuch für Kindernächte. La Leche Liga 1991

Stadelmann, Ingeborg: Bewährte Aromamischungen. Ermengerst 2001

Stadelmann, Ingeborg: Die Hebammensprechstunde. Ermengerst 2007

Stern, Daniel/Stern-Bruschweiler, Nadia: Tagebuch eines Babys. München 2004

Thurmann, Ilka-Maria von: Bach-Blüten in der Geburtshilfe. Frankfurt a. M. 2005

Tillmetz, Eva/ Themessl, Peter: Eltern werden – Partner bleiben. München 2004

Tomatis, Alfred: Klangwelt Mutterleib. München 1994

van de Rijt, Hetty/ Plooij, Frans X.: Oje, ich wachse. München 2005

van Leuwen, Christa/Maris, Bartholomeus: Schwangerschaftssprechstunde. Stuttgart 2002

Voormann, Christina/Dandekar, Govin: Babymassage. München 1998

Weed, Susan S.: Naturheilkunde für schwangere Frauen und Säuglinge. Berlin 2000

Wilberg, Gerlinde M./Hujber, Karlo: Natürliche Geburtsvorbereitung und Geburtshilfe. München 1991

Wittmair, Susanne: Zwillinge stillen. Kaufering 2004

Ziegenhain, Ute/Fries, Mauri u. a.: Entwicklungspsychologische Beratung für junge Eltern. Weinheim 2006

Bücher für Geschwisterkinder:

Fagerström, Grethe und Hansson, Gunilla: Peter, Ida und Minimum. Familie Lindström bekommt ein Baby. Ravensburg 1992

Franke, Tara R.: Was macht eigentlich eine Hebamme? Frankfurt 2007

Lindgren, Astrid: Ich will auch Geschwister haben. Hamburg 1979

McBratney, Sam und Jeram, Anita: Wen hast Du am allerliebsten? Düsseldorf 2005

Meyer, Irene und Wille, Betti: Fisch und Schokolade. Eine Sachgeschichte von Hebammen über Schwangerschaft, Geburt, Familie, Freundschaft und natürlich Lea. Hannover 2006

Meyer, Irene/ Struck, Dagmar und Wille, Betti: Klopft da wer? Staude Verlag: Hannover 2007

Rübel, Doris: Woher die kleinen Kinder kommen. Ravensburg 2001

Seitz, Edith: Busi, sagte Henriette. edition buntehunde 2001

Spillmann, Uwe/Kamieth, Inga: Runas Geburt. Kamieth Verlag: 2001

Wollmann, Beate und Friese-Berg, Sabine: Süße Milch für Jules Bruder. Frankfurt 2004

Stichwortverzeichnis

Personliche Notizen

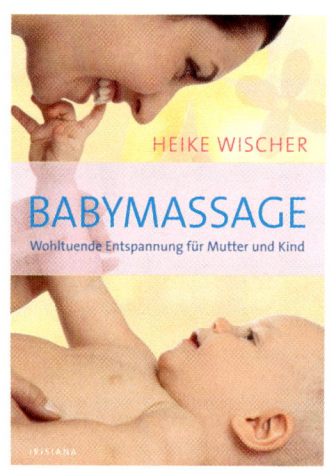

Heike Wischer

Babymassage

Wohlgefühl für Mutter und Kind

144 Seiten, Broschur
ISBN 978-3-7205-5052-9

Heike Wischer zeigt, wie man ganz einfach ein Baby massieren
und so der liebevollen Beziehung zwischen Mutter und Kind
Ausdruck verleihen kann. Mit Anleitungen zu speziellen Massagen
bei Blähungen, zur Beruhigung und bei Durchschlafproblemen.
Zusätzlich zu den Massage-Techniken bietet die Autorin
Entspannungsübungen für die Mutter sowie auch Meditationen
und Traumreisen, um die Massage zu einem ganzheitlichen
Wohlfühl-Erlebnis für Mutter und Kind zu machen.

IRISIANA